外来治療をサポートする

がん薬物療法マネジメントブック

監修

南 博信
神戸大学大学院医学研究科
腫瘍・血液内科学分野 教授

平井みどり
神戸大学医学部附属病院
薬剤部長・教授

じほう

序文

　近年，がん治療における手術方法や放射線治療は長足の進歩を遂げ，また分子標的薬の爆発的参入などがん薬物療法は大きく様変わりした。がんの種類によっては入院中心から外来で長期に治療するものになっている。安全で有効ながん薬物治療を継続的に提供するために，薬剤師はその専門性を発揮する事が求められる。10年前にがん医療に関連する専門・認定薬剤師制度が発足して以来，がん薬物治療に関わる多数の学会や講習会が開催され，あるいは膨大な数の書籍が発刊されている。しかし，本書はそれらの書籍とひと味違うことを強調したい。現在薬剤師に求められる臨床能力が，多岐にわたりかつ高度になったことを反映しているのが本書である。

　薬剤師は「診断」を行うわけではないが，薬物治療に関連した患者の症状・状況を把握し，適切な対処方法を医師と協議し提供することが求められる。そのためには「薬」に関する知識だけでなく，患者との適切なコミュニケーション，治療のマネジメント，有害事象やがん進行に伴う患者の辛さへの対応力を身につけておかねばならない。他職種との連携に必要なコミュニケーションおよびチームマネジメント能力も必須である。本書は患者や他職種と協働して，日々臨床の最前線でがんと闘っている薬剤師を中心に，放射線腫瘍学の医師にも加わって頂いて作成した，臨床現場で遭遇する様々な問題に適切に対応できる指針を提供するものである（指針であってマニュアルではないので，あくまで目の前の患者さんに合わせた対応を，各自の頭と心で考えて行動して頂きたい）。特に画像については，診断ではなく症状マネジメントに活かすための「理解」の一助となるもの，あるいはカンファレンスでのやり取りが「理解できる」ことを目指したいと，執筆の医師にお願いした。がん種別の各種ガイドライン情報も記載されており，詳しくはそちらを参照されることをおすすめする。「ハンドブック」とはいえ，

がんの実臨床で悩むときに開けば，必ずヒントが得られる実践的なものと自信をもっている。

　本書は薬剤師の活動に焦点をあてたものとなっているが，がん薬物療法に関わる医師および看護師，福祉関係者，事務職の方など，多くの職種の協力なしには治療の成功は望めない。「むかし"がん"という病気がありました」と語れる日はすぐに来ないにしても，本当の意味で「がんと共存」して天寿を全うできる社会を目指し，協力しあって頑張っていきたいものである。

2016年9月

監修者を代表して
神戸大学医学部附属病院 薬剤部長・教授
平井みどり

第 1 章　がん薬物療法における患者面談

❶ 総　論 ………………………………… 2
❷ 効果的な患者面談スキル ……………… 8

第 2 章　がん薬物療法のマネジメントに役立つ情報と活用法

❶ 治療継続を評価するための指標 ……… 22
❷ がん種別の特徴的な所見

　Ａ 肺がん ………………………… 33
　Ｂ 乳がん ………………………… 39
　Ｃ 胃がん ………………………… 43
　Ｄ 大腸がん ……………………… 46
　Ｅ 膵がん ………………………… 49
　Ｆ 卵巣がん ……………………… 51
　Ｇ 腎がん ………………………… 55
　Ｈ 前立腺がん …………………… 59
　Ｉ 悪性リンパ腫 ………………… 63

❸ 検査所見

- **A** 有害事象のスクリーニングに役立つ検査値 ………… 67
- **B** 画像所見
  - 1）モダリティの特徴・用途 ………… 96
  - 2）異常所見画像 ………… 101

❹ 投与量設計に役立つ指標 ………… 128

第3章　副作用・有害事象へのアプローチ

❶ 副作用

- **A** 悪心・嘔吐 ………… 166
- **B** 食欲不振 ………… 177
- **C** 便　秘 ………… 181
- **D** 下　痢 ………… 185
- **E** 手足症候群 ………… 190
- **F** 口内炎 ………… 196
- **G** 皮膚障害 ………… 201
- **H** 末梢神経障害 ………… 206
- **I** 高血圧 ………… 214

❷ 有害事象

- **A** 骨髄抑制 …………………………… 220
- **B** 発熱性好中球減少症 ……………… 226
- **C** 腫瘍崩壊症候群 …………………… 240
- **D** 薬剤性肺障害 ……………………… 247
- **E** アレルギー反応
  （インフュージョンリアクション・
  アナフィラキシーショック）………… 256
- **F** 血管外漏出 ………………………… 264
- **G** ニューモシスチス肺炎 …………… 269

❸ 薬剤性以外の有害事象

- **A** 深部静脈血栓症 …………………… 272
- **B** 上大静脈症候群 …………………… 276
- **C** 脊髄圧迫 …………………………… 283
- **D** 播種性血管内凝固症候群 ………… 287
- **E** イレウス（腸閉塞）………………… 295
- **F** 消化管穿孔 ………………………… 300
- **G** 意識障害 …………………………… 304
- **H** 適応障害 …………………………… 308
- **I** うつ病 ……………………………… 312
- **J** せん妄 ……………………………… 315
- **K** 不　眠 ……………………………… 319
- **L** B 型肝炎ウイルス再活性化 ……… 322

❹ がんの進行に伴う症状

- **A** 悪液質 ……………………………… 328
- **B** 胸　水 ……………………………… 332
- **C** 悪性腹水 …………………………… 338
- **D** 呼吸困難 …………………………… 343
- **E** 貧　血 ……………………………… 349

索　引 ……………………………………… 359

執筆者一覧

【監修】

南	博信	神戸大学大学院医学研究科腫瘍・血液内科学分野 教授
平井みどり		神戸大学医学部附属病院薬剤部長・教授

【執筆】（執筆順・敬称略）

今村	牧夫	倉敷成人病センター診療支援部
矢野	琢也	住友別子病院薬剤部
宮本	康敬	浜松医療センター薬剤科
飯原	大稔	岐阜大学医学部附属病院薬剤部
河添	仁	愛媛大学医学部附属病院薬剤部
和田	敦	神戸低侵襲がん医療センター薬剤部
玉木	宏樹	島根大学医学部附属病院薬剤部
内田まやこ		大阪薬科大学臨床薬学教育研究センター
宮脇	大輔	神戸大学大学院医学研究科内科系講座放射線医学分野 放射線腫瘍学部門
清水	康之	神戸大学大学院医学研究科内科系講座放射線医学分野 放射線腫瘍学部門
大須賀彩希		神戸大学大学院医学研究科内科系講座放射線医学分野 放射線腫瘍学部門
佐々木良平		神戸大学大学院医学研究科内科系講座放射線医学分野 放射線腫瘍学部門
石原	正志	岐阜大学医学部附属病院薬剤部
藤井	宏典	岐阜大学医学部附属病院薬剤部

第 1 章
がん薬物療法における患者面談

1 総論

1 患者面談の目的・意義

　相次いで創出されるエビデンスや分子標的薬などの新薬の登場によって，がん薬物療法は複雑化し高い専門性が必要となってきた。がん薬物療法を受ける患者の多くは治療による副作用症状に加え，がんやがんに罹患したことによる身体的・精神的・社会的なさまざまな苦痛を経験する。がん薬物療法患者の苦痛を最小化するためにも診療には細心の注意を払わなければならないが，がん薬物療法の外来移行が進む昨今，医師が限られた外来診療時間内で，診断や治療方針の決定，インフォームド・コンセント，苦痛症状への対応を十分に行うことは非常に困難となってきた。

　患者の QOL の向上，および質の高い治療を提供する方法として，複数の医療職種が協働・連携するチーム医療の活用が推進されている。がん薬物療法に精通した薬剤師は，薬学的な視点を中心として包括的に患者を観察し，臨床検査値や全身状態，副作用の発現状況を確認し，施行基準や減量基準との照合，支持療法の処方検討を行い，医師や看護師への提案や情報提供を通してチーム医療への貢献が期待される。わが国では 2008 年以降に先進的施設において診察前面談方式の薬剤師外来が稼動し始めており，効率的で質の高いがんチーム医療の実践に寄与している[1-4]。

2 面談の流れ

　薬剤師による患者面談には，治療導入時に実施する初回面談と，治療期間中に行う継続面談がある。

　初回面談は，医師による治療方針説明後から治療開始までの間に実施するのが一般的である。薬剤師は，インフォームド・コンセントの徹底を目指したレジメン説明，アドヒアランスと

セルフケア能力を高める指導に加えて、投与量および支持療法の確認、定期内服薬との相互作用の確認を行うことができる。面談の際に予定された治療に影響を与える情報を得た場合は、治療開始までに医師にフィードバックすることで、個別化治療の一助となる。初回面談は、経口抗がん薬のみの治療を含め、すべての患者に実施することが推奨される。

継続面談もすべての患者に実施することが望ましいが、医師や患者からのニーズ、薬剤師の配置状況により各施設で対象患者を設定する必要がある。面談実施のタイミングとしては、医師の診察前が理想的であるが、現状では点滴治療中が一般的である。

医師の診察前に実施する場合（診察前面談）は、診療に遅延を生じさせないように計画的に介入できる予約制の薬剤師外来を整備したい。薬剤師外来は医師の診察の30分〜1時間前に予約を入れる運用とすれば余裕を持った面談が可能である。検体検査結果の判明直後に面談を開始することが望ましいので、患者には薬剤師外来予約時間の30分以上前に採血・検尿を済ませてもらえるよう協力を要請する。診察前面談では、臨床検査値や全身状態および副作用状況を確認し、施行基準や減量基準との照合、支持療法の処方検討を行い、診察前の医師に情報提供や処方提案が行えるので、薬剤師からの情報はスムーズに医師の診療に反映できる。

点滴治療中の面談は、治療中の異常の観察や副作用症状の評価には有効であるが、医師の診察終了後の介入であるため、支持療法の追加などの処方提案は診療の流れとしてはスムーズではない。医師が処方提案を能動的に収集する姿勢で対応するのであればその限りではないが、本書では診察前面談について記す。

3 面談前にすべき作業

初回面談前には、電子カルテなどから表1にあげる基本情報を確認しておく。

第1章　がん薬物療法における患者面談

■ 表1　初回面談前に確認すべき基本情報

がんに関する情報	がん種，組織型，遺伝子変異の有無，病期
当該治療に関する情報	予定レジメン，薬物療法の目的，治療歴，標的病変の有無
適正治療に関する情報	直近の臨床検査値，予定された投与量および支持療法
患者情報	インフォームド・コンセントの内容，既往歴および併用薬の有無，自覚する症状の有無，住所，年齢

　予定されたレジメンが当該患者に適応するかをガイドラインや全身状態に照らして確認するとともに，患者背景から個別化対応の必要性を事前に検討しておくと面談を進行しやすい。また，がん患者指導管理料3を算定するためにも，指導内容について事前に書面を作成しておく。

　継続面談の場合は，初回面談時に把握した基本情報の再確認に加えて，表2にあげる情報について確認する。

■ 表2　継続面談前に確認すべき情報

適正治療に関する情報	前回面談時の患者状態，予定治療の内容，臨床検査値の推移
治療効果を予測する情報	直近の画像所見，腫瘍マーカーの推移，前回面談時までに観察された臨床症状
副作用に関する情報	前回面談時の副作用症状の重症度，調整中であった支持療法の内容

　当日の面談で想定される事象を整理し，患者に確認すべきこと，その結果どのように対処すべきかをあらかじめイメージしておく。面談開始前に腫瘍マーカーや画像で増悪を疑う明らかな所見を確認した場合には，医師へその旨を連絡して診察前面談をスキップし，医師の診察へ患者を送ることが望ましい。

4 面談時にすべき作業

　初回面談での主な作業は，実際に患者と面接して予定治療の適応の妥当性を確認することと，がん患者指導管理料3の算定要件に準拠した治療導入説明であり，患者が安心して治療を開始できるよう支援することが目的である。面接を通して，全身状態（performance status：PS）や有害事象の程度を評価し，当該レジメンの適格基準を満たしているかを確認する。治療導入説明では，使用薬剤，治療スケジュール，投与の流れ，起りうる副作用と対応方法，療養生活を送るうえでの注意点などを書面を用いて指導する。

　がん薬物療法中の患者には，悪心などの自覚症状を伴う副作用のほか，好中球減少や血小板減少のような他覚的な副作用，がん自体による身体的苦痛，がんに罹患したことによる精神的・社会的な苦痛などさまざまな変化が生じる。継続面談時には，カルテや患者とのコミュニケーションを通して，出現が予測される症状や臨床検査値異常の有無，がん性疼痛など持続的な苦痛の変化，感染の有無，生活上の問題が生じていないかを網羅的に把握する作業が求められる。

　経口抗がん薬の単剤治療から併用化学療法まで，各レジメンには全身状態や病歴，有害事象の程度で規定された施行基準，減量基準が設定されている。これらは臨床試験で運用された基準を踏襲して，各施設でレジメン登録に併せて設定されているが，数ある登録レジメンの基準を正確に記憶することは医師であっても容易ではない。薬剤師は診察前面談で患者状態を評価し，施行基準を満たしているか，減量基準に該当する有害事象は生じていないかを確認する。確認作業には，カルテでの臨床検査値の確認，患者の主訴を聴取するオープンクエスチョン，治療遂行上必要な情報を確認するための問診やフィジカルアセスメントを駆使する。

　患者が自覚している苦痛症状の改善や，用量規制毒性の重症化の予防，発熱性好中球減少症の予防など，患者に安心・安楽な治療を提供できるよう支持療法の追加や変更を検討する。支持療法の処方提案は最も期待される薬剤師職能の1つであり，

第1章　がん薬物療法における患者面談

継続面談の度に効果を評価して処方内容の微調整を提案していくことが望ましい。処方提案の際には，コンプライアンスおよびお薬手帳を用いて他院処方薬の変更などがないかを確認し，過量投与，重複処方，相互作用を回避する作業は怠ってはならない。また，異常を自己発見できるような生活指導，症状を重

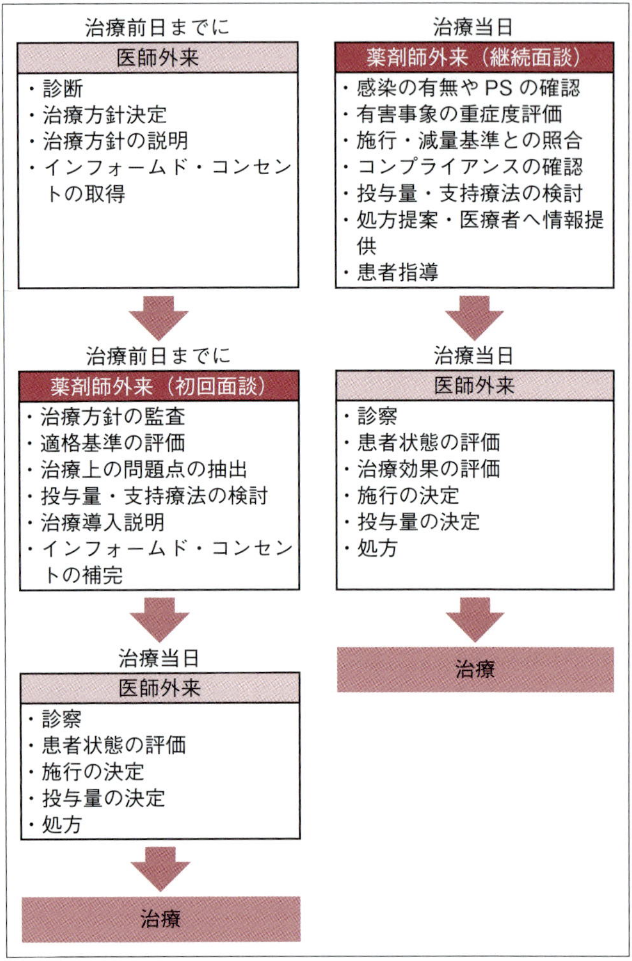

治療前日までに	治療当日
医師外来	**薬剤師外来（継続面談）**
・診断 ・治療方針決定 ・治療方針の説明 ・インフォームド・コンセントの取得	・感染の有無やPSの確認 ・有害事象の重症度評価 ・施行・減量基準との照合 ・コンプライアンスの確認 ・投与量・支持療法の検討 ・処方提案・医療者へ情報提供 ・患者指導
↓	↓
治療前日までに	治療当日
薬剤師外来（初回面談）	**医師外来**
・治療方針の監査 ・適格基準の評価 ・治療上の問題点の抽出 ・投与量・支持療法の検討 ・治療導入説明 ・インフォームド・コンセントの補完	・診察 ・患者状態の評価 ・治療効果の評価 ・施行の決定 ・投与量の決定 ・処方
↓	↓
治療当日	**治療**
医師外来	
・診察 ・患者状態の評価 ・施行の決定 ・投与量の決定 ・処方	
↓	
治療	

図1　面談のながれ

症化させないためのセルフケア指導など,患者アドヒアランスを高める指導を併せて行わなければならない。

残薬解消も薬剤師に期待される代表的な職能であるため,コンプライアンスの確認とともに残薬数を聴取し,過不足を生じさせないように,本日処方が必要な薬剤と数量について医師へ情報提供を行うべきである(図1)。

最後に,面談で得られた情報や提案内容をカルテに記載することで,医師や他のメディカルスタッフとの情報共有を行う。カルテ記事のみでは良好な理解が得られないと考えられる場合には適宜電話連絡も併用し,スタッフ間で誤解が生じないよう努めなければならない。医師の提案採択状況を集計することで,医師-薬剤師間での認識のズレや情報提供テクニックの見直しの必要性を把握することができるので,診察前面談後に確定した診療内容の確認も行いたい。

引用文献

1) 今村牧夫,他:外来がん患者に対する薬剤師外来の有用性.医療薬学,**36**:85-98,2010
2) 前勇太郎,他:XELOX療法における薬剤師外来の有用性.医療薬学,**37**:611-615,2011
3) 関戸加奈恵,他:薬剤師による外来診察前がん性疼痛緩和アセスメントと処方提案の影響.日本病院薬剤師会雑誌,**47**:313-316,2011
4) 今村牧夫,他:がん専門薬剤師が運営する薬剤師外来の機能とニーズの評価.医療薬学,**41**:254-265,2015

(今村牧夫)

② 効果的な患者面談スキル

1 面談に向けた準備・姿勢

1 身だしなみ

面談の対象は患者とその家族であるため,幅広い年齢層にも不快感を与えず,清潔な印象を与える身だしなみに心がける。

頭髪・化粧:清潔感があり,好感が持てるナチュラルなイメージにまとめる。

ユニフォーム:汚れやシワのない清潔な白衣を着用し,名札を必ず付ける。白衣の下に着る衣服は華美なデザインのものを避ける。

履物:動きやすく,華美でないデザインのものを選択し,汚れや臭いに気をつける。サンダルは着用しない。

マスク:コミュニケーションの妨げとなるので基本的には着用しない。

2 感染対策

がん薬物療法患者は,骨髄抑制やステロイド使用により易感染状態である場合が多いため,医療関連感染予防に関する一層の配慮が必要である。また,フィジカルアセスメントを通して,患者の体液に接触する可能性も高いので自身の罹患予防にも留意する。

自身が感染症に罹患,あるいは感染が疑われる症状を有する場合は,症状が改善するまで面談を担当しない。

ワクチン接種:医療関連感染症の罹患予防および感染拡大防止のために,ウイルス抗体検査を行い,必要に応じてワクチン接種を受ける[1](**表1**)。

手洗い:面談開始前には流水と石鹸を用いた手洗いを行い,フィジカルアセスメントの際に患者との接触があれば,面談中であっても手技終了後には速乾性消毒薬または流水と石鹸を用いた衛生的手洗いを行う。

■ 表1　面談担当者が実施すべきワクチン

ワクチン	推　奨
B型肝炎ワクチン	・医療機関では，患者や患者の血液・体液に接する可能性のある場合は，B型肝炎に対して感受性のあるすべての医療関係者に対してB型肝炎ワクチン接種を実施しなければならない ・ワクチンは0，1，6カ月後の3回接種を行う ・3回目の接種後から1〜2カ月後にHBs抗体検査を行い，10 mIU/mL以上あれば免疫獲得と判定する
インフルエンザワクチン	・予防接種実施規則6条による接種不適当者に該当しない全医療関係者を対象として，インフルエンザHAワクチン0.5 mLを，毎年1回接種する
麻疹，風疹，流行性耳下腺炎，水痘ワクチン	・免疫を獲得したうえで勤務を開始することを原則とする ・ワクチンにより免疫を獲得する場合の接種回数は1歳以上で「2回」を原則とする

〔日本環境感染学会：医療関係者のためのワクチンガイドライン第2版を参考に作成〕

マスク：無熱であっても自身に咳やくしゃみの症状がある際は，咳エチケットとしてマスクを着用して面談する。激しく咳やくしゃみをしている患者と面談する際は，互いにマスクを着用することが望ましい。Grade3以上の白血球減少または好中球減少を認める患者にはマスク着用を勧める。

3　挨拶・自己紹介

　初対面である初回面談の際には，自己紹介と面談の目的を丁寧に説明する必要がある。

　『○○さんお待たせしました。はじめまして，薬剤師の△△です。ご気分はいかがですか？　今日は少しお時間をいただいて，○○さんが安心して治療を受けていただけるように詳しい治療の説明と，お薬の量を正しく設定して安全に治療するために○○さんの体調などを確認させてください。お話させてもらってよろしいですか？　また，この面談には数百円程度の費

用負担が生じますので，不明な点などがあれば遠慮なさらず
しっかりと質問してください』

　患者が着席したら，同じ目の高さで上述のような挨拶と自己
紹介を行う。患者の希望ではなく，医師に促されて面談に訪れ
た経緯を考慮し，お詫びと労いの気持ちを込めて挨拶する。自
己紹介の際には，名札を示しながら自分の姓名または姓を告げ，
"医師ではなく薬剤師であること"を明確に伝える。初回面談
時には多くの患者にキーパーソンとなる家族の付き添いがある
ため，同様の理解と協力が得られるよう家族へも自己紹介を行
う。本日の面談の目的が，詳細な治療説明によって患者の不安
や疑問を解消させるとともに，治療を安全に遂行するための確
認作業を兼ねている旨を告げることで，患者にとって有益な面
談である印象を与えることができ，面談への協力が得られやす
くなる。最後に，面談を開始することへの許可と，がん患者指
導管理料3の算定に関して案内し同意を得る。

　継続面談においては，定期的な面会の都度，適切な挨拶や声
掛けが相応しい。

2　効果的なコミュニケーションスキル

　面談におけるコミュニケーションの基本は傾聴である。患者
の話をよく聞こうとする姿勢を示し，患者が発する言葉や表現
を受容し，支持し，共感することで良好な信頼関係が築きやす
い。患者は高齢であることが多く，知的レベルや理解力，医療
知識の程度などが一様ではないため，スムーズなコミュニケー
ションが取れないことが多い。このような患者とも誤解を生じ
させないコミュニケーションを図るためには，まずは患者が病
状や治療目的などをどの程度理解しているか，告知をどのよう
な心境で受け入れて治療に臨んでいるか，また元来どのような
性格や思考の持ち主であるのかを知ることが望ましく，傾聴に
重点を置いたコミュニケーションが非常に有益である。

　医療面接におけるコミュニケーションは，言語的コミュニ
ケーションと非言語的コミュニケーション（準言語的コミュニ
ケーションを含む）に大別されるが，効果的な傾聴には非言語

■表2 コミュニケーションの分類

言語的コミュニケーション	言葉そのものが持つ意味による直接的なコミュニケーション
準言語的コミュニケーション	言葉の意味とは関係ないが,音により聞く側の印象に影響を与える非言語要素を持つコミュニケーション。声の大きさ,声の質,話す速さ,会話のペース,抑揚,沈黙など
非言語的コミュニケーション	言葉や音以外の視覚や触覚などの要素からなるコミュニケーション。距離,姿勢,向きや位置関係,身振り,表情,視線,うなずき,身体接触など

的コミュニケーションスキルを中心に活用しなければならない(**表2**)。特に聞く姿勢,表情,視線,うなずきは患者の話しやすさを支援する重要な"聴くスキル"なので,意識的に実践すべきである。言語的コミュニケーションスキルとしては,支持的あるいは共感的な相づちを織り交ぜることで,会話の内容の確認や整理,話題転換のきっかけを作ることができるため,会話の間合いを見計らって取り入れるべきである。

指導やインフォームド・コンセントなど情報を発信する側になった際には,わかりやすく丁寧な言葉を用いた言語的コミュニケーションを中心に据えながらも,声の調子やテンポに変化を加えたり,表情や身振り,ボディータッチなど非言語的コミュニケーションスキルを多用して,患者の理解を確認しながら,一方的にならない対話を心がけなければならない。理解度の乏しい高齢な患者や,告知を受け精神的に不安定な患者もいるため,これらを考慮して説明の量や内容も調整すべきである。面談の終了に際しては,わかりにくかった点や質問がないかを確認した後に,本日の面談で触れた話題について要約し,患者と薬剤師の間で理解や認識の食い違いが生じないように確認して締めくくることが肝要である。

3 主訴を聞き取るオープンクエスチョン

前項でも述べたとおり,面談におけるコミュニケーションの

基本は傾聴である。医療者が予測した症状が必ずしも患者の主訴であるわけではないので、自由度の高いオープンクエスチョンによって主訴を聞き取る。

初回面談の場合は、
「今、一番困っていることは何ですか？」
「最近、体調や生活に変化がありましたか？」
「何か気になっていることがあれば聞かせてください」
など、自由に回答できる質問をすれば、告知を受け、治療を目前に控えた患者にとって、最も関心の高い事項を聴取できる。がんや治療に伴う症状であったり、治療や副作用への不安であれば医師や薬剤師で対応可能であるが、仕事や家庭の問題、通院や医療費の問題、無気力や不眠など、社会的・経済的・精神的な問題が主訴である場合も少なくない。患者が抱える多くの問題の中で主要なものが主訴であり、最も大きな苦痛であるため、他診療科の医師、看護師、社会福祉士、心理士などと協力してチームで全人的な苦痛に対応しなければならない。

継続面談であれば、
「調子はいかがですか？」
「前回お会いしてから、その後変わったことや困ったことはありましたか？」
などと質問するとよい。すると、モニタリング中の症状の変化や新たに出現した症状、自宅での生活の様子、ボディーイメージや心境の変化、不安や疑問など治療遂行中の患者の主訴が聴取できる。

例えば、「耳鳴りがして、聞こえにくくなった」と訴えられた場合、希少ながら重大なプラチナ製剤の聴覚障害を早期発見できる。薬剤師にとってプラチナ製剤による聴覚障害は周知の有害事象だが、発現率が1％程度とまれであるため、継続面談の都度「耳が聞こえにくくないですか？」と確認することはない。聴覚障害は蓄積毒性でもあり、発症を見逃して投与継続すれば不可逆的に悪化してしまうので、患者から初期症状を発信してもらうことで重症化を防止できる。同様に「息切れがして、空咳が続く」との訴えがあれば、間質性肺炎を疑うきっかけにもなるなど、オープンクエスチョンは重大な有害事象の早期発

4 患者状態を評価するための問診方法

　がん自体およびがん薬物治療によって，患者には多種多様な症状が引き起こされ，時間経過に伴って重症度は変化する。前項のオープンクエスチョンによって主訴や希少な有害事象の発見はできるが，継続面談の際には薬物療法施行の適否を評価するためにクローズドクエスチョンで患者の一般状態をインタビューする必要がある。

　感染の有無，身体活動の状況，体重の変化，食事や排便の状況など一般状態を確認するために，各項目について1問ずつインタビューして，異常を認める回答があれば追加事項を質問する（表3）。発熱に加え，その他の感染を疑う症状，臨床検査

■ 表3　一般状態のアセスメント方法

項目	質問例	異常がある場合の追加確認事項
感染の有無	熱は出ませんでしたか？	体温，悪寒，咽頭痛，咳嗽，呼吸困難感，背部痛，尿混濁，腹痛，嘔吐，下痢
活動状況	問題なく生活できましたか？	身体活動量，臥床時間，感染の有無，倦怠感，疼痛，呼吸困難感，眠気，抑うつ
体重の変化	前回○○kgでしたが，変化がありますか？	体重，食事状況，排便状況，排尿状況
食事状況	お食事はしっかり食べれていますか？	食事量，食欲，味覚異常，悪心，腹満感，倦怠感，疼痛，抑うつ
排便状況	お通じは順調ですか？	排便量，排便回数，便性状，残便感，排ガス，腹満感，腹痛，曖気
排尿状況	おしっこの量はどうですか？	尿量，水分摂取量，浮腫，呼吸困難感，腹満感，背部痛，体温
睡眠状況	よく眠れていますか？	睡眠時間，睡眠の質，倦怠感，疼痛，咳嗽，呼吸困難感，抑うつ

表4 Performance Status Score

Score	定 義
0	・まったく問題なく活動できる ・発病前と同じ日常生活が制限なく行える
1	・肉体的に激しい活動は制限されるが,歩行可能で,軽作業や座っての作業は行うことができる(例:軽い家事,事務作業)
2	・歩行可能で自分の身の回りのことはすべて可能だが,作業はできない ・日中の50%以上はベッド外で過ごす
3	・限られた自分の身の回りのことしかできない ・日中の50%以上をベッドか椅子で過ごす
4	・まったく動けない ・自分の身の回りのことはまったくできない ・完全にベッドか椅子で過ごす

〔ECOGのPerformance Status(PS)の日本語訳(JCOGホームページ http://www.jcog.jp/)より引用〕

値異常を伴えば,医師に情報提供を行い,薬物療法の延期と感染に対する診察・治療を進言する。全身状態を評価する際には,実施可能な作業レベル,独力での日常生活遂行レベル,日中の臥床時間を聴取し,ECOGのパフォーマンスステータス(performance status:PS)[2]にて評価する。一部のレジメンを除けば,一般的にがん薬物療法はPS 0〜2の患者が対象であるので,当該患者が適格範囲内であるかを確認する(表4)。疼痛や抑うつが原因でPSが低下している場合は,医師と相談して適切な対症療法を検討する。

その他の一般状態の問診結果と臨床検査値,理学所見を総合的に評価して,日常生活に支障を来している原因を推察し,イレウスやうつなどの有害事象や合併症の鑑別,生活指導や支持療法の検討を行う。

5 重症度評価の方法

2016年2月現在では,有害事象の重症度評価には,有害事象共通用語規準v4.0日本語訳JCOG版(NCI-Common

Terminology Criteria for Adverse Events v4.0（CTCAE v4.0）の日本語訳）[3]）を用いる。有害事象とは、「治療や処置に際して観察される、あらゆる好ましくない意図しない徴候（臨床検査値の異常も含む）、症状、疾患であり、治療や処置との因果関係は問わない。すなわち因果関係があると判断されるものと、因果関係ありと判断されないもの両者を含む」と定義されている。

各有害事象の重症度は、以下の原則に従ってGrade1～5に定義される（表5）。

Gradingは、面談当日のGradeではなく、評価期間内で観察された最悪のGradeを記録する。また、「観察された有害事象が複数のGradeの定義に該当するような場合には、総合的に判断して最も近いGradeに分類する」という"Nearest match"の原則に従う。本規準において何らかの治療的介入を要するかどうかでGradeが定義されている有害事象は、実際に何が行われたかではなくて、何がなされるべきかの医学的判断に基づいて分類する。

■ 表5 Grade分類定義

Grade1	軽症、症状がない、または軽度の症状がある；臨床所見または検査所見のみ；治療を要さない
Grade2	中等症、最小限/局所的/非侵襲的治療を要する；年齢相応の身の回り以外の日常生活動作の制限＊
Grade3	重症または医学的に重大であるが、ただちに生命を脅かすものではない；入院または入院期間の延長を要する；活動不能/動作不能；身の回りの日常生活動作の制限＊＊
Grade4	生命を脅かす；緊急処置を要する
Grade5	有害事象による死亡

＊身の回り以外の日常生活動作：食事の準備、日用品や衣服の買い物、電話の使用、金銭の管理など
＊＊身の回りの日常生活動作：入浴、更衣、食事の摂取、トイレの使用、薬の内服が可能で、寝たきりではない状態
〔有害事象共通用語規準v4.0日本語訳JCOG版（JCOGホームページ http://www.jcog.jp/）より引用〕

6 フィジカルアセスメント

施行基準や減量基準との照合や，支持療法の効果を評価するために，フィジカルアセスメントを実施して有害事象の重症度評価を行う。診察前面談で行うフィジカルアセスメントとしては，問診と視診，バイタルサインの確認が主であるが，必要に応じて触診，聴診，打診などを用いて身体観察を行う。

身体観察は，患者のプライバシーに配慮した個室で，手技を実施することへの患者の同意を取り，手技前後に衛生的手洗い（手指消毒含む）を行い，実施する。

一般的なフィジカルアセスメントの流れを図1に示す。

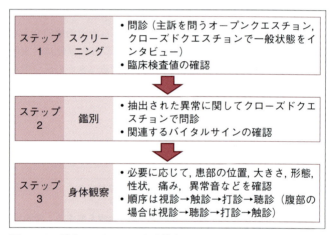

図1 フィジカルアセスメントの流れ

1 視診
- 視覚，聴覚，嗅覚を用いて，患者の身体の形態や機能，徴候を観察する。
- 正確に観察するために，適切な明るさのもとで行う。
- 入室時の動作を確認し，着席後は問診を行いながら，表情，顔色，口唇，体格，栄養状態，呼吸状態，浮腫，ツルゴールを観察する。

- 患部については，位置，大きさ，範囲，性状，色，分泌物を観察する。

2　触診

- 手の触覚や圧迫を用いて，皮膚温や脈拍，患部の形態や性状，痛みを観察する。
- 腹部の観察は，ベッドで膝を曲げた仰臥位をとってもらい，腹部を9領域に分けて浅い触診（腹壁を1 cm程度圧迫）を行い，圧痛や筋性防御の有無を確認する。痛みのある部位は最後に圧迫する。深い触診は薬剤師にはリスクが高いので行わない。
- 疼痛部位の圧迫は声掛けしながらソフトに行う。
- 浮腫の観察は，骨が皮下にある部位を拇指で圧迫し，圧痕の回復の程度を観察する。眼瞼浮腫の場合は，眼瞼をつまんで縦じわを作り，回復の程度を観察する。

3　打診

- 体表を叩いて，反響音や振動，痛みによって体内の状態を観察する。
- 反響音を観察する間接打診法と，叩打痛の有無を確認する叩打法を用いる。
- 診察前面談では，腹部膨満時の間接打診，肝・腎の叩打診程度しか活用できない。
- 腹部膨満の観察は，ベッドで膝を曲げた仰臥位をとってもらい，腹部9領域について間接打診を実施し，鼓音（ガス）か濁音（腸液，腹水）かを聞き分ける。痛みのある部位は最後に行う。
- 叩打診は直接叩打せず，当該部位に平手を置き，反対側の手拳の尺側面で優しく叩く。

4　聴診

- 聴診器を用いて，心音，呼吸音，血管音，腸蠕動音などを観察する。
- 正確に観察するために，静かな環境で行う。

- 診察前面談では，呼吸困難感，腹部膨満感，便秘や下痢の症状を訴えられた際に活用する。
- 呼吸音，腸蠕動音の聴取がメインなので膜型聴診器を用いる。
- 呼吸音の観察は，座位で行い，羞恥心への配慮を兼ねる場合は背部のみで行う。肺尖部から肺底部にかけて左右対称に8カ所，1カ所につき最低1呼吸（1吸気＋1呼気）聴取する。正常であれば，上葉4カ所は気管支肺胞音（呼気よりも吸気が大きく聞こえる），下葉4カ所では肺胞音（吸気よりも呼気のほうが長く聞けるが，呼気の中盤以降は聴取しづらい）が聴取される。呼吸困難感を訴える際に，胸水，気道の狭窄・閉塞，無気肺，肺炎を疑い，呼吸音の増強や減弱・消失，異常音や，左右差がないかを確認する。
- 腹部（腸蠕動音）の観察は，ベッドで仰臥位をとってもらい，臍を中心に腹部を縦横4分割して，腸の走行（右下腹部→右上腹部→左上腹部→左下腹部）に沿って，1カ所につき1分程度聴取する。通常，5〜15秒に1回グル音が聴取され，5〜35回/分であれば正常である（**表6**）。

■ 表6　腹部聴診のポイント

腸蠕動音	聴取の頻度	鑑別疾患
正常	5〜35回/分程度聴取される	
減少	1分間聴取されない	便秘，腹部術後，腹部の炎症
消失	5分間聴取されない	麻痺性イレウス，絞扼性イレウス
亢進	常に聴取される	機械的イレウス，下痢，感染性胃腸炎
振水音	腹部を揺すると心窩部で水が跳ねる音が聴取される	イレウス

5　バイタルサインの確認

- 視覚と触覚，体温計や血圧計，時計，聴診器，パルスオキシメーターなどを用いて，体温，血圧，脈拍，呼吸状態などを観察する。

- 器具の使用方法・注意点を正しく理解する。
- 診察前面談では，感染が疑われるとき，呼吸困難感を訴えるとき，頭痛やめまいを訴えるとき，VEGF 阻害薬治療中などに実施する。
- 手技の終了後に器具の消毒を行う。

7 自己管理へ興味を抱かせるテクニック

　有害事象を最小限に抑え，がん薬物療法を成功に導くカギは，アドヒアランスを良好に維持することである。アドヒアランスの規定因子は，治療内容，患者側因子，医療者側因子，患者-医療者の関係であり，薬剤師外来ではアドヒアランスの維持・向上に資する活躍が期待される。

　ノンアドヒアランスの最大の要因は，インフォームド・コンセント不足による患者の治療への理解不良である。患者は医師から説明を受けてはいるが，理解が不十分なまま治療を開始している患者も少なくない。薬剤師は，医師に告知状況を確認したうえで，患者へ病期・病状を再認識させ，当該治療の目的と期待される効果，起こりうる有害事象と発生率，想定される治療期間と費用，他の選択肢は何であるのかなど，十分な正しい情報を与え，「なぜ当該治療が必要で，何に気をつければ，どういった効果が望めるか」を患者が理解して治療に同意できるよう支援する。インフォームド・コンセントの徹底によって，患者-医療者の関係は良好になり，良き治療パートナーとなれる。

　治療内容の因子としては，レジメンの忍容性や治療効果，支持療法の効果が重要である。レジメンの忍容性を高めるための減量基準に沿った適切な用量設定，有害事象を重症化させないための効果的な支持療法の検討と生活指導は，薬剤師外来が担うことができ，アドヒアランスの向上に寄与できる。支持療法や指導内容の遵守により，症状が予防・軽減できた際には，患者を労い，共に喜び，継続が有益である旨を伝える。

　患者は知識が増すことで，治療への興味が増し，より協力が得られやすくなる。臨床検査値の意味を説明し，推移を患者と共にフォローすることで，例えば汎血球減少への理解が増し，

感染対策に関する取組みも積極的になるなどメリットは大きい。

　医療者側の因子としては，患者に興味を持つことであり，患者が「この人は自分に興味を持ってくれている」と感じるように接することである。患者の主訴に真摯に対応することはもちろんであるが，前回の面談時に話題に上がった私的な行事が達成できたかなど，"人と人同士"のリラックスできるコミュニケーションを交わすことで信頼関係が強固になる。

　人は信頼する人の期待に応えようと努めるものであるため，医療者が患者の治療パートナーとして，安心感を与え，患者に信頼される存在となることがアドヒアランス向上の近道である。

引用文献

1) 日本環境感染学会：医療関係者のためのワクチンガイドライン第2版．環境感染誌，**29**（SupplⅢ），2014
2) 日本臨床腫瘍研究グループ：ECOG の Performance Status（PS）の日本語訳（http://www.jcog.jp/doctor/tool/C_150_0050.pdf）
3) 日本臨床腫瘍研究グループ：有害事象共通用語規準 v4.0 日本語訳 JCOG 版（NCI-Common Terminology Criteria for Adverse Events v4.0（CTCAE v4.0）の日本語訳 http://www.jcog.jp/doctor/tool/CTCAEv4J_20150910.pdf）

〈今村牧夫〉

第2章

がん薬物療法の
マネジメントに役立つ
情報と活用法

1 治療継続を評価するための指標

1 治療の目的と患者の希望

 がん薬物療法の目的は，固形がんの治癒率向上を目指した術前・術後補助療法，治癒を目指した血液がん治療，延命や症状緩和を目指した切除不能進行・再発治療，緩和的治療に大別される。いずれの治療も副作用を伴うため，支持療法や用量調整を駆使して，有害事象を最小限に止めるよう注力するが，治療継続の判断は治療の目的により異なるため，随時，患者の希望と照らしながらマネジメントしていく（**表1**）。

■ 表1 がん薬物療法の目的と特徴

分類	目的	治療期間	最優先事項
術前・術後補助療法	治癒率の向上	計画的に終了	計画投与量の完遂
進行・再発治療	延命・症状緩和	断続的に継続	QOLの維持
緩和的治療	症状緩和	随時終了	体調と患者の希望
血液がん治療	治癒	治療効果に応じて終了	治療効果

1 術前・術後補助療法や血液がん治療

- 予定治療期間内に計画投与量を施行することによって，今後一切の再発を招かない"治癒"を目指すため，支持療法を徹底し，安易な減量や延期を行うことなく完遂したい。
- 治療苦により患者が治療継続を拒否した場合は，苦痛の主たる要因を把握し，チームで苦痛の改善に向けた検討を行うとともに治療目的を再指導し，可能な限り治療の継続を促す。
- 対症療法や適切な減量を施しても改善しない耐えがたい苦痛や臓器障害が生じた場合のみ，補助療法としてのエビデンスが保証された代替レジメンへの変更を検討する。

- 適当な代替レジメンが存在しない場合は，不適切な治療を導入することなく治療を中止する。治療中止に伴う再発リスクの上昇については，医師と相談し慎重にインフォームド・コンセントする。

2　進行・再発治療

- 治癒が期待できない"延命"を目的とした治療期間不明瞭な断続的な治療となるため，患者の QOL の維持を最優先に配慮した治療マネジメントが望まれる。
- 苦痛への対応として支持療法や適切な減量を施すほか，仕事や家庭の行事などを優先した治療スケジュールの調整も検討してよい。
- 延命が目的であるので，安定（stable disease：SD）以上であれば期待した治療効果が得られていると評価する。
- 治療効果が得られている際に，患者から治療継続拒否が聞かれれば，生じている問題への対応を行うとともに治療の有益性を説き，可能な限り治療の継続を促す。そのうえでも拒否の意向があれば，患者の希望に沿ったレジメンを検討し，代替治療での治療継続について医師と相談する。なおも治療中止を希望される場合は，医師とともに病勢進行の危険性をインフォームド・コンセントしたうえで経過観察へ移行する。
- 治療効果が芳しくない際には，積極的にレジメン変更を検討する。しかし，治療による苦痛が軽微で明らかな進行（progressive disease：PD）でない場合は，まれに患者が現レジメンでの治療継続を希望することがあるので，病勢進行の危険性をインフォームド・コンセントしたうえで医師に方針決定を仰ぐ。
- 治療歴からも今後の効果が期待できないと考えられる患者には，best supportive care（BSC）への移行をチームで検討する。患者から強い治療希望が聞かれた場合のみ，緩和的治療の導入について検討する。

3　緩和的治療

- 終末期の症状緩和や，ときには患者の治療満足度の確保が目

的となるので，患者の希望と体調を最優先に治療継続を判断し，治療スケジュールも柔軟に調整する。
- 緩和的治療は，QOL を損なううえに期待する効果が得られない可能性が高いこと，望ましい終末期の経過をたどらない可能性も考えられることなどについて，医師と共に十分にインフォームド・コンセントしてから導入する。
- 治療継続拒否の意向が聞かれた際には，直ちに治療を中止し，BSC へ移行する。

2 治療効果

いずれのがん薬物療法においても治療効果の判定は，治療継続を判断するための重要な因子である。固形がんでは，効果判定の目安として臨床試験で用いられる RECIST ガイドライン[1]の評価方法を参考にしてもよい。腫瘍マーカーの意義は疾患によって異なるため，客観的な腫瘍縮小効果の評価に単独で使用しない（表2〜5）。
- 術前補助療法は，病変の縮小や消失が目的であるので，病変の増大や新病変の出現があれば，手術または進行がん治療へ移行する。
- 術後補助療法は，残存病変の縮小や消失，新病変出現の防止が目的であるので，病変の増大や新病変の出現があれば，再発治療へ移行する。
- 進行・再発治療は，SD 以上の病勢制御が目的であるので，PD が確認されれば，積極的に次治療への移行を検討する。新病変の出現がなく，緩やかなPD である場合は，患者が現レジメンでの治療継続を希望することがあるので，病勢進行の危険性をインフォームド・コンセントしたうえで方針を決定する。
- 緩和的治療は，症状緩和が目的であるので，症状改善に寄与しなかったり，PS の悪化や患者の治療中止希望があれば，BSC へ移行する。

■ 表2 病変の定義

測定可能病変

- 非リンパ節病変:少なくとも1方向で正確に測定可能な腫瘍病変(骨病変,囊胞性病変を含む)で,長径が以下のいずれか
  - CT で 10 mm 以上(CT のスライス厚は 5 mm 以下)
  - 臨床的評価(視触診による)は測径器による測定で 10 mm 以上
  - 胸部 X 線写真で 20 mm 以上
- リンパ節病変:病的な腫大と判断され,かつ測定可能なリンパ節で,CT で評価した短径が 15 mm 以上

測定不能病変:測定可能病変以外のすべての病変

- 小病変:長径が 10 mm 未満の腫瘍病変,または短径が 10 mm 以上 15 mm 未満のリンパ節病変
- 真の測定不能病変
  - 軟膜髄膜病変,胸水,腹水または心囊水,炎症性乳がん,皮膚や肺のリンパ管症
  - 視触診では認識できるが,画像では測定可能ではない腹部腫瘤や腹部臓器の腫大

標的病変:最大径が測定可能で,再現性を持って繰り返し測定が可能な病変

- すべての浸潤臓器を代表する,合計5病変(各臓器につき最大2病変)までの測定可能な非リンパ節病変
- 測定可能なリンパ節病変
- ＊全標的病変の径の和(非リンパ節病変は長径,リンパ節病変は短径)をベースライン径和とする
  - ベースライン径和をその後の腫瘍縮小効果における比較対照とする

非標的病変:標的病変以外の,リンパ節病変を含む他のすべての病変

- 標的病変以外のすべての測定可能病変
- 測定不能病変

〔固形がんの治療効果判定のための新ガイドライン(RECIST ガイドライン)―改訂版 version1.1―日本語訳 JCOG 版 ver.1.0 を参考に作成〕

■ 表3 効果判定基準：標的病変

$$径和の縮小割合（\%）＝\frac{ベースライン径和－評価時の径和}{ベースライン径和}×100$$

$$径和の増大割合（\%）＝\frac{評価時の径和－経過中の最小の径和}{経過中の最小の径和}×100$$

完全奏効 (complete response：CR)	すべての標的病変の消失 ※標的病変として選択したすべてのリンパ節病変は短径で10 mm未満に縮小しなくてはならない
部分奏効 (partial response：PR)	ベースライン径和に比して，標的病変の径和が30％以上減少
進行 (progressive disease：PD)	経過中の最小の径和に比して，標的病変の径和が20％以上増加，かつ径和が絶対値でも5 mm以上増加 ※ベースライン径和より縮小していても，PDとなりうることを留意する
安定 (stable disease：SD)	経過中の最小の径和に比して，PRに相当する縮小がなく，PDに相当する増大がない

〔固形がんの治療効果判定のための新ガイドライン（RECISTガイドライン）
—改訂版 version1.1—日本語訳 JCOG版 ver.1.0 を参考に作成〕

■ 表4 効果判定基準

非標的病変	完全奏効（complete response：CR）
	すべての非標的病変の消失，かつ腫瘍マーカー値が基準値上限以下 ※すべてのリンパ節は病的腫大とみなされないサイズ（短径で10 mm未満）に縮小
	非CR/非PD（Non-CR/Non-PD）
	1つ以上の非標的病変の残存，かつ/または腫瘍マーカー値が基準値上限以上
	進行（progressive disease：PD）
	既存の非標的病変の明らかな増悪
新病変	進行（progressive disease：PD）
	新しい腫瘍性病変の出現は疾患の増悪を示す

〔固形がんの治療効果判定のための新ガイドライン（RECISTガイドライン）
—改訂版 version1.1—日本語訳 JCOG版 ver.1.0 を参考に作成〕

■ 表 5-1　総合評価：標的病変を有する場合

標的病変	非標的病変	新病変	総合効果
CR	CR	なし	CR
CR	Non-CR/Non-PD	なし	PR
CR	評価なし	なし	PR
PR	Non-PD or 評価の欠損あり	なし	PR
SD	Non-PD or 評価の欠損あり	なし	SD
評価の欠損あり	Non-PD	なし	評価不能
PD	問わない	あり or なし	PD
問わない	PD	あり or なし	PD
問わない	問わない	あり	PD

■ 表 5-2　総合評価：非標的病変のみを有する場合

非標的病変	新病変	総合効果
CR	なし	CR
Non-CR/Non-PD	なし	Non-CR/Non-PD
評価なしがある	なし	評価不能
明らかな増悪	あり or なし	PD
問わない	あり	PD

〔固形がんの治療効果判定のための新ガイドライン（RECIST ガイドライン）—改訂版 version1.1—日本語訳 JCOG 版 ver.1.0 より引用〕

3　主要臓器機能

　がん薬物療法を安全に施行するためには，骨髄，肝臓，腎臓，心臓などが適正な機能を有している必要がある。これら臓器機能は，治療の導入時の適格基準や除外基準，治療遂行中の施行基準や減量基準に規定されることが多く，治療期間中は継続的にモニタリングしなければならない。

　骨髄および肝機能は血液検査，腎機能は血液検査および尿検査，心機能は左室駆出率（left ventricular ejection fraction：

LVEF）が最も重要な指標となるので超音波検査で評価する。全血算および白血球分画は毎回の投与日に，肝および腎機能は治療導入前と毎コース開始時に，心機能は治療導入前にルーチン検査を行うが，臨床症状に応じて適宜検査を追加実施することが望ましい。主要臓器機能のスクリーニングやモニタリングに有用な検査項目については詳細に後述する。

　主要臓器機能が施行基準を逸脱した場合は，基準範囲内に改善するまで投与を延期し，適切な減量等を実施したうえでも基準を満たさなければ，当該治療を中止しなければならない。

4 身体所見

　がん患者には，がん自体による症状やがん薬物療法の副作用症状，治療に伴う合併症などさまざまな有害事象が生じる。がん薬物療法の遂行には，患者状態や各症状が治療継続を制限するか否かを判断する作業が毎回必須である。

1 全身状態（PS）

　一部に PS poor 患者を対象としたレジメンが存在するが，一般的にがん薬物療法は ECOG PS 0〜2 の患者が対象である。毎回投与前には，実施可能な作業レベル，独力での日常生活遂行レベル，日中の臥床時間を聴取し，患者の PS を判定する。

　PS 3 以上では原則投与延期すべきであり，患者が治療を強く希望する場合は，かえって状態を悪化させるリスクがあることを十分インフォームド・コンセントしたうえで投与する。悪液質などの対症不能な苦痛症状を伴う持続的な PS 不良例であれば，積極的に BSC への移行を検討する。

2 疼痛

　疼痛は，身体に何らかの異常が生じていることを示すバイタルサインである。がん患者には，がん性疼痛のほか，深部静脈血栓，虚血性心疾患，感染，結石，潰瘍，術後後遺症など，さまざまな合併症や非がん症状によっても疼痛が生じる。対症療法（疼痛治療）併用のうえでがん薬物療法が継続できる疼痛か，

がん薬物療法を中止して緊急治療が必要な疼痛かを鑑別する必要があり，見誤ると患者を生命の危険にさらすこととなる。

患者から疼痛の訴えを聴取した際には，臨床検査値とその他のバイタルサインの確認を行うとともに，numerical rating scale（NRS）などを用いて客観的に痛みの程度を評価する。痛みの特徴については以下のように詳しく問診する。

- いつから痛むか？
- どこが痛むか？
- 痛みの性質は？
- 経時的な痛みの変化は？
- 痛みの緩和因子と増悪因子は何か？
- 随伴症状はあるか？

続いて，直近の画像で疼痛部位に異常所見を認めたか，または，当該部位に放散痛や関連痛が生じる可能性を有する画像所見を指摘されたかを確認する。疼痛の原因と考えられる腫瘍性病変が存在し，感染や急性の炎症を疑う所見を認めなければ，がん性疼痛として疼痛緩和治療を並行してがん薬物療法を施行する。しかし，著しくコントロール不良のがん性疼痛で PS 不良に陥っていれば，がん薬物療法を延期して疼痛緩和治療を優先する。

がん性疼痛に一致しない，頭部や胸部に耐えがたい急性疼痛を訴える場合は，くも膜下出血や急性冠症候群，肺動脈血栓塞栓症，緊張性気胸など致死的な疾患の可能性が否定できないので，直ちに主治医へ報告し，専門診療科での検査・治療を依頼する。

臓器の分布上，腹部へのがん性疼痛は生じやすいが，がん患者の急性腹症の中でも緊急性の高い急性胆管炎，腸閉塞や汎発性腹膜炎などを見落とさないよう注意しなければならない。腹痛のほか，感染や炎症を疑う腹膜刺激症状（筋性防御，反跳痛）や発熱，ショック（血圧低下，頻脈，意識障害など），白血球や CRP の増加を認めた場合は，急性腹症として主治医へ報告し，CT 検査を依頼する。初期の腸閉塞では，上述の所見を示さないことが多いが，腹痛（疝痛）のほか，嘔吐や噯気の増加，腹部膨満感や排便・排ガスの停止など特徴的な所見を満たせば，

主治医へ報告し，腹部単純X線検査を依頼する。

がん患者が腰背部痛を訴える場合は，がん性疼痛のほかに急性腎盂腎炎，腫瘍の尿路圧排による水腎症などが考えられるので，発熱や悪寒，白血球やCRPの増加などの感染所見や叩打痛の有無，腎機能を評価して，主治医へ報告する。感染や腎機能低下を認めれば，がん薬物療法を中断し，抗生剤投与や尿管ステント留置などを行う。

下肢痛を訴える場合は，深部静脈血栓やリンパ浮腫に伴う蜂窩織炎が起こりやすいので，下肢の浮腫や腫脹の有無，白血球やCRPの増加，D-ダイマーの推移を確認する。深部静脈血栓が疑われれば，超音波検査や造影CT検査を主治医に依頼する。抗凝固療法や下大静脈フィルター留置などでリスクが軽減されればがん薬物療法を再開する。

3　発熱

進行がん患者の発熱は感染症と腫瘍熱が原因であることが多く，体力の消耗や倦怠感を引き起こす。感染症の場合は，抗生剤治療を行うためがん薬物療法を中断するが，腫瘍熱であれば対症療法併用のうえでがん薬物療法を継続する。

感染症は，バイタルサイン（発熱，心拍数，呼吸数），白血球増加，CRPやプロカルシトニンの上昇，培養検査，画像検査などから総合的に診断するが，腫瘍熱には感度の高い検査法は確立していない。腫瘍熱は，持続的なCRP高値（5～20 mg/dL程度）と，自覚症状を伴わない38℃前後の発熱と自然解熱を連日繰り返す特徴がある。発熱以外に症状がなく，感染症と診断する根拠に乏しく，抗生剤治療に無反応でナプロキセンテストによって解熱すれば腫瘍熱と考えてよい[2]（**表6**）。腫瘍熱の対症療法としては，ナプロキセン400～600 mg/日，ベタメタゾンまたはデキサメタゾン1～4 mg/日を用いる。

■ 表6　Changの腫瘍熱の定義

- 少なくとも1日1回は37.8℃以上の発熱がある
- 発熱のある期間が2週間以上続く
- 身体診察や培養検査，画像検査でも感染の根拠を認めない

> - 薬剤や輸血，放射線や抗がん薬によるアレルギー反応を否定できる
> - 経験的で適切な抗菌薬治療を7日以上実施しても改善しない
> - ナプロキセンテスト*にて，速やかで完全に解熱し，ナプロキセン使用中は平熱が続く

*感染が否定された発熱を有するがん患者にナプロキセンを1回250 mg（わが国では200 mg）1日2回投与する

4 倦怠感

がん関連倦怠感（cancer-related-fatigue：CRF）は，最も代表的な副作用の1つであり，休息や睡眠により改善しない持続的な症状で，患者のQOLを低下させる。CRFは副作用以外にも貧血，呼吸困難，痛み，発熱，感染，ストレス，血糖値異常，電解質異常，栄養不良，脱水，悪液質，不眠，うつや不安など複数の原因が関与する。CRFは投与のたびに増強し，予定治療コースの中盤ぐらいで最も重症度が高くなるといわれている。

CRFを診断する検査はなく，以下のようなフィジカルアセスメントと血液検査によって評価する。

視診：歩行や姿勢から呼吸状態や筋力低下などの異常の有無を確認する。

問診①：一般状態のインタビュー（第1章2 表3参照）を行い，倦怠感の有無を確認する。

評価：倦怠感の程度を0〜10のNRSで質問し，4以上であれば対症を目的として原因を検索する[3]。

血液検査：貧血，電解質や血糖値異常，低栄養，炎症の有無を確認する。

バイタルサイン：体温，血圧，脈拍，酸素飽和度などを確認する。

問診②：
- 症状はいつから始まり，どの程度続いているか？
- 症状の増悪因子と軽快因子は何か？
- 他に痛みなどの苦痛症状があるか？
- 睡眠や休息の状況は？

- 食事摂取状況や体重の変化は？
- 生活や仕事への影響の程度は？
- 抑うつ症状や不安はあるか？

中等度以上のCRFによってPSが3以上に悪化した場合は，がん薬物療法は延期することが望ましい。CRFにはデキサメタゾン8 mgを1日2回に分けて投与することで改善が期待できる[4]。また，原因と考えられる事象（貧血，痛み，うつ，栄養不良など）があれば，対症療法を積極的に併用するべきである。

引用文献

1) 日本臨床腫瘍研究グループ：固形がんの治療効果判定のための新ガイドライン（RECISTガイドライン）—改訂版version1.1—日本語訳JCOG版ver.1.0（http://www.jcog.jp/doctor/tool/RECISTv11J_20100810.pdf）
2) Chang JC：Neoplastic fever. A proposal for diagnosis. Arch Intern Med, **149**：1728-1730, 1989
3) de Raaf PJ, et al：Systematic monitoring and treatment of physical symptoms to alleviate fatigue in patients with advanced cancer：a randomized controlled trial. J Clin Oncol, **31**：716-723, 2013
4) Yennurajalingam S, et al：Reduction of cancer-related-fatigue with dexamethasone：A double-blind, Randomized, Placebo-controlled trial in patients with advanced cancer. J Clin Oncol, **31**：3076-3082, 2013

（今村牧夫）

2 がん種別の特徴的な所見

A 肺がん

1 身体所見

1 初期
- 肺がんは原発巣が小さな時期からリンパ節転移を認めることが多く，無症状のうちに進行する。
- 初診時から約8割の患者で咳や痛みといった何らかの症状が発症している。

2 進行期
全身症状：呼吸困難，骨転移による疼痛や高Ca血症。
局所浸潤：咳嗽・喀痰，胸水，閉塞性肺炎，上大静脈症候群。
転移：脳転移・がん性髄膜症。

- 直接浸潤によるものだけでなく，特に小細胞肺がんでは脳転移や抗利尿ホルモン不適合分泌症候群（syndrome of inappropriate secretion of ADH：SIADH），神経障害を伴うLambert-Eaton症候群，Cushing症候群などの腫瘍随伴症候群を伴うこともある。
- 非小細胞肺がんでは，病変が肺門部にまで進展すると，咳嗽や血痰，呼吸困難などが発生し，ときには膿性痰や閉塞性肺炎などが生じることもある。縦隔リンパ節まで病変が拡大すると，反回神経麻痺による嗄声や気管狭窄症状，嚥下困難，上大静脈症候群などが出現することもある。
- 肺がんによる転移としては，肺内，胸膜，脳，骨，副腎，肝臓，心膜への転移が多い。このうち症状が出現しやすい転移としては，骨転移による疼痛や，脊髄転移による下半身麻痺などである。

2 検査所見

1 腫瘍マーカー

腫瘍マーカーは,診断時には補助的なマーカーにすぎないが,再発時には補助診断として有用である。

● 腺がん

CEAは腺がんで特異度の高いマーカーであり(感度82.4%,特異度93.8%),悪性胸水中のCEAが5 ng/mL以上であれば,かなりの高感度で診断できる。しかしながら,喫煙者や結核・肺線維症といった呼吸器疾患,糖尿病,慢性肝疾患,自己免疫疾患,腎不全,甲状腺機能低下症などでも上昇するため,偽陽性率は20~30%ある。

● 扁平上皮がん

CYFRAは肺扁平上皮がんでの特異性が高いことから開発された腫瘍マーカーであるが,臓器特異性はなく消化器がんや乳がん,子宮頸がん,卵巣がん,膀胱がんなどでも陽性となることがある。

● 小細胞肺がん

小細胞肺がんに対する特異度が高い腫瘍マーカーとしてはProGRPとNSEがあり,それぞれの陽性率は約70%と約60%との報告がある。偽陽性率は非常に低いが,小細胞肺がんの自己増殖因子であるGRPの前駆体であるProGRPは腎機能障害や肺線維症でも上昇することがあり,腫瘍細胞の崩壊による逸脱酵素であるNSEも腎不全や血清検体の溶血により上昇することがある。どちらも特異度は93~99%とされている。

● 胸膜中皮腫

血清や胸水中のマーカーとしてCYGRA21-1(感度87.5%,特異度93.5%),ヒアルロン酸(感度62%,特異度98%)などの報告があるが,その特異度は低い。一方で,血清や胸水中のCEAが上昇している場合には,中皮腫を否定する判断材料となり,TTF-1も陰性となる。

免疫染色で有用なマーカーは上皮型と肉腫型で異なる。表1のような陽性マーカーと陰性マーカーとの組み合わせで判断している。

■ 表1　免疫染色で有用なマーカー

	陽性マーカー	陰性マーカー
上皮型	WT-1, D2-40 トロンボモジュリン カルレチニン	CEA TTF-1
肉腫型	CAM5.2 AE1/AE3	デスミン CD34, s-100p

2　病理所見

　生検組織というものは，腫瘍の一部を採取したものであるため，腫瘍の全体像を反映しているわけではない。組織診断と画像データのみで決めつけず，病理医や薬剤師を交えた多職種のキャンサーボードでよく議論することが重要である。

　例えば，原発巣が不明であっても免疫染色を行うことで，TTF-1 が陽性であれば肺腺がんもしくは甲状腺がんが特定される。Napsin A が陽性であれば，肺腺がんか腎がんに限定される。つまり，原発が見つかっていなくとも TTF-1 と Napsin A の両方が陽性であれば，ほぼ肺腺がんと推定される。

　CD56 が陽性であれば，小細胞肺がんが疑われる。chromogranin A は陰性であっても，小細胞がんでは陰性のこともある。この患者が腎機能は保たれている若年の進展型（extensive disease：ED）症例であれば，シスプラチンとエトポシドの併用化学療法が選択されることが多い。仮に CEA も陽性であった場合には，小細胞肺がんと非小細胞肺がんの両者のコンポーネントを併せ持つ可能性を考慮して，非小細胞肺がんであっても効果が期待できるシスプラチンとイリノテカンの併用療法を選択されることもある。

　非小細胞肺がんにおいては，いわゆる特効薬ともいえる EGFR チロシンキナーゼ阻害薬の開発により，治療成績は飛躍的に向上した[1]。さらには，anaplastic lymphoma kinase（ALK）融合遺伝子の発見によりその阻害薬も開発され，非常に有効な治療成績が報告されている[2]。ペメトレキセドやベバシズマブにおいても，組織型によって治療効果と副作用に差があることが報告されている[3,4]。このように個別化治療の進歩により，

肺がん治療において病理診断は非常に重要であり、治療ガイドラインにおいても、まずは遺伝子変異の有無により治療方針が変わってくるようになっている。診断時には細胞診だけでなく、可能な限りがん細胞が多く含まれた組織検体を採取することの重要性が高くなっている。また、遺伝子変異検査結果が治療方針決定までに間にあうよう、可能な限り早期に行っておくべきである。

組織検体が少量の場合には、まずは形態学的に腺がんなのか扁平上皮がんなのかを最優先とし、そして典型的でない場合には免疫染色を行う。肺がんにおいては胸水の cell block を作成することも遺伝子変異検索には有用である。腺がんであった場合には、まずは EGFR 遺伝子変異の検索を行い、EGFR 遺伝子変異が陰性であった場合には ALK 遺伝子変異の検索を行う。腺がん以外では EGFR 遺伝子変異の検索の重要性は現時点では高くはない。

■表2 免疫染色および遺伝子検査による判断＊

	肺腺がん	大腸がん	乳がん	甲状腺がん	腎がん
CK7	＋	−	＋	＋	−
CK20	−	＋	−	−	−
TTF-1	＋	−	−	＋	−
SP-A	＋	−	−	−	−
napsin A	＋	−	−	−	＋
CDX2	−	＋	−	−	−
GCDFP-15	−	−	＋	−	−
MBG1	−	−	＋	−	−
thyroglobulin	−	−	−	＋	−
PAX8	−	−	−	＋	＋
EGFR mutation	＋	−	−	−	−

＊あくまで、大まかな傾向であることに注意。転移か否かは免疫組織染色のみでは決めることができない場合も多い。また胃がん、膵がん、胆道がんなどの転移では免疫組織染色での鑑別は難しい。
〔日本肺癌学会：肺癌診療ガイドライン 2015（https://www.haigan.gr.jp/modules/guideline/index.php?content_id=3）より引用〕

■表3 免疫染色と組織型

	腺がん	扁平上皮がん	大細胞がん
PAS	+（粘液）	+（グリコーゲン）	-
Alcian-blue	+	-	-
TTF-1	+	-	-
SP-A	+	-	-
napsin A	+	-	-
p40	-	+	-
CK14	-	+/-	-
CK5/6	-	+	-

- あくまで，大まかな傾向であることに留意。特に生検などの小検体では，扁平上皮がんと他の低分化がんの鑑別が難しいことがある。
- CK5/6 および p40 の免染のみから扁平上皮がんを過剰に診断して，治療の機会を失わせることのないよう，注意が必要である。他の組織・細胞診所見，部位や腫瘍マーカーなどの臨床病理学的情報もあわせ総合的な判断をすることが強く勧められる。

〔日本肺癌学会：肺癌診療ガイドライン 2015（https://www.haigan.gr.jp/modules/guideline/index.php?content_id=3）より引用〕

3 診療ガイドラインの紹介

- 日本肺癌学会：肺癌診療ガイドライン 2015
（https://www.haigan.gr.jp/modules/guideline/index.php?content_id=3）

引用文献

1) Maemondo M, et al：Gefitinib or chemotherapy for non-small-cell lung cancer with mutated EGFR. N Engl J Med, **362**：2380-2388, 2010
2) Kwak EL, et al：Anaplastic lymphoma kinase inhibition in non-small-cell lung cancer. N Engl J Med, **363**：1693-1703, 2010
3) Scagliotti G, et al：The differential efficacy of pemetrexed according to NSCLC histology：a review of two Phase III studies. Oncologist, **14**：253-263, 2009
4) Hainsworth JD, et al：BRIDGE：an open-label phase II trial

evaluating the safety of bevacizumab + carboplatin/paclitaxel as first-line treatment for patients with advanced, previously untreated, squamous non-small cell lung cancer. J Thorac Oncol, **6**：109-114, 2011

(矢野琢也)

2 がん種別の特徴的な所見

B 乳がん

1 身体所見

1 初期

- 乳房腫瘤(しこり),腋下リンパ節の腫瘤,乳房のえくぼ症状,乳房の発赤,乳頭異常分泌,疼痛。

2 進行期

腫瘍が皮膚から露出した場合:皮膚潰瘍,出血,悪臭,疼痛。
遠隔転移を有すると:表1参照。

■ 表1 初再発部位と再発部位による症状[1]

再発部位	初再発部位の頻度(%)	症状
骨	45.38	疼痛,骨折
肺	32.11	呼吸困難,咳嗽
肝	28.62	倦怠感,黄疸,腹水
遠隔リンパ節	12.91	腫瘤
胸膜	8.90	胸水
脳	8.03	頭痛,ふらつき

患側のリンパ浮腫:蜂窩織炎。

2 検査所見

1 腫瘍マーカー

■ **表2 腫瘍マーカーと陽性率**[2]

	原発乳がん（%）	再発乳がん（%）
CEA	12.1	50.0
CA15-3	11.1	42.1
BCA225	11.1	28.9
NCC-ST-439	14.1	39.5

2 病理所見

● **検査採取**
- 組織生検（針生検，吸引式乳房組織生検，切開生検）や手術。

● **検査項目**

核グレード（病理学的悪性度）

- 核の大きさや形をスコア化した核異型度スコア（nuclear atypia）と細胞分裂をスコア化した核分裂像スコア（mitotic count）で評価する。
- 核異型度スコア（1～3点）と核分裂像スコア（1～3点）の合計スコアが，2～3点がGrade 1，4点がGrade 2，5～6点がGrade 3とし，Grade 3のほうが悪性度が高く，予後不良である。
- 組織学的グレードでは，核異型度スコアと核分裂像スコアに加え，腺管形成スコアの合計で評価する。

エストロゲン受容体（ER）

- 核内に存在し，陽性がん細胞の占有率が1%以上であれば内分泌療法の適応となるが，占有率の低い症例（例えば10%未満）にはリスクとベネフィットのバランスに基づき内分泌療法適応の可否を決定する。

プロゲステロン受容体（PgR）

- 核内に存在し，陽性割合が1%以上であれば内分泌療法の適応となる。
- PgRはエストロゲンによりERを介し誘導されるERの標

的遺伝子の1つであり，ER陰性，PgR陽性はアーティファクトの可能性がある。

HER2
- 細胞膜に存在する膜貫通型の蛋白であり，浸潤部分を対象に検査を実施する。
- 蛋白の発現を評価する免疫組織化学法（IHC）で0/1＋は陰性とし，3＋陽性とする。2＋の場合は，遺伝子の増幅を評価する蛍光 in situ ハイブリダイゼーション法（FISH）を実施し，HER2/CEP17比が2.0以上を陽性とする。
- HER2陽性であれば，抗HER2療法の適応となる。

Ki-67
- G0期以外の細胞周期において核に発現し，細胞増殖能を示すとされている。
- Ki-67発現量と予後との相関についてはほぼ確実とされており，高発現の場合は化学療法の適応となる。
- 検査方法に施設間差がありカットオフ値に明確な基準はなく，施設毎に決めることとなっている。2013年のザンクトガレンコンセンサス会議では多くのパネリストが20％以上を高値とすることに賛同している。なお，Ki-67の抗体がMIB-1を使用することが多いため，MIB-1と記載されていることもある。

浸潤径
- 最大浸潤径で評価する。

断端
- 乳房温存手術の病理組織学的な断端検索方法は標準化されていない。そのため，乳房温存手術の病理報告書には断端検索方法，断端からがん巣までの最短距離，断端に最も近いがん巣の種類，がんの組織型と広がり，核異形度，面ほう壊死の有無などを記載すべきとされている。
- 断端陽性の場合は追加切除やブースト照射の適応となる。

組織学的治療効果
- 術前薬物療法の効果判定を完全奏効（Grade 3）と無効（Grade 0）との間が，浸潤がん細胞の変化の程度と変化の面積比により，Grade 1a（軽度の効果），1b（中等度の効果），2a（高

度の効果), 2b (極めて高度な効果) の4段階に分類されている。

その他
- リンパ節転移個数, 乳管内の広がり。

3 診療ガイドラインの紹介

- 日本乳癌学会：科学的根拠に基づく 乳癌診療ガイドライン1 治療編 2015 年版（2 年毎改訂）
- 日本乳癌学会：科学的根拠に基づく 乳癌診療ガイドライン2 疫学・診断編 2015 年版（2 年毎改訂）

引用文献
1) 日本乳癌学会：全国乳癌患者登録調査報告 5 年後予後解析結果 2004 年次症例　改定 1.1 版
2) 塩崎滋弘, 他：乳癌の腫瘍マーカーの臨床的意義—CA15-3, NCC-ST-439, BCA225 および CEA の比較検討—. 日臨外医会誌, **55**：1077-1082, 1994

（宮本康敬）

2 がん種別の特徴的な所見

C 胃がん

1 身体所見

1 初期
- 胃痛,胸焼け,黒い便。

2 進行期
- 胃がんは病状進行すると,①リンパ行性にリンパ節転移,②血行性に肝転移,肺転移,③漿膜浸潤による腹膜播種を来す。
- 特に腹膜播種によって起こる症状として次のものがあり,その対応が必要となる場合がある。

消化管閉塞:間欠的な腹痛,悪心,嘔吐,排ガス・排便の停止。
消化管穿孔:激しい腹痛,発熱。
腹水の貯留:腹部膨満感,食欲不振,悪心。

2 検査所見

1 腫瘍マーカー

■表1 腫瘍マーカーと陽性率[1]

	肝転移(%)	腹膜播種(%)
CEA	38〜65	8〜9
CA19-9	35〜60	7〜9
AFP	8〜15	0〜1
CA125	15	43〜52

■ 表2　再発時の腫瘍マーカーの陽性率[2)]

	術前陽性率（%）	再発時陽性率（%）
CEA	28.3	65.8
CA19-9	29.2	55.0
Either/both	45.0	85.0

2　病理所見

● 検査採取

- 内視鏡生検や手術。胃がんの確定診断には，表3の胃生検組織診断分類（グループ分類）が用いられる。

■ 表3　胃生検組織診断分類

Group 分類	病理診断	検査後の対応
GroupX	生検組織診断ができない不適材料	再生検
Group1	正常組織および非腫瘍性病変	必要に応じて経過観察
Group2	腫瘍（腺種またはがん）か非腫瘍性が判断の困難な病変	再検査や経過観察
Group3	腺腫	経過観察や必要時には内視鏡治療（EMR, ESDなど）を行う
Group4	腫瘍と判定される病変のうち，がんが疑われる病変	再検査や内視鏡治療（EMR, ESDなど）を行い，確定診断を試みる
Group5	がん	胃がんと確定診断され治療法を検討する

● 検査項目

HER2

⇒ 2章 2B 参照。

組織学的治療効果

- 術前治療後の手術症例の主病巣の検索にあたっては，肉眼的に推定される病変部の割面を検索し，少なくとも病変の存在したと考えられる最大割面の標本ならびにがんが残存してい

る可能性が高い切片を作製し，組織学的に評価する（表4）。

■ 表4　組織学的治療効果

Grade 0（無効）	がん組織・がん細胞に治療効果を認めない
Grade 1a（ごく軽度の効果）	「増殖し得る」と判断されるがん細胞が2/3以上を占める場合
Grade 1b（軽度の効果）	「増殖し得る」と判断されるがん細胞が1/3以上2/3未満の場合
Grade 2（かなりの効果）	「増殖し得る」と判断されるがん細胞が1/3未満にすぎず，核の崩壊に傾いたがん細胞で占められる場合
Grade 3（著効）	「増殖し得る」と判断されるがん細胞がまったくみられずに，崩壊に傾いたがん細胞のみで占められるか，がんの痕跡のみをみる場合（代表的切片でGrade3と判断される場合は，追加切片にて検索することが望ましい）

3　診療ガイドラインの紹介

- 日本胃癌学会：胃癌治療ガイドライン 医師用 2014年5月改訂 第4版
- 日本病理学会：胃癌・乳癌HER2病理診断ガイドライン 2015年12月 第1版
- 日本胃癌学会：胃癌取扱い規約 2010年3月 第14版

引用文献

1) 高橋　豊，他：CEAとCA19-9のCombination Assayによる胃癌の術前リンパ節転移の予測に関する検討．外科，**51**：613-616, 1989
2) Yamao T, et al：Tumor marker CEA CA19-9 and CA 125 in monitoring of response to systemic chemotherapy in patients with advanced gastric cancer. Jpn J Clin Oncl, **29**：550-555, 1999

（藤井宏典，飯原大稔）

2 がん種別の特徴的な所見

D 大腸がん

1 身体所見 [1,2]

1 初期
- 早期の段階では無症状であることが多い。
- 進行がんでは,血便,貧血,便通異常,腹痛,腹部腫瘤触知などを呈する。

2 進行期 [1,3]
- 近年,大腸がんの薬物療法は大きく進歩し,進行例でも2年以上の延命および症状緩和が期待できることが多い。
- 遠隔転移は肝臓,肺に多い。
- 肺転移症例では,咳嗽,SpO_2(サチュレーション)低下,呼吸困難感,疼痛を伴うことがある。
- 肝臓転移症例では,倦怠感,黄疸,腹水貯留を伴うことがある。

2 検査所見 [1,2]

1 腫瘍マーカー

■ 表1 腫瘍マーカーと陽性率

腫瘍マーカー	基準値	陽性率(%)
CEA	5.0 ng/mL 以下	25〜70
CA19-9	37.0 U/mL 以下	10〜50

- 腫瘍マーカーはスクリーニングとして推奨されていない。
- 術後患者における再発の発見や化学療法の治療効果判定の一助となる。

D 大腸がん

- 腫瘍マーカー単独によるモニタリングは推奨されていない。
- 治療効果判定はCT, PET-CTなどの画像評価が基本であり, 腫瘍マーカーは臨床的経過観察に用いられる。

2 病理所見

- 身体所見, 検査所見では確定診断に至らない。CT, PET-CTなどの画像評価を得て, 最終的に大腸がんを疑う場合は, 生検により病理学的診断を行う。

● 検査採取
- ポリペクトミー, 内視鏡的粘膜切除術, 内視鏡的粘膜下層剥離術, 外科的切除術。

● 検査項目

組織分類

- 組織型では高分化および中分化腺がんが約9割と大多数を占め, 中分化腺がんが増加傾向。

RAS（KRAS/NRAS）遺伝子変異

- RAS野生型のみが抗EGFR抗体（セツキシマブ, パニツムマブ）の適応となる。
- RAS遺伝子検査ではKRASのエクソン2, 3, 4に加え, さらにNRASのエクソン2, 3, 4の変異も確認される。KRASエクソン2の変異は日本人で約40％, その他の変異はそれぞれ3％程度である。

UGT1A1遺伝子変異[4,5]

- 肝臓のUDPグルクロン酸酵素の1つであり, イリノテカンの活性代謝物（SN-38）の代謝酵素である。
- 日本人における*UGT1A1*6*, *UGT1A1*28*のアレル頻度は13.0〜17.7％, 8.6〜13.0％との報告がある。
- *UGT1A1*6*, *UGT1A1*28*の複合ヘテロ, ホモ接合の場合, Grade 3以上の好中球減少がハイリスクである。ただし, ハイリスク症例に対するイリノテカンの減量基準はないため, 実臨床では1コース目は標準量で投与し, 骨髄抑制に応じて次コース以降に減量を検討する。
- 下痢は本遺伝子変異とは相関しない。
- 外注検査でSRLは所要日数4〜8日となる。

■表 2 *UGT1A1* 遺伝子多型と副作用発現率

遺伝子多型	Grade 3 以上の好中球減少発現率（例数）	Grade 3 の下痢発現率（例数）
*UGT1A1*6* と *UGT1A1*28* をともに持たない	14.3%（3/21）	14.3%（3/21）
*UGT1A1*6* または *UGT1A1*28* をヘテロ接合体として持つ	24.1%（7/29）	6.9%（2/29）
*UGT1A1*6* または *UGT1A1*28* をホモ接合体として持つ, もしくは *UGT1A1*6* と *UGT1A1*28* をヘテロ接合体として持つ	80.0%（4/5）	20.0%（1/5）

〔株式会社ヤクルト：カンプト添付文書より引用〕

3 診療ガイドラインの紹介

- 大腸癌研究会：大腸癌治療ガイドライン 医師用 2014 年版
- NCCN Clinical Practice Guidelines in Oncology (NCCN Guidelines®) Colon/Rectal Cancer (https://www.nccn.org/professionals/physician_gls/f_guidelines.asp)

引用文献

1) 吉村知哲・編：がん専門・認定薬剤師のためのがん必須ポイント第 3 版. じほう, pp17-276, 2016
2) 国立がん研究センター内科レジデント・編：がん診療レジデントマニュアル第 6 版. 医学書院, pp118-136, 2013
3) 大腸癌研究会・編：大腸癌治療ガイドライン 医師用 2014 年版, 金原出版, 2014
4) Saito Y, et al：Genetic polymorphisms and haplotypes of major drug metabolizing enzymes in East Asians and their comparison with other ethnic populations. Curr Pharmacogenomics, **5**：49-78, 2007
5) Satoh T, et al：Genotype-directed, dose-finding study of irinotecan in cancer patients with *UGT1A1*28* and/or *UGT1A1*6* polymorphisms. Cancer Sci, **102**：1868-1873, 2011

（河添　仁）

2 がん種別の特徴的な所見

E 膵がん

1 身体所見

1 初期
- 自覚症状として，膵がんに特徴的な症状はなく，無症状で発見された膵がんが15％程度報告されている。
- 頻度の高い初発症状としては腹痛，黄疸，腰背部痛，体重減少，糖尿病の増悪，食欲不振などが報告されており，疼痛や下痢は食後に起こることがある。

2 進行期
- がん性疼痛，食後の慢性下痢（膵外分泌機能不全），2型糖尿病。

2 検査所見

1 腫瘍マーカー

■ 表1 腫瘍マーカーと検出感度

腫瘍マーカー	検出感度（％）
CA19-9	70〜80
DUPAN-2	50〜60
CEA	30〜60
Span-1	70〜80

2 画像診断
- 膵がんに特異的な腫瘍マーカーや症状はなく，まず膵がんの確定診断を行うためには画像診断が必須である。また，病期の確定など治療方針の決定にも必須の検査である。

- 超音波，CT，MRI 内視鏡的膵胆管造影，超音波内視鏡，血管造影，PET などが使用されている。
- わが国ではほとんどの症例にCTと超音波が実施されている。
- PET は良性・悪性の鑑別に使用され感度が 82～92％ と報告されている。治療開始前のステージングや他の画像診断で増悪や再発の判断が難しい場合の追加検査として有用である。
- 超音波内視鏡は観察のみであれば外来で実施でき，詳細な観察が可能で，病期診断にも有用である。
- 低頻度であるが腺がん以外の膵がんが存在するため，治療開始前の組織学的診断が望ましいとされている。確定診断のためには，経皮的または超音波内視鏡下での膵腫瘍生検もしくは細胞診，または内視鏡的膵胆管造影を用いた膵液細胞診が望ましい。

3 診療ガイドラインの紹介

- 日本膵臓学会：科学的根拠に基づく膵癌診療ガイドライン 2013（一部再改訂版 2015 年 5 月 7 日）

参考文献
- 日本膵臓学会：膵癌登録報告 2007. 膵臓，**22**：e1-e427, 2007
- 日本膵臓学会・編：科学的根拠に基づく膵癌診療ガイドライン 2013（一部再改訂版 2015/5/7）
- 日本臨床腫瘍学会・編：新臨床腫瘍学改訂第 4 版．南江堂，2015

〔和田　敦〕

2 がん種別の特徴的な所見

F 卵巣がん

1 身体所見

1 初期
- 初期は無症状だが,進行するにつれて腹部に疼痛,膨隆,圧迫感が生じる。
- 閉経後の不正出血,透明か白色,血の混じった多めの帯下,下腹部のしこり,尿意切迫など軽微な症状が多い。

2 進行期
- 進行がんでは,腹膜播種による疼痛および腹水,腹部膨満感や便秘,胸水による呼吸困難感を呈する。

静脈血栓塞栓症:他のがんに比して発症リスクが高く,下肢や骨盤内の深部静脈血栓症や肺梗塞症,脳梗塞(Trousseau症候群)などを生じやすい。

腸閉塞:腫瘍の増大や腹膜播種病変の浸潤・圧排,腸管の癒着によって,卵巣がん患者の5〜42%に症状を認める[1]。

腹水貯留:腹膜播種やがん性腹膜炎による大量の腹水を生じやすい。

水腎症:腫瘍の浸潤や圧排により尿管が狭窄され,尿路の通過障害を来しやすい。

胸水貯留:進行がんでは遠隔転移により悪性胸水を生じる。

- 上記の症状のスクリーニングとして,腹痛,腰痛,下肢痛,悪心・嘔吐,便秘,腹部膨満感,腹部のしこり,息切れ,下肢浮腫,体重増加,尿量低下などの有無と程度を毎回確認する。

2 検査所見

1 腫瘍マーカー

■ 表1 腫瘍マーカーと陽性率[1]

腫瘍マーカー	基準値	陽性率（%）
CA125	0〜35 U/mL	80〜85

- 再発卵巣がんでは，理学所見や画像所見が出現する3〜5カ月前から上昇する。
- 再発スクリーニングの際は，感度は低いが，陽性反応的中率が非常に高いという特徴があるため，陽性反応時は再発である可能性が高いが，単回の測定では偽陰性を否定できない。絶対値ではなく，正常範囲内であっても経時的な変化で早期診断しようとする試みもある。
- 陽性である場合の絶対値は予後と相関しない。
- CA125が正常上限の2倍を超過した時点で再発治療を開始する群（早期治療群）と，臨床症状の出現が伴ってから治療開始する群（待機治療群）でのランダム化比較試験（MRC OV5/EORTC55955試験）では，主要評価項目である全生存期間（over all survival：OS）において，早期治療群の生存期間中央値（median survival time：MST）は25.7カ月，待機治療群のMSTが27.1カ月で両群間での有意差を認めなかった。そればかりか，早期治療群は長期間の化学療法が施行されたことを受けて，待機治療群に比して有意なQOLの低下を示した[2]。CA125上昇のみに基づく早期の再発治療開始は，必ずしも奨められない。

2 病理所見 [1,3]

わが国の組織型別発生頻度は，漿液性腺がん（serous adenocarcinoma）36%，粘液性腺がん（mucinous adenocarcinoma）11%，類内膜腺がん（endometrioid adenocarcinoma）17%，明細胞腺がん（clear cell adenocarcinoma）24%である。

● 漿液性腺がん
- high-Grade と low-Grade に分けられる。
- high-grade serous adenocarcinoma が大半を占め，進行例が多く，抗がん薬感受性が高いが，low-grade serous adenocarcinoma は抗がん薬感受性が低い。

● 粘液性腺がん
- 片側性で 10 cm 以上に成長しやすい。
- 進行例は少ないが，KRAS 変異が高頻度にみられ予後不良である。

● 類内膜腺がん
- 子宮内膜症に関連する腫瘍で，子宮体部内膜型腺がんとまったく同一の特徴を有する。
- 約 25％で子宮体部内膜がんを合併するが，転移ではなく独立した同時発生の腫瘍といわれている。
- 進行例は少なく，予後は比較的良好である。

● 明細胞腺がん
- 子宮内膜症に関連する腫瘍で，約半数で内膜症を合併している。
- 進行例は少ないが，抗がん薬感受性が低く，予後は不良である。

3 その他

- BRCA1/2 遺伝子に変異を認める女性は，遺伝性乳がん卵巣がん（hereditary breast and ovarian cancer：HBOC）を発症するリスクが高い。卵巣がんに関しては，BRCA1 変異による発症危険率がより高い。
- リスク低減卵巣卵管切除術（risk-reducing salpingo-oophorectomy：RRSO）によって，卵巣がん発症リスクを低減し，全死亡率を低下させることが示されている。
- NCCN ガイドライン 2016 年版では「35〜40 歳で出産が終了した BRCA 遺伝子変異を有する女性」には RRSO の実施を推奨している。

3 診療ガイドラインの紹介

- 日本婦人科腫瘍学会:卵巣がん治療ガイドライン 2015 年版
- NCCN:NCCN Guidelines® Ovarian Cancer Including Fallopian Tube Cancer and Primary Peritoneal Cancer (http://www.nccn.org/professionals/physician_gls/pdf/ovarian.pdf)
- NCI:Ovarian, Fallopian Tube, and Primary Peritoneal Cancer-Health Professional Version (http://www.cancer.gov/types/ovarian/hp)

引用文献

1) 日本婦人科腫瘍学会・編:卵巣がん治療ガイドライン 2015 年版. 金原出版, 2015
2) Rustin GJ, et al:Early versus delayed treatment of relapsed ovarian cancer (MRC OV05/EORTC 55955) a randomized trial. Lancet, **376**:1155-1163, 2010
3) 井上正樹:症例から学ぶ婦人科腫瘍学入門. 永井書店, 2006

(今村牧夫)

② がん種別の特徴的な所見

G 腎がん

1 身体所見

1 初期
- 古典的三徴といわれる，腹部腫瘤，腹痛，血尿をすべて認める症例は 10% 程度である。
- 早期の腎がんは無症状であり，他の疾患の精密検査（腹部 CT や超音波検査）で偶然に発見される症例が 70% 以上である。

2 進行期
全身症状：腹部腫瘤，腹痛，血尿，食欲不振，急激な体重減少，全身倦怠感。
局所浸潤：精索静脈瘤，両下肢浮腫，腎不全。
転移：咳，骨痛。

- 腫瘍の増大に伴い，上記の三徴や食欲不振，急激な体重減少，全身倦怠感などの症状が出現する。
- 腎静脈や下大静脈内への進展に伴う腫瘍栓の形成により静脈還流障害を来し，精索静脈瘤（陰嚢内の静脈の怒張など），両下肢浮腫が出現することがある。
- 合併症として，発熱，高 Ca 血症，赤血球増多症，肝障害などの腫瘍随伴症状を来すことがある。
- 主な転移部位は，肺，骨，脳，肝臓であり，転移に伴う持続する咳や骨痛を認めることがある。

2 検査所見

1 腫瘍マーカー
- 特異的な腫瘍マーカーはない。
- LDH 上昇，血清 Ca 上昇，血小板増多，貧血，CRP 陽性など全身性の炎症所見を示す場合は予後不良とされる[1,2]。

2 病理所見
- 主に近位尿細管から発生する。
- 組織型は，淡明細胞がんが約 80％，乳頭状細胞がんが約 10％，嫌色素性がんが約 5％である。
- 乳頭状細胞がんは予後の良いタイプ I と予後の悪いタイプ II に分類される。
- まれな組織型として集合管がんがあり，予後不良である。
- すべての組織型で肉腫様変化を来すことがあり，進展により予後不良となる。

3 その他
- 診断は主に CT による画像診断による。
- 転移を認めない腎限局例では原則として針生検は行わない。
- 転移を有する症例では，薬物療法における薬剤選択に病理所見が必要となるため，針生検を行うことがある。
- 淡明細胞がんでは von Hippel-Lindau (*VHL*) 遺伝子の異常を認めることが多い。
- 薬物療法に関するエビデンスの多くは淡明細胞がんについてのものである。
- Motzer ら[3]は，転移進行性腎がんにおいて5つの予後予測因子を組み合わせた MSKCC (memorial sloan kettering cancer center) のリスク分類を提唱し，それぞれのリスクカテゴリーにおける生存期間の中央値を算出している(**表1**)。

■ 表1-1　MSKCCのリスク分類―予後予測因子

① Karnofsky PS＜80％
② LDH≧正常上限値の1.5倍
③ 補正Ca値≧10 mg/dL
④ Hb＜正常下限値
⑤ 診断から治療開始まで1年未満

■ 表1-2　MSKCCのリスク分類―リスク分類

リスクカテゴリー	予後予測因子数（個）
Favorable	0
Intermediate	1〜2
Poor	3以上

■ 表1-3　MSKCCのリスク分類―リスク分類別生存期間（中央値）

リスクカテゴリー	MSKCC（カ月）	（参考）日本（カ月）[1]
Favorable	30	55
Intermediate	14	30
Poor	5	10

わが国においては原発巣摘除，転移巣切除症例が多いことなどから，米国の結果よりも長期の生存期間が期待できるとされている[1]。

3　診療ガイドラインの紹介

- 日本泌尿器科学会：腎癌診療ガイドライン2011年版 第2版
- NCCN Clinical Practice Guidelines in Oncology (http://www.nccn.org/)
- ESMO Clinical Practice Guidelines (http://www.esmo.org/)

引用文献

1) Naito S, et al：Prognosis of Japanese metastatic renal cell carcinoma patients in the cytokine era：a cooperative group report of 1463 patients. Eur Urol, **57**(2)：317-325, 2010
2) Motzer RJ, et al：Prognostic factors for survival of patients

with stage IV renal cell carcinoma : memorial sloan-kettering cancer center experience. Clin Cancer Res, **10**(18 Pt 2) : 6302S-6303S, 2004
3) Motzer RJ, et al : Interferon-alfa as a comparative treatment for clinical trials of new therapies against advanced renal cell carcinoma. J Clin Oncol, **20**(1) : 289-296, 2002

(玉木宏樹)

② がん種別の特徴的な所見

H 前立腺がん

1 身体所見

1 初期
- 早期の前立腺がんは無症状であり,検診時の前立腺特異抗原（prostate specific antigen：PSA）測定などで発見されることが多い。

2 進行期
局所浸潤：排尿障害,排尿痛,血尿,腎後性腎不全,両側水腎症。
骨転移：骨痛（腰痛,坐骨部痛など）,骨折,脊髄麻痺。

- 他の悪性腫瘍と比較すると進行が緩徐であり,進行例でも比較的予後がよい。
- 腫瘍の増大により前立腺内の尿道が圧迫されるため,排尿困難,残尿増加,膀胱刺激などの下部尿路症状が生じる。
- 血尿や尿路感染を伴うことがある。
- リンパ節転移により下肢の浮腫が出現することがある。
- 骨転移により腰痛や坐骨部痛などの骨痛や歩行障害などが出現することがある。

2 検査所見

1 腫瘍マーカー
● 前立腺特異抗原（PSA）
- PSA は前立腺上皮細胞より分泌される前立腺に特異的なプロテアーゼであり,前立腺がんや前立腺炎などによる組織のダメージにより血中へ逸脱し高値を示す。

- PSAの正常域は一般的に4.0 ng/mL以下とされているが,それ以下でも20%程度の前立腺がんが存在するとされている。
- PSAの基準値を4.0 ng/mLとした場合,感度は約20〜45%,特異度は85〜90%である[1,2]。
- PSA値は加齢により上昇するため,検診では年齢階層別PSA基準値による評価が推奨されている(表1)[3]。

■ 表1　年齢階層別PSA基準値

年齢	PSA(ng/mL)
50〜64歳	0〜3.0
65〜69歳	0〜3.5
70歳以上	0〜4.0

- 前立腺生検における陽性率は,PSA値が4.0〜10 ng/mLで25〜30%,10 ng/mL以上で50〜80%である[4]。
- PSA値が10 ng/mL以上であれば生検が推奨され,4.0〜10 ng/mLであれば直腸診やMRIなどから生検の必要性を検討する。
- PSA値は前立腺肥大,前立腺炎,尿路感染などでも上昇する。
- 前立腺肥大症治療薬であるクロルマジノン酢酸塩[5]やデュタステリド[6]などの服用により,PSA値が平均で約50%低下することが報告されており,評価に注意を要する。
- PSA値は術後追加治療の必要性や術後再発を評価するためにも使用される。
- 一般的に術後PSA値が0.2 ng/mL以下にならない場合,放射線治療や内分泌療法などの追加治療が考慮される。
- 術後再発の指標の1つとしてPSA倍加時間(PSA doubling time:PSADT)が重要視されている。
- 内分泌療法後の再燃や去勢抵抗性前立腺がんにおける化学療法の反応性を評価する指標としても用いられる。

2 病理所見

- PSA値や直腸診などにより前立腺がんを疑う場合は、系統的生検により病理学的診断を行う。
- 超音波ガイド下での10～12カ所の多部位生検が標準的である。
- 病理学的診断においては、Gleason scoreを用いた悪性度の評価を行う（表2）。
- 浸潤形式や構造異型により前立腺がんの形態をGleason pattern 1～5に分類し、最も多くの面積を占めるpattern（優性病変）と次に多く占めるpattern（随伴病変）を合計した値がGleason scoreとなる。

■ 表2 Gleason scoreを用いた分化度分類と悪性度の評価

Gleason score	分化度	悪性度
2～4	高分化	より低悪性度
5～7	中分化	
8～10	低分化	より高悪性度

分化度が低いほど浸潤、転移を起こしやすいとされる。

3 診療ガイドラインの紹介

- 日本泌尿器科学会：前立腺癌診療ガイドライン2012年版
- NCCN Clinical Practice Guidelines in Oncology (http://www.nccn.org/)

引用文献

1) Thompson IM, et al：Operating characteristics of prostate-specific antigen in men with an initial PSA level of 3.0 ng/ml or lower. JAMA, **294**(1)：66-70, 2005
2) Holmström B, et al：Prostate specific antigen for early detection of prostate cancer：longitudinal study. BMJ, **339**：b3537, 2009
3) 日本泌尿器科学会・編：前立腺癌診療ガイドライン2012年版. 金原出版, 2012

4) Haas GP, et al : The state of prostate cancer screening in the United States. Eur Urol, **23**(3) : 337-347, 1993
5) Fujimoto K, et al : Prostate-specific antigen changes as a result of chlormadinone acetate administration to patients with benign prostatic hyperplasia : a retrospective multi-institutional study. Int J Urol, **13**(5) : 543-549, 2006
6) Marks LS, et al : The interpretation of serum prostate specific antigen in men receiving 5alpha-reductase inhibitors : a review and clinical recommendations. J Urol, **176**(3) : 868-874, 2006

〔玉木宏樹〕

② がん種別の特徴的な所見

I 悪性リンパ腫

1 身体所見

1 初期
- 首・わき腹・太ももの付け根のリンパ節の腫れ，発熱が1週間以上続く，寝汗をかく，皮膚の痒み，体重減少。

2 進行期
- 悪性リンパ腫の病状進行により，①日和見感染症，②臓器症状が出現してくる。正常リンパ球の減少や機能異常に伴う免疫力低下を来した患者は，サイトメガロウイルス，ニューモシスチス，抗酸菌，真菌など，病原性の弱い微生物でも感染症を発症しうる。B細胞性リンパ腫に対しリツキサンを投与された患者では，正常B細胞も抑制され抗体産生能が低下するため，ウイルスの再活性化などのリスクが増加する。
- 発熱（腫瘍熱），体重減少などの全身症状を契機にリンパ腫の再燃・病勢悪化に気づかれることもある。加えて，リンパ腫病変の存在部位により種々の臓器症状を呈してくる。例えば，腎門部腫瘤で水腎症を併発すれば血清クレアチニン値が上昇し，肝臓へ浸潤すればビリルビンや肝酵素（AST/ALT）が上昇し，腸管を巻き込むような腹腔内病変では，腹痛，便秘，イレウス，消化管出血などの症状がみられる。
- T細胞性腫瘍では，紅斑・丘疹・皮下腫瘤などの多彩な皮膚病変がみられることも少なくない。中枢神経系への浸潤を来すリンパ腫（中枢神経系原発悪性リンパ腫や精巣リンパ腫など）では，頭痛・悪心・嘔吐などの頭蓋内圧亢進症状の他，痙攣発作や視力障害を認めることがある。

2 検査所見

1 検体検査

- リンパ腫細胞の骨髄浸潤がある場合や,血球貪食症候群(lymphoma-associated hemophagocytic syndrome:LAHS)を合併している場合には汎血球減少がみられる。
- 悪性リンパ腫の病勢を反映する代表的な血清マーカーとして乳酸脱水素酵素(LDH)や可溶性 IL-2 受容体,β_2 マイクログロブリンが知られている。

● 乳酸脱水素酵素(LDH)

- 全身臓器に含まれており,肝障害・心筋梗塞などの組織障害に伴い上昇するため疾患特異性はないものの,悪性リンパ腫の病勢とよく相関し international prognostic index(IPI)では予後予測因子の 1 つである。

● 可溶性 IL-2 受容体

- 一般に T 細胞性腫瘍でより高値となるが,B 細胞性腫瘍でも上昇する。悪性リンパ腫の腫瘍マーカーとして汎用されている。

● β_2 マイクログロブリン

- 悪性リンパ腫全般で増加する。特に,濾胞性リンパ腫(follicular lymphoma:FL)では新規予後予測モデル(FL-IPI2)に用いられている。

● 尿酸・電解質

- 全身の細胞に含まれているが,リンパ腫においては腫瘍量を反映する数値の 1 つである。
- 高腫瘍量の患者では初回化学療法時に,急激なリンパ腫細胞の破壊による腫瘍崩壊症候群を併発することがある。
- 大量補液とフェブキソスタットなどで高尿酸血症の発症を予防し,尿酸値をリン値,Ca 値とともにモニタリングする。
- 低 Ca 血症,高リン血症を認めている場合は,電解質補正を医師に提案する。

● ヘモグロビン(Hb)

- FL(<12 g/dL)や進行期ホジキンリンパ腫(<10.5 g/dL)の予後不良因子の 1 つとなる。

赤沈

- 限局期ホジキンリンパ腫で予後因子として位置づけられ，B症状ありの場合では 30 mm/hr 以上，なしの場合では 50 mm/hr 以上の亢進を認めると予後不良とされる。

フローサイトメトリー

B 細胞マーカー：CD5，CD10，CD19，CD20，CD22，CD23，細胞表面免疫グロブリン（sSIg）など。

T/NK 細胞マーカー：CD2，CD3，CD4，CD5，CD7，CD8，CD25，CD30，CD56 など。

2　画像検査

- 悪性リンパ腫の病変では，一般的に正常組織に比べて糖代謝が更新していることを反映して，PET-CT が広く用いられている。

3　病理検査

- 悪性リンパ腫の確定診断には生検による病理組織検査が必須であり，治療前に PET-CT での集積などを参考に適切な病変から生検を行う。開放生検が困難な場合を除いて，針生検のみの病理組織検査は診断には不十分である。

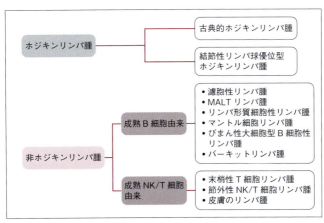

図1　悪性リンパ腫の病型分類
〔日本血液学会：造血器腫瘍ガイドライン 2013 年版を基に作成〕

- 非ホジキンリンパ腫では,病理組織所見に基づく病型分類のほかに,病状の進行速度により悪性度分類がなされる。これらの分類は,治療方針決定のうえで非常に重要である。

■ 表1 非ホジキンリンパ腫の臨床分類

悪性度による分類	非ホジキンリンパ腫の種類(病型)
低悪性度:インドレントリンパ腫 (年単位で進行)	・濾胞性リンパ腫(Grade1・2) ・MALTリンパ腫 ・リンパ形質細胞性リンパ腫 ・菌状息肉症(皮膚のリンパ腫) ・セザリー症候群(皮膚のリンパ腫)など
中悪性度:アグレッシブリンパ腫 (月単位で進行)	・濾胞性リンパ腫(Grade3) ・マントル細胞リンパ腫 ・びまん性大細胞型B細胞性リンパ腫 ・末梢性T細胞リンパ腫 ・節外性NK/T細胞リンパ腫,鼻型など
高悪性度:高度アグレッシブリンパ腫 高悪性度:アグレッシブリンパ腫 (週単位で進行)高悪性度:アグレッシブリンパ腫	・バーキットリンパ腫など

3 診療ガイドラインの紹介

- 日本血液学会:造血器腫瘍診療ガイドライン 2013年版
- 日本造血細胞移植学会ガイドライン委員会:造血細胞移植学会ガイドライン第1-3巻

引用文献

1) 日本血液学会・編:造血器腫瘍診療ガイドライン 2013年版. 2013 (http://www.jshem.or.jp/gui-hemali/table.html)
2) 日本造血細胞移植学会ガイドライン委員会・編:造血細胞移植学会ガイドライン第1-3巻. 2014
3) 日本血液学会・編:血液専門医テキスト. 南江堂, 2011

(内田まやこ)

3 検査所見

A 有害事象のスクリーニングに役立つ検査値

1 全血算（CBC）

- 白血球，赤血球，血小板のうちどれが一番異常値となっているかを確認する。
- 以前の採血があれば，血算の変化を確認する。
- ヘモグロビン（Hb）が低下している場合には平均赤血球容積（mean corpuscular volume：MCV）を確認し，正球性か小球性か大球性かを判断する。骨髄での赤芽球の産生能の指標になる網赤血球数（Ret）を確認して増加していれば，まず急性出血や溶血といった病態を疑う。
- 白血球が低下している場合には，白血球分画の中のどれが増加・減少しているかを確認する。
- 桿状核球や分葉核球は絶対的に増加するが，単球は相対的に減少し，リンパ球は相対的・絶対的に減少する。
- 血小板の減少を来す機序は，①骨髄での産生低下，②末梢での破壊亢進，③脾臓での貯蔵の3つである。
- 既往歴や身体所見，その他の検査の所見と総合して考える（例：脱水があり，補液を行った後では希釈によるHb低下などがよく見受けられる）。
- 二系統以上の血球減少が認められた場合には，専門医への相談が必要であり，骨髄検査を検討する。

2 白血球分画

- 白血球の主な働きは，細菌やウイルスなど異物に対する生体防御である。
- 白血球数は変動要因が非常に多く，食事などによっても上昇

する。歩行後に採血した場合などは立位採血に比べて高値となることがある。

1 好中球（Neutro）
● **基準値**[1]　男性：41.2〜74.7％　女性：38.3〜71.1％
- 好中球は，アメーバのような遊走能と，細菌などの異物を取り込む貪食能，取り込んだ異物を殺菌する殺菌能があり，これらの働きによって異物を体内に取り込んで処理する。
- 相対比率だけでは病態を正確に把握できないこともあるため，絶対数も参考に評価する。

2 リンパ球（Lympho）
● **基準値**[1]　男性：21.2〜51.0％　女性：21.3〜50.2％
- リンパ球には大きく分けて，B細胞とT細胞の2種類がある。
- リンパ球は，骨髄で未熟な状態で産生され，T細胞は胸腺で，B細胞は骨髄で成熟する。B細胞は抗体産生といった体液性免疫に，T細胞は直接ウイルスといった異物と戦う細胞性免疫に関与している。

3 好酸球（Eosino）
● **基準値**[1]　男性：0.2〜8.4％　女性：0.2〜7.3％
- 好中球のように動き，好中球よりも働きは劣るが体内に取り込んで異物を殺菌する。
- 寄生虫を殺傷するという好酸球特有の働きもある。

4 好塩基球（Baso）
● **基準値**[1]　男性：0.2〜1.8％　女性：0.2〜2.0％
- 好塩基球はヒスタミンやヘパリンを有し，アレルギー反応に関与する。

5 単球（Mono）
● **基準値**[1]　男性：3.1〜8.0％　女性：2.7〜7.6％
- 単球は好中球とほぼ同じ作用を持ち，網内系組織の主な細胞として老化した血球を分解・殺菌し，異物を取り込んだ際，

6 好中球の核の左方移動

細菌感染などが生じた場合には,直後であれば感染巣に集まるため,見かけ上白血球数は減少する。感染の1~2時間後には,貯蔵されている好中球を放出する。この時点では骨髄は未反応である。感染から12~24時間が経過すると,骨髄の貯蔵成熟好中球が足りなくなってくるために未熟な好中球も血中に動員される。

好中球には桿状核球と分葉核球の2種類が存在し,成熟につれて桿状核球から分葉核球となる。通常の末梢血中は成熟した分葉核球が多く存在しているが,感染症といった非常事態にはまだ成熟していない桿状核球も動員されるために,末梢血の桿状核球の割合が増える。本来であれば,桿状核球(1~7%)<分葉核球(34~70%)という割合であるが,感染などにより桿状核球>分葉核球という割合に変化することを「核の左方移動」といい,感染症などの好中球が増加している病態が疑われる。ただし,細菌性髄膜炎や膿瘍であれば,左方移動を伴わないことが多い。また,薬剤性の無顆粒球では,感染ではないが左方移動を呈する。左方移動の標準的な定義としては,桿状核球が700/μL以上(桿状核球症)となっている。

7 各分画が異常値となる病態

多くの医療者は,好中球の上昇は感染症,好酸球の上昇はアレルギー,単球の上昇は骨髄抑制からの回復を示唆することを知っているが,各分画が異常値となる病態を表1に示す。

■ 表1 各分画が異常値となる病態

	高値	低値
好中球	感染症:細菌感染,肺炎など 血液疾患・悪性腫瘍:多血症,白血病など 組織の損傷:心筋梗塞,肺梗塞,やけどなど ストレス:不安や興奮,寒冷,疼痛など	感染症:細菌による重症感染症,ウイルス感染症(麻疹・風疹など) 血液疾患:再生不良性貧血,巨赤芽球性貧血など

	高値	低値
好中球	その他：急性出血，骨折，腎不全など	脾機能亢進症：肝硬変，バンチ症候群など その他：放射線照射後など
リンパ球	感染症：ウイルス感染（伝染性単核球症など），百日咳など 血液疾患：白血病，再生不良性貧血など その他：甲状腺機能亢進症など	感染症：結核，HIV など 血液疾患：悪性リンパ腫など 膠原病：全身性エリテマトーデスなど
好酸球	感染症：寄生虫感染，猩紅熱，結核など アレルギー性疾患：蕁麻疹，気管支喘息，薬剤アレルギーなど 血液疾患：白血病，悪性リンパ腫など 膠原病：皮膚筋炎，ベーチェット病など その他：甲状腺機能亢進症など	
好塩基球	血液疾患：白血病，多血症など その他：粘液水腫，結核など	
単球	感染症：結核，梅毒など 血液疾患：単球性白血病，多血症，悪性リンパ腫など 膠原病：全身性エリテマトーデスなど	

3 網赤血球数

● **基準値**[1]　男性：0.67〜1.92%　女性：0.59〜2.07%

- 成熟赤血球になる1段階手前の幼若な網赤血球数を調べることで，骨髄における赤血球造血能を末梢血の採血により間接的に知ることができる。
- 溶血性貧血や続発性貧血といった造血段階での異常以外の貧血において，骨髄での赤血球造血が亢進することで高値となる。

- 骨髄異型性症候群や白血病，再生不良性貧血では骨髄での造血能力が低下して低値となる。
- 相対比率だけでは病態を正確に把握できないこともあるため，絶対数も参考に評価する。

4 アスパラギン酸アミノ基転移酵素（AST）・アラニンアミノ基転移酵素（ALT）

● **基準値**[2]　AST（GOT）：13～30 U/L
　　　　　　ALT（GPT）：男性：10～42 U/L　女性：7～23 U/L

- AST と ALT はこれらの酵素を含有する他の臓器や細胞の障害によっても上昇しうるため，必ずしも肝機能を反映しない。特に AST は肝臓以外の障害でも上昇しうる。
- ALT は AST よりは比較的，肝臓に特異的な酵素である。
- AST＞ALT での上昇の場合には，同時に乳酸脱水素酵素（LDH）やクレアチンホスホキナーゼ（CPK）の上昇がないかどうかを調べ，肝臓以外の臓器障害がないかを確認する。
- 100 以下の軽度な上昇であっても重要な病態が隠れていることもある。
- まずは AST/ALT 比を確認する。肝細胞障害によりどちらも血中に逸脱するが，急性期では AST がやや優位に増加するため，AST/ALT 比は 1～2 程度の値となる。
- 半減期は ALT（約 2 日）＞AST（約半日）で 4 倍程度長く，肝障害が長期にわたると相対的には ALT が高値となり，AST/ALT 比は低くなる。
- アルコール性肝障害では ALT 活性が低下して AST が優位に上昇するため，AST/ALT 比は高くなる（＞2）。この際，γ-グルタミルトランスペプチダーゼ（γ-GTP）の上昇を伴うことが多く，禁酒により改善する。
- 非アルコール性脂肪肝では，AST/ALT 比は低くなることのほうが多い。
- 慢性的に肝機能が低下し，その時点での肝細胞障害が軽度であれば，AST や ALT は低値であっても肝機能は重度に障害されている場合も多い。この際には，アルブミン（Alb）

やコリンエステラーゼ（ChE），プロトロンビン時間（PT），血小板（Plt），アンモニア，コレステロール，遊離アミノ酸などの数値も参考にする。
- 肝障害を起こしやすい薬剤として，アセトアミノフェン，H_2ブロッカー，プロトンポンプ阻害薬，抗菌薬，抗血小板薬，漢方薬などの服用歴をチェックする。
- LDH/AST比を調べることで，有用な情報が得られることが多い。

高値（25以上）の場合：溶血性疾患や悪性腫瘍が強く疑われる。

中等度（10～25）の場合：感染症や肝臓以外の実質臓器の損傷が疑われる。ただし，中等度の場合には悪性腫瘍や肝疾患が否定されるわけではないので見落としには注意する。

低値（10以下）の場合：肝疾患が強く疑われる。サイトメガロウイルスやEBウイルス感染症による急性肝障害では，LDH/AST比は低値を示すことが多いが，その際LDHもASTもともに著しい上昇を示すことが多い。心筋梗塞発症後には，半日～24時間程度でLDHは上昇しはじめ，30～60時間でピークに達する。

● ASTとALTが異常値であるときの考え方

AST，ALTともに500以上の場合：急性肝炎で初期にはAST優位で1,000を超えることもあるが，回復してくるとALT優位に変わり，治癒すると再びAST優位に変化する。うっ血性心不全では，うっ血肝のため上昇する。

AST，ALTともに100～500程度の場合：明らかな黄疸は伴わない軽症の急性肝細胞壊死，または重症の急性肝細胞壊死のごく初期もしくは回復期。慢性活動性肝炎（ALT＞AST），肝がん，肝硬変，閉塞性黄疸，肝膿瘍，胆道系疾患など。胆石発作では500以上に上昇することもある。

ALTは100以下と軽度上昇であるが，ASTのみ100～500に上昇している場合：臨床上で最もよくみるのは溶血性貧血時である。心筋梗塞や皮膚筋炎のような筋肉障害時の場合や慢性肝障害でもこういった状況となることもある。

AST，ALTともに100以下の場合：これから上昇する初期状態もしくは肝炎の回復期など。飲酒や激しい運動でも一過性に

軽度上昇を認めることがある。軽度上昇の鑑別はとても難しい。

5 アルカリホスファターゼ（ALP）

● **基準値**[2]　106〜322 U/L

- ALPはリン酸モノエステルをアルカリ環境下で加水分解する酵素であり，通常は細胞膜に結合しているがその一部が血中に出現しているものを血清ALP活性値としてさまざまな病態のスクリーニングに利用している。
- ASTやALTのような逸脱酵素ではなく，その臓器由来の細胞が破壊されることで血中に検出されるようになる。破壊のみならず再生も反映するため，単に臓器障害のみを示唆しているものではない。
- 数値をそのまま解釈せず，生理的変動要因である年齢や高脂肪食などの食事，血液型，妊娠などの影響を考慮しなければならない。
- γ-GTPや総ビリルビン（T-Bil）と同時に上昇している場合には，胆汁うっ滞を疑う。閉塞性黄疸か肝内胆汁うっ滞かの鑑別は，臨床症状の有無や薬剤内服歴などが必要となる。
- 肝臓に限局する占拠性疾患がある場合には，ALPとT-Bilが乖離する。胆管閉塞が部分的であることから，ALPもBilも類洞内に逆流はするもののBilは正常な肝細胞に摂取されて胆汁中に排泄されることにより血中では上昇しないが，ALPは上昇することによる。
- 肝硬変では，ALP2やALP5のクリアランス低下により上昇を認めることもある。
- 1,000 U/L以上の異常高値を認める場合には，病歴や画像診断によって比較的迅速に診断できることも多いが，1,000 U/L以下の中等症まででかつ臨床症状が曖昧な場合には原因がなかなか確定しないことも多い。
- ALPが高値となる要因の1つとして，主に抗菌薬と解熱鎮痛薬による薬剤性肝障害があることを知っておきたい。
- ALPは全身の臓器に分布しているが，肝臓（肝毛細胆管）

や骨(骨芽細胞),腎近位尿細管,小腸粘膜(小腸上皮),そして胎盤に多く含まれており,アイソザイムを調べることでどの臓器由来かを推定することが可能である。
- ALPのアイソザイムはALP1からALP6までの6種類を文画することができる。

ALP1：肝臓由来の高分子であり,胆管内圧が上昇することで胆汁が類洞に逆流した際に上昇する。

ALP2：肝臓由来で,通常成人において血清ALPの中で最も多いアイソザイムである。肝臓や胆道疾患で上昇する。

ALP3：骨芽細胞由来で,健常人においても出現する。骨形成性疾患(骨肉腫,骨折,副甲状腺機能亢進症,悪性疾患の骨転移)や甲状腺機能亢進症などで上昇する。

ALP4：胎盤由来で主に妊娠後期にエストロゲン分泌亢進により大量に産生される。

ALP5：小腸由来でALP5の上昇を認める家族性高ALP血症の報告もある。

ALP6：免疫グロブリンと結合したもので,潰瘍性大腸炎の10〜20％で出現する。

6 乳酸脱水素酵素（LDH）

● **基準値**[2]　124〜222 U/L

- LDHの上昇は,必ずしも異常所見を示唆するものばかりではない。検診などで高値であっても,免疫グロブリンと結合した高乳酸デヒドロゲナーゼ血症の見かけ上の高値であることを知っておく必要がある。LDHは高値であるが,要因が不明である場合には,アイソザイムパターンを解析することで損傷臓器や組織を推定できる場合がある。
- LDHは心筋型（H型）と骨格筋型（M型）の2種類のサブユニットからなる4量体で,5種類のアイソザイムがある。
- LDHは解糖系サイクルの最終段階で,乳酸とピルビン酸の相互変換を触媒する酵素である。
- 全身のどの臓器にも存在していることから,がんの進行などに伴いどこの臓器が障害を受けても細胞崩壊のレベルに応じ

A　有害事象のスクリーニングに役立つ検査値

た上昇を示す。それ故に，臓器障害のマーカーとして有用性が高い。
- どの臓器にも分布しているということは，特異性は低いともいえる。
- 悪性腫瘍において上昇するのは，嫌気性解糖が主体になることに起因する。腫瘍随伴症状としての倦怠感や体重減少，食欲不振，発熱といった臨床症状がないかどうかを確認する。
- LDHの含有割合が高い臓器（骨格筋や肝臓）では，細胞崩壊によるLDH上昇は反映されやすい。原発巣はそれほど大きくなく肝転移や小さな臓器転移があるような症例において，LDHが急激に上昇している場合には肝転移が増大していることなどが示唆される。ただし，赤血球の崩壊も血清中であることから鋭敏に血清に反映する。これらのほかにも膠原病やウイルス感染症によっても上昇するため，LDH単独ではなく他の関連する酵素などと総合的に評価することが必要になる。例えば，肝臓に由来する場合にはASTやALTの上昇を伴い，筋肉に由来する場合にはCPKの上昇を，各種の貧血では溶血によるHb尿や骨格筋壊死によるミオグロビン尿といった尿検査も併せて確認したい。

7　γ-グルタミルトランスペプチダーゼ（γ-GTP）

● **基準値**[2]　男性：13～64 U/L　女性：9～32 U/L

- γ-GTPもしくはGGTとも略される酵素で，腎臓の近位尿細管に最も豊富に存在し，次いで膵臓，肝臓に存在する。ただし，血中濃度の増減に影響するのは，ほとんどが肝胆道系由来のものである。
- 膜酵素であるため肝細胞であれば胆汁へ，腎尿細管であれば尿中へ排泄される。胆汁うっ滞があれば血流へ逆流して血中濃度が上昇する。
- ALPとγ-GTPの2つを胆道系酵素と総称されることが多く，これらが上昇している場合には当然ながら胆道系（毛細胆管からVater乳頭まで）の病変を疑う。

- 急性肝炎では 200 U/L，慢性活動性肝炎では 300 U/L，非代償期肝硬変では 200 U/L，肝内胆汁うっ滞では 580 U/L，閉塞性黄疸では 600 U/L 程度まで上昇し，がん領域においては，原発性肝がんで 600 U/L 程度まで上昇する。
- 肝がんにおいて γ-GTP が上昇する機序は，胆汁うっ滞による正常な肝組織からの誘導のほかに，がん細胞自体が γ-GTP を生産している場合もある。
- 正常の肝臓の γ-GTP 活性は低いが，さまざまな疾患や薬物，そしてアルコール摂取により誘導され，肝・血清での活性は増加する。
- 肝内胆汁うっ滞，肝細胞障害のときは γ-GTP の上昇だけでなく黄疸を伴うことが多い。
- 原発性・転移性肝がん・肝膿瘍においては，γ-GTP の上昇があっても黄疸がないことがよくみられる。

8 クレアチンキナーゼ（CK）

● **基準値**[2]　　男性：59〜248 U/L　　女性：41〜153 U/L

- クレアチンリン酸の合成と分解を触媒している酵素であり，筋肉に比較的特異的な逸脱酵素である。
- アイソザイムやトロポニンの測定を追加すれば，容易に心筋由来の上昇か骨格筋由来の上昇かを鑑別可能である。CK-MB は心筋細胞障害後 4〜8 時間で上昇し，特異度が高い。さらにトロポニン T は平滑筋には存在せず，横紋筋のフィラメント上でのみトロポニン複合体を形成し筋収縮の調節に関与している分子であり，心筋梗塞急性期より上昇するため非常に有用である。トロポニン T は骨格筋由来か心筋由来かも鑑別できることから，現在では最も心筋障害に特異的マーカーである。
- 他の臓器障害では上昇しにくいため，LDH や AST の上昇が溶血や筋肉由来のものではないことを確認するために追加で測定してみるとよい。
- M 型（筋型）と B 型（脳型）の 2 種類のサブユニットからなり，BB（CK1），MB（CK2），MM（CK3）という 3 つの

- CK0-MBは心筋に特異的な酵素である。CK自体は，脳や骨格筋，そして心筋とエネルギーを多く必要とする臓器に多く含まれる酵素である。
- 筋肉注射においても，正常値の10倍程度の上昇が2日程度認められる。この際にはCK-MBは正常値であることが裏づけとなる。
- 主には，急性心筋梗塞や骨格筋疾患，中枢神経系疾患，悪性腫瘍において増加する。
- 悪性腫瘍では，肺がん，前立腺がん，胃がん，大腸がんなどで，腫瘍組織に由来していると考えられるCK-BBが上昇することがある。

9 総ビリルビン（T-Bil）

● **基準値**[2]　0.4～1.5 mg/dL

- 網内系で赤血球中のHbに含まれるヘム鉄が分解されて産生する。胆汁は通常赤褐色であるが，この色調の元になっており，便や尿の色を作り出している。

間接ビリルビン：産生直後のもの。アルブミン（Alb）に結合して運ばれる。

直接ビリルビン：肝細胞に取り込まれて，細胞質内でグルクロン酸抱合されることで抱合型に変換されたもの。胆管から腸管に排泄され，一部は尿からも排泄される。

- 眼球結膜に黄疸を生じてくると，少なくとも血中のT-Bilは3.0 mg/dL以上あることが予想される。
- 高度の貧血があると（溶血性貧血を除く），血清ビリルビンは低下する。
- D-Bil/T-Bil比を計算することで，下記のように大まかに予測することができる。

30％以下：溶血性黄疸。
30～60％：肝細胞性黄疸。
60％以上：閉塞性黄疸。

10 アルブミン(Alb)

● **基準値**[2]　4.1〜5.1 g/dL

- Alb は半減期が 20 日程度と長く,生体内においては血管外の間質に分布することから,比較的長期間の栄養状態を含めた健康状態を反映している。しかしながら,慢性感染症やネフローゼ,肝障害などでも低下するため,栄養状態の正確な指標とはなりえない。
- 低値であるほど予後不良であり,手術後には回復が遅れ,感染症合併の頻度も高まり,入院期間は長期化して死亡率も高まる。2.0 g/dL 以下では,半数以上が 30 日以内に死亡するという報告もある。
- 総蛋白の 60〜70%が Alb で,20%程度が γ-グロブリン(Ig-G, Ig-M, Ig-A)である。
- 総蛋白,Alb 量は栄養状態を大まかに知るための指標であり,急激に変化することはなく 3 週程度でフォローする。
- 多発性骨髄腫,B 細胞リンパ腫,原発性マイクログロブリン血症などでは,腫瘍性に増殖した単クローン性の免疫グロブリンやフラグメントが出現する。
- 立位による重力付加で血管内の血漿が基底膜を通過し血管外へ漏出するが,中分子以上である蛋白質は血管内にとどまるため,濃縮されることで体位変換により 15%程度立位が臥位よりも高値となる。

11 ナトリウム(Na)

● **基準値**[2]　138〜145 mEq/L

- 電解質成分の 1 つで細胞外液中の総陽イオンの 90%程度を占める。
- 体内での調節は腎が中心であり,水分の変動により濃度が変動するため体液水分量の平衡状態の指標となる。
- 副腎皮質ホルモン(鉱質コルチコイド)は Na の代謝を調節している。
- 上肢や下肢の浮腫,嘔吐,下痢といった症状があった場合,

利尿薬の投与中，補液中といった水の代謝異常が生じうる際には積極的に調べるべきである。
- Naは血漿浸透圧に影響を与える最大因子である。Naの低下は脳浮腫や脳ヘルニアを起こし，さまざまな神経症状を引き起こす。
- 低Na血症において，血漿浸透圧が正常かどうかを計算する場合に随時血糖値が必要となる。

血漿浸透圧 $= 2 \times Na + BS/18 + BUN/2.8$
（基準範囲 $275 \sim 290$ mOsm/kgH$_2$O）

- 血清Na異常は，①浸透圧の測定，②身体全体として水のバランス，③総Na量の過不足（細胞外液量の指標として），④病歴，⑤臨床所見などを併せて検討し，必要であれば尿中Naも測定してみる。
- 低Naの原因の大半は，体液中に水分が過剰にあることで生じており，水の制限で改善することが多いが，Naの点滴補充が必要な場合には橋中心髄鞘崩壊症を避けるためにも点滴速度には注意を要する。

● **腫瘍疾患では**

低Na血症
- 腫瘍に伴う低Na血症には，体液量の減少を伴う場合が多い。
- 体液量の減少を伴う原因として，嘔吐や下痢，がん性腹膜炎，利尿薬の使用などがある。
- 体液量の増加がみられるものとしては，腎不全や肝不全などによるものがある。
- 体液量の増減がないものでは，抗利尿ホルモン不適合分泌症候群（syndrome of inappropriate secretion of antidiuretic hormone：SIADH）も考えられる。
- SIADHは，異所性抗利尿ホルモン（antidiuretic hormone：ADH）分泌腫瘍に加え，肺疾患や中枢神経疾患，薬物などによっても起こる。
- 異所性ADH分泌腫瘍の原因としては小細胞肺がんが最も多く，そのほか頭頸部がん，膵がん，前立腺がん，悪性リンパ腫などでもみられる。
- SIADHの原因薬剤としては，抗がん薬も知られており，シ

スプラチン，ビンクリスチン，メルファランなどで報告されている。
- 低 Na 血症の症状は，程度により異なる。ゆっくり進行した場合は比較的軽微なことが多いが，急速に進行する場合や，血清 Na 濃度が 120 mEq/L を大幅に下回る場合などは昏睡や痙攣が出現し，死に至ることもある。

高 Na 血症
- 体液量の減少を伴うものの原因として，過度の発汗や下痢，浸透圧利尿薬の投与などがあげられる。
- 体液量の減少を伴わない，脳下垂体腫瘍などによって起こる中枢尿崩症や慢性腎障害，低 K 血症，高 Ca 血症，骨髄腫，ビンブラスチンなどによる腎性尿崩症もある。

12 クロール（Cl）

● **基準値**[2]　101〜108 mEq/L

- 血清 Cl 濃度は Na 濃度とパラレルに変化する。2 つに平行関係がみられないときは，酸・塩基反応の異常を示唆している。Na と同様の変化である場合には水代謝異常が考えられるが，Na に異常がない場合や，逆の変化である場合には酸・塩基平衡の異常が考えられる。
- 異常値を呈する場合，Na 値と対比させ，同様の変化であれば Na 異常を示す疾患について検索する。

■ 表2　クロールが高値・低値を示す病態

高値	高 Na 血症：尿細管性アシドーシス，ネフローゼ，呼吸アルカローシス（過換気症候群，肺気腫など）
低値	低 Na 血症：Addison 病，呼吸性アシドーシス（肺気腫，肺炎など），頻回の嘔吐

13 カリウム（K）

● **基準値**[2]　3.6〜4.8 mEq/L

- K は細胞内の主要な陽イオンであり，血清中にも一定量が

- 少量含まれる。
- 細胞内・外の移行により相対的に浸透圧，酸・塩基平衡に関与する。細胞の機能や神経などの細胞活動，筋肉の興奮性，特に心筋に大きな影響を及ぼす。
- 白血球数が20万を超える検体を遠心分離前に室温に置くと，検体中の白血球が血漿中のKを取り込むため偽性低K血症を生じる場合がある。血液がんなどでは知っておきたい。
- 採血時に溶血があると，赤血球中に多く含まれるKは高値となるため，検査室からの検体コメントなどにも注意を払いたい。
- Kの細胞内外分布は，インスリン，カテコールアミン，鉱質コルチコイド（アルドステロン），pH，浸透圧などの影響を受ける。
- Kの排泄は腎の遠位尿細管からの分泌により，血清中のK濃度は正常域に保たれている。
- 低Kの原因としては，摂取量不足，細胞内外への移動，腎外でのK喪失，腎でのK喪失のいずれかである。
- 低K血症を発見した場合には，尿中K排泄量，血圧，血液ガスによる酸・塩基平衡の異常がないか，尿中Cl排泄量などを同時に調べて原因を究明する。
- 高Kの原因としては，何らかの腎機能障害を合併していることが大部分である。細胞内からの移動によるものは異化亢進状態，アシドーシス，甲状腺ホルモン，アドレナリンなどの分泌異常によるものがある。
- Kの増減は生命維持に直接関与しており，高K血症では心毒性（心室細動）があり，速やかに対応する必要がある。必要に応じて尿中K排泄量を測定する。血清Na，Cl値と対比させ，原因について精査する。心電図検査も重要になる。

● **高値となる場合**
- 化学療法による合併症として，急性腎不全や腫瘍崩壊症候群（tumor lysis syndrome：TLS）などがあり，腫瘍増殖スピードが速く化学療法への感受性が高い腫瘍においてみられる。

細胞内からの移動：代謝性アシドーシス，家族性高K血症，周期性四肢麻痺，薬物（サクシニルコリン，ジギタリス，

β-ブロッカーなどの投与），偽性高K血症（白血球増加症，血小板増加症）。
腎からの排泄障害：急性腎不全乏尿期，慢性腎不全，Addison病，低アルドステロン症，抗アルドステロン薬投与。

● **低値となる場合**
- 化学療法による副作用として，下痢や嘔吐によるものがある。
- 化学療法の制吐薬として長期にわたって漫然と投与されるステロイドにより低下することもある。

細胞内への移動：代謝性アルカローシス，周期性四肢麻痺。
薬物：インスリン投与，高濃度輸液など。
消化管からの喪失：嘔吐，下痢，吸収不良性症候群など。
腎からの喪失：浸透圧利尿，尿細管性アシドーシス，原発性アルドステロン症，Cushing症候群，悪性高血圧，薬物（グリチルリチン，サイアザイド系利尿薬，ステロイドホルモン剤の長期投与）。

14 マグネシウム（Mg）

● **基準値**[2]　1.8〜2.5 mg/dL

- 生体を構成する元素としては11番目に多く，体内には約25 g含まれている。
- 低Mg血症はMgの摂取不足，腸管での吸収不全，消化液の喪失，尿中への排泄増加などにより生じる。
- 高Mg血症は，腎排泄の低下およびMg含有薬剤の投与により生じうる。特にオピオイド投与患者における下剤として漫然と投与される酸化Mgによる体内蓄積には注意する。
- 作用機序は明確になっていないが，抗EGFR抗体薬の投与により，低Mgを引き起こすことが知られている。セツキシマブの全例調査では11.5%（重篤例は0.6%），パニツムマブの特定使用成績調査では16.9%（重篤例は4%）。
- 抗EGFR抗体薬による低Mgは治療期間の長期化でリスクが高くなり，6カ月以上の投与で重症例の頻度が増すといわれている。抗EGFR抗体薬を投与中には少なくとも1カ月に1回は調べておきたい。

- 1.2 mg/dL 以下では心電図計測を検討し，治療を要する心電図異常があれば抗 EGFR 抗体薬の中止または中断，さらには Mg の補充療法を実施する。

15 カルシウム（Ca）

● **基準値**[2]　8.8～10.1 mg/dL

- 骨転移や高 Ca 血症のスクリーニングとして，非常に重要なサロゲートマーカーである。
- 悪性腫瘍に起因して Ca の電解質異常が生じた状態のことを本項では hypercalcemia of malignancy（HCM）とする。
- HCM は悪性腫瘍の 10～20％に合併するとされ，腫瘍随伴症候群（paraneoplastic syndrome）の中でも頻度が高いもので，生命を脅かしかねない重大な病態の 1 つである。
- 血中 Ca 濃度は 8.5～10.4 mg/dL の範囲内で維持され，この正常上限を超えた状態を高 Ca 血症と定義している。
- 悪性腫瘍によって HCM を来す患者は全悪性腫瘍患者の 10～20％といわれているが，胃がん，大腸がん，小細胞肺がんでは HCM の発現は少ない。
- 前立腺がんでは HCM の発現は少なく，比較的骨転移が多いがん種で多いというわけでもない。
- HCM は進行期や終末期で高頻度になり，悪性腫瘍による HCM を発症した患者の半数は 1 カ月以内に死亡するという報告がある。
- 急速かつ高度な Ca 濃度上昇により，意識障害を伴う高 Ca 血症クリーゼと呼ばれる状態もまれではないため，腎障害から死因にもなる。
- HCM はゆっくりと進行した場合には症状が乏しく，比較的，軽度な口渇などで発見されることもあるが，進行再発がんにおいては定期的に血清 Ca 濃度を調べるべきである。
- 消化器症状や倦怠感，意識障害といった患者の兆候や病態，そして家族からの情報提供などから HCM を疑い，血中 Ca 濃度を測定する。この際，必ず Alb 値も測定して補正する。
- 口渇の有無，口腔粘膜の観察，皮膚乾燥，水の IN-OUT バ

- ランス,意識の状態などから脱水の有無についても評価する。
- 多発骨転移を有する場合などでは,HCM を意識して定期的に血中 Ca 濃度を測定し,変動を把握しておくことも必要である。
- トランスアミナーゼの上昇は認めないが ALP が上昇している場合には骨吸収が亢進している可能性を考えて補正 Ca 値を測定する。同時に単純 X 線写真や骨シンチにより骨転移や骨浸潤を調べる。
- 悪性腫瘍に伴う HCM の場合には,血中 PTH が高値を示すことはまれである。
- 血中 PTH が上昇している場合は,原発性副甲状腺機能亢進症を疑う。
- 悪性腫瘍に伴う液性 HCM と局所骨溶解性 HCM の鑑別は,腎原生の cAMP と PTHrP の測定により可能である。悪性腫瘍に伴う液性 HCM では血中 PTHrP 濃度および尿中 cAMP が上昇しており,局所骨溶解性の HCM の場合には上昇しない。さらには,局所骨溶解性の HCM の場合は広汎な骨病変が存在することも決め手となる。
- 悪性リンパ腫による HCM で,$1\alpha, 25(OH)_2D_3$ が高値の場合には,$1\alpha, 25(OH)_2D_3$ による HCM と判断される。

16 鉄 (Fe)

● **基準値**[2)]　男性:60〜210 $\mu g/dL$　女性:50〜170 $\mu g/dL$

- 鉄は体内では合成されないため,必ず食物などで摂取しなければならない。
- 体内に分布する鉄は 3〜5 g あり,そのうちの 60〜70% は Hb に結合して赤血球に分布しており,20〜30% は肝臓や脾臓,筋肉そして骨髄などにフェリチンもしくはヘモジデリンとして貯蔵されている。貯蔵鉄の大部分は肝臓に存在しており,その量は 700 mg にも及ぶ。
- 通常,成人男性では体内貯蔵量が十分であれば,鉄をまったく摂取しなくても 2 年間は持ちこたえることが可能といわれている。一方で,発育中の小児,妊婦,閉経前女性では,鉄

- の吸収量が十分でなければ,鉄欠乏性貧血を起こしやすい。
- 貯蔵鉄を反映しているのはフェリチンであり,鉄が欠乏した場合には赤血球の合成に利用される。
- 鉄欠乏状態ではフェリチンは低下するが,①炎症が存在する場合には組織から逸脱し,②腫瘍細胞による産生,③無効造血などの鉄利用障害では増加する。
- 悪性腫瘍においては,血清鉄が低下して多くは正球性正色素性貧血が認められる。

17 トリグリセリド(TG)

● **基準値**[2)]　男性:40〜234 mg/dL　女性:30〜117 mg/dL

- 3価アルコールのグリセロールに3分子の脂肪酸がエステル結合したもので生体内でのエネルギー源である。
- 高TG血症が大腸腺腫の発がんリスクとなることが示唆されている。
- ステロイド投与による脂質代謝異常の機序はまだ十分には解明されていないが,ステロイドによりインスリン抵抗性が引き起こされると,LDL-コレステロールとTGが増加する。
- ステロイドは末梢でリポ蛋白リパーゼの活性を上昇することでTGの加水分解が促進される。このため,LDL-コレステロールよりはTGの上昇は穏やかであるが,長期にステロイドを投与している場合にはインスリン抵抗性の上昇⇒肝臓でのTG産生が亢進⇒高TG血症となっていないかチェックしたい。

18 クレアチニン(Cre)

● **基準値**[2)]　男性:0.65〜1.07 mg/dL　女性:0.46〜0.79 mg/dL

- 血中に出現する含窒素化合物であり,糸球体から100%濾過されてほとんど再吸収されずに尿中に排泄される。
- 一部は尿細管から再吸収されるがその変動幅は小さいため,腎機能の評価として尿素窒素(BUN)より信頼性が高い。
- セフェム系薬物全般,スルファメトキサゾール・トリメトプ

リム，フルシトシン，メチルドパ水溶液などでは，Cre は偽高値となることがある。
- 臨床応用については，BUN の項でより詳しく述べる。

19 尿素窒素（BUN）

● **基準値**[2]　8〜20 mg/dL

- 化学療法中には食欲不振や嘔気・嘔吐などにより，水分摂取もままならないときがあるため，脱水の有無や程度については常に気を配りたい。
- BUN は蛋白質の最終代謝産物として体内に存在する含窒素化合物であり，腎機能の指標として実地臨床で用いられる。
- 尿素の生成と排泄とのバランスに依存するため大きく変動する。
- BUN 高値は臨床的によく遭遇する検査値異常であり，腎不全状態では糸球体濾過率の低下をよく反映する。
- 男性よりも女性では 10〜20％低値である。小児＞成人で低値となる傾向があり，60 歳以上の高齢者では高値となる。
- BUN は糸球体濾過量（glomerular filtration rate：GFR）が 30％程度低下してから初めて上昇するといわれており，さらにはさまざまな病態により上昇するため，BUN 単独では信頼性に乏しい。
- Cre との比（BUN/Cre）を用いることで，目の前の患者情報と照らし合わせて上昇する病態を推定する。
- BUN/Cre 比は通常 10 前後であるが，蛋白負荷の増加，尿素の生成や再吸収の亢進，組織の異化亢進などにより上昇する。
- BUN/Cre 比が 10 以上の場合には蛋白質の摂りすぎや消化管出血，発熱，ショック，脱水など腎外性因子が考えられる。GFR の低下により低下し，10 以下の場合には低蛋白食，重症肝不全，腎透析後などが考えられる。
- BUN/Cre 比を調べ，その裏付けとして身体所見やバイタルサインから発熱やショックの有無，ツルゴールにより皮膚，そして口腔内乾燥なども調べ，同時に黒色便の有無を聴取して消化管出血も疑う。内服薬や食事状況なども重要になる。

- BUN/Cre 比が大きく乖離する場合には，脱水，消化管出血，甲状腺機能亢進症，そして利尿薬や抗菌薬，ステロイド内服といった薬剤性も鑑別にあがる。
- 急激に腎機能が低下している場合には，K を含む電解質の変動も調べる。ときには，胸部 X 線により体液・酸塩基平行の異常がないか，動脈血ガス分析なども同時に評価が必要となる。緊急透析療法を必要とするような急性腎障害では，死亡率も高く予後不良であるため，早急に医師に相談が必要となる。

20 尿酸（UA）

● **基準値**[2)]　男性：3.7～7.8 mg/dL　女性：2.6～5.5 mg/dL

- UA 値の上昇は GFR に影響されるため，腎不全マーカーの 1 つとも考えられる。
- UA は食後や運動後には 5～10％程度上昇する。
- フェノフィブラートは非常に強い尿酸排泄効果がある。
- UA 値上昇のアセスメントとしては，産生過剰か排泄低下か混合型かを評価する。

産生過剰型：尿中 UA（mg/dL）/尿中 Cre（mg/dL）＞0.6

■ 表3　尿酸値上昇の評価

病型	尿中尿酸排出量（mg/kg/hr）		尿酸クリアランス（mL/min）
尿酸産生過剰	＞0.51	および	≧7.3
尿酸排泄低下	＜0.48	あるいは	＜7.3
混合型	＞0.51	および	＜7.3

〔日本通風・核酸代謝学会ガイドライン改訂委員会・編：高尿酸血症・通風の治療ガイドライン第 2 版. メディカルビュー社, p64, 2010 より引用〕

- UA 値が上昇する要因としては産生過剰と排泄低下の 2 つの要因があげられる。UA の産生過剰としてはプリン体含有食品の過剰摂取，脂質代謝異常，メタボリックシンドローム，高蛋白食の摂取などがあり，痛風など特発性のものもある。大量の細胞破壊による尿酸上昇も要因の 1 つであり，これに該当するのが横紋筋融解症や悪性腫瘍における化学療法，放

射線療法後の腫瘍破壊によるものである。
- 腫瘍崩壊症候群とは，急激に大量の腫瘍細胞が破壊されることにより，細胞内の成分が一気に血中に放出されることによって起こる病態をいう。腫瘍崩壊症候群を起こしやすい背景としては，腫瘍量が多い，腫瘍の増殖能が高い，化学療法に感受性が高いといったことがあげられ，悪性リンパ腫など血液がんにおいてよく認められる。この際にはラスブリカーゼの使用を検討する。ラスブリカーゼは，尿酸を酸化してアラントインを生成する尿酸酸化酵素として作用する。尿酸は水に溶けにくいため尿細管に沈着してトラブルを起こすが，アラントインは水溶性であるために尿から排泄されやすく，血清中の尿酸値を低下させることができる。点滴中には尿酸値はゼロまで低下する。
- 腫瘍随伴症候群以外にも，腎不全の結果として BUN や Cre が上昇している場合，リン酸塩沈殿による Ca 低下なども考慮しておく必要性がある。
- 薬剤師の判断で，食習慣によるもの，特発性の通風によるもの，腎不全によるものと要因を安易に決めつけず，主治医と相談することが重要であるが，薬剤性（サイアザイド系利尿薬やループ利尿薬，テオフィリン，プラジナミド，アスピリン）によるものの否定は薬剤師が行い，医師に助言すべきである。

21 随時血糖

● **基準値**[2]　血漿：73〜109 mg/dL　血清：69〜104 mg/dL

- 副腎皮質ホルモンや甲状腺ホルモン，成長ホルモン，グルカゴン，エストロゲン，アドレナリン，サイアザイド系利尿薬，フロセミド，ジフェニルヒダントイン，クロルプロマジン，カフェイン，ニコチン酸，インドメタシン，スルピリドなどは血糖値を上昇させる。
- インスリン，経口糖尿病薬，蛋白同化ステロイド，抗甲状腺薬，サリチル酸，プロプラノロール，ニューキノロン系抗菌薬，テオフィリン，クロフィブラート，フェニルブタゾン，

バルビタール，MAO阻害薬などは血糖値を低下させる。
- 血漿浸透圧を計算する場合に随時血糖値が必要となる(11 ナトリウムの項参照)。
- マンニトールやグリセロールのような外因性高浸透圧物質の投与がある場合には，血清浸透圧実測値＞浸透圧計算値といったズレが生じる。
- 腹膜透析液やマルトースを含む輸液を点滴中の場合は，血糖が偽高値になり，インスリンの投与が過剰となったため低血糖となった医療事故が報告されている。

22 腫瘍マーカー

- 腫瘍マーカーとは，「腫瘍細胞が産生している物質のことを指し，生体内または血液サンプルなどからその物質が検出されることによって，がんの存在や進行度といった情報源として利用できるもの」と定義される。
- 通常，がんであるか否かの診断は，肉眼的に見える，もしくは画像検査によって病巣が明らかにわかるものを確認し，その病巣から細胞または組織を取り出して病理形態学的に診断する方法が一般的である。しかし，肉眼的な発見および画像検査には限界がある。そこで，過去より血液検査によってがん細胞が産生する物質を調べようという研究がなされ，その成果が腫瘍マーカーである。
- 腫瘍マーカーの意義としては2つの考え方がある。1つ目は，がんであるかどうかを知るためのスクリーニング，もう1つはがんであるとわかった後にがんの進行状況や治療の効果を推し量るものである。後者では，腫瘍マーカーが血中でどう推移するかを経時的に調べることで，生体内の腫瘍がどういった状態であるかをある程度推定することができる。
- 基本的には，治療前の腫瘍マーカーが高いほどがんは進行している可能性は高いが，たとえ陰性であってもそれはがんの存在を否定するものではない。
- 腫瘍マーカーのほとんどは，がん以外の病気によっても少量は作られるため，慢性肝炎，慢性気管支炎，結核，慢性膵炎，

子宮内膜症などの炎症の場合，さらに喫煙や妊娠といった生理的状態によっても血中マーカーが陽性になることがある。このように，がん以外の原因で腫瘍マーカーが陽性になることを「偽陽性」という。CEAなどマーカーによっては20％もの偽陽性がある。このため，腫瘍マーカー検査は画像診断の補助診断に位置づけられている。

- 腫瘍マーカーの測定法としては，例えば物質の性状が抗原性のものであれば測定方法は免疫測定法を用い，物質の性状がホルモン活性であれば測定方法は生物学的測定法を用いる。こういった測定法に関しては問題点があり，同じ腫瘍マーカーであっても取り扱うメーカーが違えば値が異なってくる。この問題点を解決するためにカットオフ値というものが必要となってくる。
- 腫瘍マーカーはその産生機序によって，①正所性腫瘍マーカー，②異所性腫瘍マーカー，③胎盤・胎児性腫瘍マーカー（がん・胎児性マーカー，がん・胎盤性マーカー，がん・胎児・胎盤性マーカー），④その他の腫瘍マーカーに分類される。

● 糖鎖抗原の腫瘍マーカー（CA19-9など）

- 腫瘍マーカーの臓器組織特異性：日常診療で利用される腫瘍マーカーとしてはCEA，AFP，CA19-9の3つがほぼ大半を占める。腫瘍マーカーはその臓器特異性からは広域腫瘍マーカーと臓器組織特異性の高い腫瘍マーカーの2つに分類することができる。
- 正常な人の体内にも腫瘍マーカーを作る細胞が少しあるために，血液中の腫瘍マーカーはゼロではなく，各個人の平常範囲内の値を示す。良性の病気やがんになったときには，数値が高くなる。そしてカットオフ値（閾値）と呼ばれる値よりも高い場合を陽性と呼ぶ。カットオフ値とは多数の健康な人のデータから決めた数値で，「これを超えたら病気のことが多い」という程度のもので，陽性だから必ずがんがあるというものではない。
- 一般に，腫瘍マーカーは進行がんにならなければ血中レベルは増加しない。早期がん患者の血中腫瘍マーカーは正常範囲にあるのが普通であり，病期の進行にしたがって血中の値が

増加し、陽性率も高くなる。がん細胞の違いによってマーカーを作る能力は異なるが、低分化がんと呼ばれるグループのがんは特徴的なマーカーを作らないため、進行がんになっても腫瘍マーカーは正常値である。

- 腫瘍マーカーの低下は手術後には比較的速やかである。ただし、腫瘍組織が完全に摘出されていない場合には、一時的に低下した後にも高値を持続することが多い。化学療法や放射線療法によって腫瘍が縮小した場合には、手術後と比べると緩やかに低下することが多い。
- 治療が奏効している場合であっても、化学療法直後に腫瘍マーカーを測定すると一時的に高値となっていることをしばしば経験する。これは、腫瘍マーカーが逸脱（治療による腫瘍組織の壊死や術中の腫瘍臓器の圧迫で上昇）しているものと考えられている。

KL-6：間質性肺炎の活動性や肺線維症を調べるマーカーとして用いられているシアリル糖鎖抗原であるが、腫瘍マーカーとしての性質も併せ持つことから肺がんの進行によっても上昇することがある。原発性肺がんや転移性肺腫瘍においては、一定の陽性率を示すことを知っておきたい。

CEA：膵臓がん、胆道がん、大腸がんにおいて高頻度に陽性となる。また肺腺がんや乳がん、胃がんなどでも陽性となる症例もある。

　胸水や腹水を穿刺した場合には、胸水・腹水中のCEAを調べることでがん性漿膜炎の診断につながることがある。

CA19-9：陽性率は膵臓がんと胆道がんで70〜80％と最も高い。ただし膵臓がんにおいても、T1（2 cm以下）の場合には陽性率は低いとされている。閉塞性黄疸でも異常高値を示す。

PSA：前立腺がんの早期診断だけでなく、治療効果の判断や治療後の経過観察には不可欠である。ただし、前立腺肥大においても軽度上昇し、慢性前立腺炎の場合には高値を示す。臨床でよく出くわす状況としては、長時間のサイクリング後や尿道カテーテル留置、射精後などであり、これらによっても高値を示すことがある。

CA125：卵巣がんでは、CA125の早期低下は無増悪生存期間

(PFS)の延長に関連すると報告されている。CA125とLDHが相関している場合には,腫瘍進行を反映していることが多い。

　胃がんの腹膜播種を有する患者では,CA125が高値となることが知られているが,保険適用疾患は卵巣がんと子宮内膜症に限られている。

ProGRP：他の小細胞肺がんの腫瘍マーカーと比べると,より正確な治療経過を反映しているとする報告がある。

23　C反応性蛋白（CRP）

● **基準値**[2]　0.00〜0.14 mg/dL

- CRPは肺炎双球菌の細胞壁のC多糖体とCaイオンの存在下で沈降反応を起こすことで発見された蛋白質である。急性期に上昇する炎症蛋白質の1つとして広く用いられている。
- 基本的には非特異的な検査であるため,特定の感染症の診断には利用できない。
- 感染症以外では,がんや炎症性疾患,外傷や術後といった場合でも上昇しうる。
- CRPは肝細胞から産生される蛋白であるため,新生児や肝硬変,劇症肝炎においては上昇しにくいことを知っておく必要がある。他にも,免疫不全状態やHIVやエイズ,ステロイドや免疫抑制薬を服用中の患者ではCRPは上昇しにくい。
- CRP上昇のタイミング：炎症が生じてからCRPが上昇するまでには6〜8時間の時間差がある。症状の出現直後に採血をしたとしても,まだCRPは上昇していないことは日常でよく遭遇する。同じようなピットフォールとしては,適切な抗菌薬を使用した後でもCRPが上昇しているからといって抗菌薬が無効であると判断するのは早計である。
- 肺炎におけるA-DROPでは,CRPはその項目には含まれていない。一方で,レジオネラ肺炎や肺炎球菌肺炎においてCRPは高値になりやすいといった報告や,感染性心内膜炎や骨髄炎などの感染症ではCRPが有用であると一定のコンセンサスが得られている。実際,感染性心内膜炎のガイドラ

- インや急性膵炎の重症度判定には CRP が採用されている。
- 日常臨床でよく見受けられる高 CRP 血症を治療するのではなく，有効な分野で CRP をうまく活用するという方法が適切であると考える。
- 悪性腫瘍においては，0〜10 程度に腫瘍性上昇を認めることがあるが，すべてを腫瘍性と考えるのは危険である。好中球が優位であるなど，他の情報と複合的に考える必要がある。
- 悪性腫瘍やウイルス感染症における CRP 上昇は 0〜10 程度であることが多いが，細菌性感染症や外傷・術後では 2〜10 程度，敗血症や血管炎，肺炎においては 20 以上に上昇するとされている。
- 腫瘍熱に用いられるナプロキセン内服中では，出血時間が偽延長することがあることも併せて覚えておきたい。
細菌感染では上昇し，ウイルス感染では上昇しにくいとされているプロカルシトニンは，CRP のようにステロイドでマスクされることもなく，膠原病の現場では普及しつつある。
- 小児がん領域では，上気道感染症のうちアデノウイルスでは CRP が上昇しやすく，A 群 β 溶連菌感染では CRP は有用ではないことを知っておくとよい。

24 尿一般

- 尿蛋白は発熱やストレス，入浴，激しい運動などにより引き起こされるがこれは一過性である。
- 尿蛋白は塩化ベンザルコニウムで消毒したカテーテルで尿を採取した場合には，偽陽性となることがある。また，ラニチジンやシベンゾリン，造影剤であるウログラフィンやイオタラム酸メグルミンでは偽陽性となる可能性がある。
- アスコルビン酸（ビタミン C）内服中は，尿糖や尿潜血が偽陰性となることは有名である。
- ケトン体は飢餓状態で陽性となるが，カプトプリル内服中でも偽陽性になることがある。
- 尿中ビリルビンは，アスコルビン酸内服中であれは偽陰性，エトドラクやメフェナム酸内服中であれば偽陽性となる。

25 尿沈渣

● **基準値**[3]　赤血球：4個以下/HPF　白血球：4個以下/HPF

- 尿沈渣とは尿中の有形成分について調べる検査のことで，血球成分，細胞成分，円柱成分，結晶成分，微生物の5つについての検査である。

赤血球の存在：赤血球の変形が強いときには浸透圧などの影響を受けていることを示している。その場合には，糸球体由来の出血があることを疑う。むしろ変形が強くない場合には，非糸球体的に出血を起こしていると判断が可能である。

白血球の存在：腎〜尿道までに炎症疾患があると考える。好中球優位であれば細菌性感染を，リンパ球優位であれば腎結核を疑う。

細胞成分の存在：卵円形脂肪体の存在はネフローゼ症候群を疑う。

円柱成分の存在：硝子円柱以外は異常所見である。硝子円柱は健常でも運動後には出現しうるものであり，蛋白尿を疑う。赤血球円柱は急性腎炎や腎出血を，白血球円柱は腎盂腎炎を，顆粒円柱やロウ様円柱は慢性腎炎やネフローゼを，上皮円柱は尿細管障害を，脂肪円柱はネフローゼやループス腎炎（特に卵円形脂肪体），糖尿病性腎症などを疑う。

脂肪円柱・蠟様円柱：ネフローゼ症候群に特異度が高く，ネフローゼ症候群の約半数の症例でこれらの円柱が認められる。

結晶成分の存在：結晶が何の成分であるかを分析する必要がある。

微生物の存在：異常所見である。

硝酸：尿中に常に少量は排泄されているが，亜硝酸は通常は尿中には存在しない。亜硝酸が生じている場合には，本来ヒトは持たないはずの硝酸還元酵素を有する大腸菌などの細菌の存在（尿路感染症）を疑う。この際，尿沈渣では白血球や桿菌なども認めることが多い。

引用文献

1) シスメックス株式会社:Clinical Reference Renge (https://sysmex-support.com/jp/section/faq/pdf/blood_hematology/10.pdf)
2) 日本臨床腫瘍研究グループ:JCOG 共用基準範囲一覧表
3) 日本臨床衛生検査技師会:尿沈渣検査法 2010

参考文献

- メック国試対策編集室・編:国家試験検査値読解トレーニング 臨床検査診断ハンドブック. メック出版, 2010
- 松尾収二・編:考える臨床検査. 文光堂, 2015
- 河合 忠, 他・編:異常値の出るメカニズム第 6 版. 医学書院, 2013

(矢野琢也)

③ 検査所見

B 画像所見
1) モダリティの特徴・用途

1 CT

　CT（computed tomography）は，コンピュータ断層撮影のことであり，X線を利用して物体を走査し，コンピュータを用い物質のX線減弱係数を画像化したもののことである。

　基本的な画像は体の断面を表すモノクロ画像で，画像上の白い部分がX線の吸収度の高い部分であり，黒い部分はX線吸収の低い部分に対応する。断層撮影の名前のとおり，本来は物体の輪切りなどの断面画像を得る技術であるが，画像処理技術の向上によって3次元グラフィックスとして表示されることも多くなっている。複数の検出器を用いて撮影できるMDCTの登場により，検査時間が大幅に短縮し，頸部から骨盤部まで数十秒で検査が可能である。

　造影剤を使わずに撮影を行うものを単純CT，造影剤を投与後に撮影を行うものを造影CT（contrast enhanced CT：CECT）と呼ぶ。CTにおいてはX線吸収率の高いヨード造影剤を血管内に注射して撮影を行うものが一般的である。造影剤を急速静注し，時相毎のタイミング（動脈相，平衡相，静脈相など）で同じ部位を反復撮影する撮像法を特に，ダイナミックCTと呼ぶ。造影剤使用時の注意点として，ビグアナイド系糖尿病薬（メトホルミン塩酸塩）服用者に対してヨード造影剤を投与した際，ヨード造影剤の投与後に急激な腎機能の悪化を来し，乳酸アシドーシスに至った症例が報告されているため，ビグアナイド系糖尿病薬の服用者にヨード造影剤を投与する場合には，ビグアナイド系糖尿病薬を一時的に休薬するなど適切な処置を行うことが推奨されているので注意が必要である。

　CTは短時間で広範囲の撮影が可能となっているので，広い

範囲の検査には CT が適している。また骨や肺の状態を観察したい場合にも CT が適している。欠点は放射線による被曝があることである。また病変と正常組織のコントラスト（濃度差）では MRI に劣る。

CT は，がん診療において比較的簡易にできる検査として幅広く用いられている（ただし被曝に対する配慮は必要である）。肺がんや肝臓がんなどでは原発巣の評価のために CT が施行される。また，ほとんどすべてのがんに対して，リンパ節転移や遠隔転移のスクリーニングとして CT が用いられることが多い。治療中・治療後の効果判定や，転移・再発の評価にもまず CT が用いられる。

2 MRI

MRI（magnetic resonance imaging；磁気共鳴画像）検査とは，X 線撮影や CT 検査のように X 線を使うことなく，強い磁石と電波を使い体内の状態を断層像として描写する検査のことである。大まかな原理は，人体を強い磁場の中に入れ，特殊な電波を与えると体内の水素原子はそれに反応してある信号を発生し，この信号をコンピュータで処理して，人体の内部を画像化するというものである。

従来は検査時間が非常に長いことが欠点であったが，近年は高速撮像法の導入により検査時間が大幅に短縮されている。

MRI の利点は被曝がないこと，優れた軟部組織分解能を有する画像が任意の断面で得られることである。特に脳や卵巣・前立腺などの骨盤内臓器，脊椎，四肢などの病巣に関しては，圧倒的な検査能力を持っている。腫瘍と隣接する脈管との関係や，後腹膜や脊椎腫瘍の脊柱管内への進展の判定，腫瘍内の脂肪含有や出血の有無といった内部性状の評価についても MRI の得意とするところである。

3 XP

単純 X 線写真は，極微量の X 線を体に当てて胸部・腹部・骨・

関節などを画像にする検査である。X 線は骨・筋肉・脂肪・空気といった人体のさまざまな構成組織を透過するが，その透過の割合は組織によって異なり，例えば骨は透過しにくいので写真上では白く，肺野などの空気は透過しやすいので写真上では黒く描出される。この点は CT と同様である。単純 X 線撮影は迅速かつ簡便にでき，CT と比べ被曝量はごくわずかであるので，スクリーニングの第一段階として行うことが多い検査である。

4 RI

放射性同位元素（radioisotope）を用いた検査のことを，核医学検査もしくは RI 検査と呼んでいる。PET 検査も核医学検査の 1 つである。核医学検査は，アイソトープで標識した薬剤（トレーサー）を体内に投与し，特定の臓器や組織に取り込まれたトレーサーが放射線を出すので，その放射線をガンマカメラや PET などの特殊な装置を用いて体外で測定し，体内での分布を画像化するというものである。核医学検査の種類は多岐にわたり，検査・対象臓器ごとに使用されるトレーサーが異なる。

代表的な核医学検査
● FDG-PET
⇒次項参照。
● 骨シンチ
使用されるトレーサーは ^{99m}Tc-HMDP など。悪性診断の骨転移の診断に有用。乳がん，前立腺がん，肺がんは骨転移の頻度が高いので，治療前のステージングの段階でも検査が行われることが多い。骨の代謝亢進に対しても非常に感度が高く，骨転移の病巣を検出することができる。
● 心筋血流シンチ
使用されるトレーサーは ^{99m}Tc-MIBI や ^{201}TlCl。冠動脈が狭窄すると心筋は虚血状態になり，冠血流が停止すると心臓は心筋梗塞に陥る。冠血流の分布を画像化したものが心筋血流シン

チであり，運動負荷を行ってから検査を行う場合もある。

● **脳血流シンチ**

使用されるトレーサーは ^{123}I-IMP など。脳血管の障害により引き起こされる脳の虚血状態を早期に検出することができる。また，脳梗塞に陥った部位の広がりの判定にも用いられる。その他，アルツハイマー病などの認知症の診断，てんかんの発作時の焦点検索にも有用な検査である。

● **肺血流シンチ**

使用されるトレーサーは ^{99m}Tc-MAA。肺塞栓症の診断に有用。肺がん手術前の肺血流評価や動静脈シャントの評価にも用いられる。

5 PET-CT

PET（positron emission tomography）検査は陽電子放出断層撮影法のことで，核医学検査の一種である。放射線同位元素を用いて，体の中の細胞の働きを断層画像として捉えることにより，病気の原因や病巣，病状を的確に診断することができる。

PET 検査という場合，一般に FDG-PET 検査を指すことが多い。使用されるトレーサーは ^{18}F-FDG である。腫瘍組織は一般的に増殖，代謝を盛んに行っており，そのために多くのブドウ糖を取り込む性質がある。この性質を利用し，ブドウ糖に類似した FDG に放射性同位元素を付けた薬剤を注射で体内に投与し約 1 時間後に撮影して，FDG が多く集まる部位を画像から特定することで腫瘍の有無，広がり，転移巣などを診断することができる。

CT や MRI 検査は病変の形態を画像化して診断するのに対し，PET 検査ではブドウ糖代謝などの機能から診断を行う。最近は PET 検査と CT 検査を同時に行える PET-CT が一般的になってきている。病変の形態に加え機能の状況を同時に診ることで，診断の精度を上げることができる。

PET-CT 検査は，がん診療において，全身を一度の検査で診ることができ，リンパ節や多臓器に移転したがんの有無の判断にも優れているため，病期診断には特に効果的である。また

病期診断以外にも,治療効果判定,治療後の再発診断等にも有効である。

(宮脇大輔,清水康之,大須賀彩希,佐々木良平)

3 検査所見

B 画像所見
2）異常所見画像

1 各臓器の腫瘍画像

1 脳腫瘍（膠芽腫）

● CT（図1）

左前頭葉内側に腫瘍（↓）を認め，側脳室を圧排している。Midline shift もみられる。周囲には浮腫性変化（▼）を伴っている。

● MRI（図2〜5）

左前頭葉に Gd-T1WI にて造影効果を有する腫瘍（↓）を認め，周囲脳実質には，T1WI で低信号，T2WI・FLAIR で高信号を呈する浮腫性変化（▼）を認める。

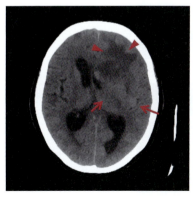

図1　CT

第2章 がん薬物療法のマネジメントに役立つ情報と活用法

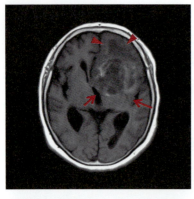

図2　MRI T1WI

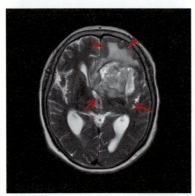

図3　MRI T2WI

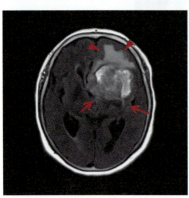

図4　MRI FLAIR

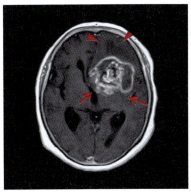

図5 MRI 造影 T1WI

2　転移性脳腫瘍

● 造影 MRI（図6〜8）

リング状の造影効果を有する腫瘍（↓）を大脳・小脳に複数認める。

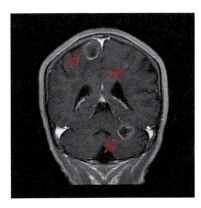

図6　MRI 造影 T1WI 冠状断像

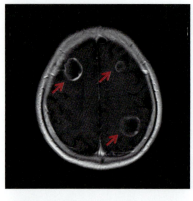

図7 MRI 造影 T1WI 水平断像

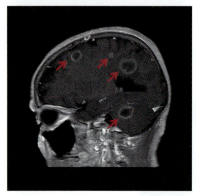

図8 MRI 造影 T1WI 矢状断像

3　肺がん

● 胸部単純 X 線写真正面像（図9）

左中肺野に結節を認め（↓），周囲には毛羽立ち様変化がみられる。

● CT（図10，11）

左肺 S3 に，縦隔・胸壁に接して辺縁やや不整な結節（↓）を認める。

● PET-CT（図12）

左肺の病変に一致して，FDG の高集積（↓）を認める。左肺門リンパ節（▼）への FDG 高集積も認める（▼）。

B 画像所見 2) 異常所見画像

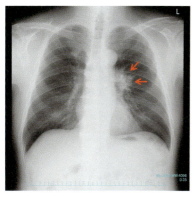

図9 胸部単純X線写真
（正面像）

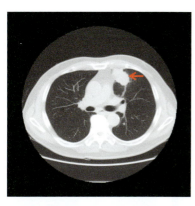

図10 胸部造影CT
（肺野条件）

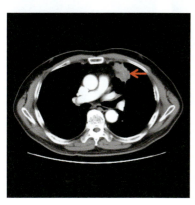

図11 胸部造影CT
（縦隔条件）

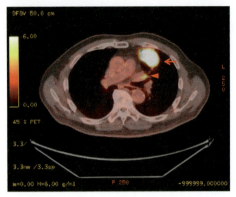

図12 PET-CT

4 乳がん

● マンモグラフィー（図 13, 14）

　左乳房に腫瘤（↓）を認め，広範に微細石灰化がみられる。

● 造影 MRI（図 15）

　左乳腺に造影剤で濃染する領域（↓）を認め，乳管に沿うように進展がみられる。

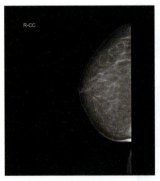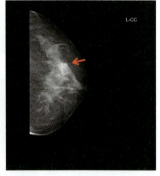

図 13　マンモグラフィー（CC 像）

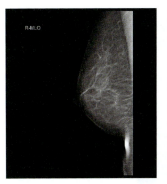
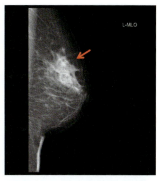

図14 マンモグラフィー(MLO像)

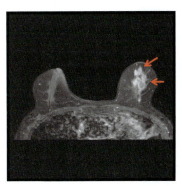
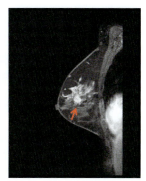

図15 MRI

5 膵がん

● 造影CT(図16, 17)

膵体尾部に早期相・平衡相にて周囲膵実質と比較して造影効果の乏しい腫瘤(↓)を認める。

● MRCP(図18)

膵体尾部で,膵管の不整・狭小化・途絶(▼)を認める。

● PET-CT(図19)

膵体尾部にFDGの高集積(↓)を認める。

第 2 章　がん薬物療法のマネジメントに役立つ情報と活用法

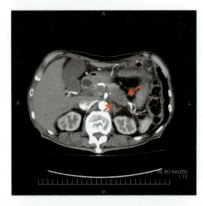

図 16　造影 CT 動脈相

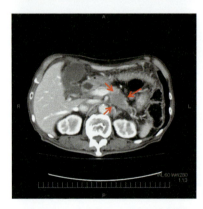

図 17　造影 CT 平衡相

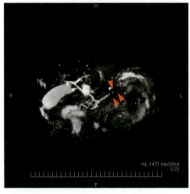

図 18　MRCP

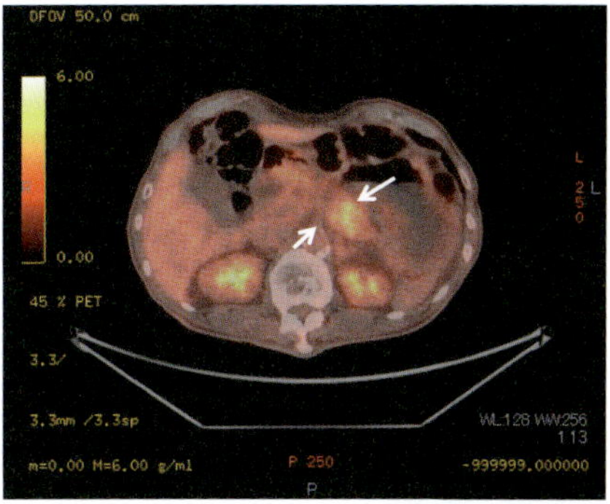

図19　PET-CT

6　肝がん

● CT（図20～23）

単純 CT で肝 S6 に正常肝実質より低吸収の腫瘍（↓）を認める。造影 CT 動脈相では早期濃染し，平衡相では wash out され正常肝実質より低吸収を呈している。

● EOB 造影 MRI 肝細胞相（図24）

周囲肝実質より低信号を呈する腫瘍（↓）を認める。

● 血管造影（図25）

肝後区域枝の末梢に腫瘍血管の増生と造影剤での濃染（↓）を認める。

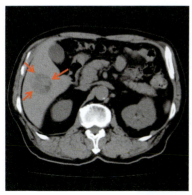

図20　腹部単純 CT

第2章　がん薬物療法のマネジメントに役立つ情報と活用法

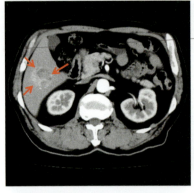

図 21　腹部造影 CT 動脈相

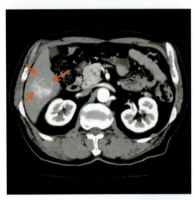

図 22　腹部造影 CT 門脈相

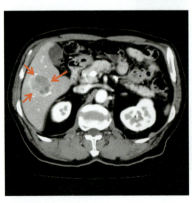

図 23　腹部造影 CT 平衡相

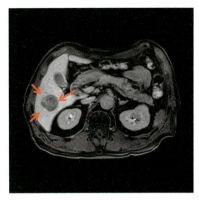

図 24 肝 EOB 造影 MRI 肝細胞相

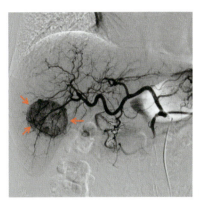

図 25 血管造影

7 腎がん

● CT（図 26～30）

単純 CT で右腎上極に，腎実質と等吸収の腫瘤（↓）を認める。周囲脂肪織には毛羽立ち様変化がみられる。造影 CT では早期相で濃染し，後期相で wash out している。下大静脈内にも腫瘍栓（▼）を認める。

● MRI（図 31，32）

右腎上極に内部が不均一な信号の腫瘤（↓）を認める。同様に下大静脈内にも腫瘍浸潤を認める。

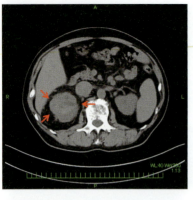

図26 腹部単純CT

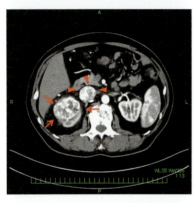

図27 腹部造影CT 早期相

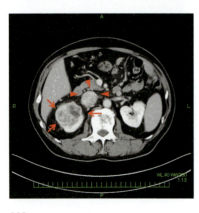

図28 腹部造影CT 後期相

B 画像所見 2) 異常所見画像

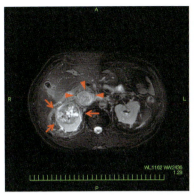

図29 MRI T2WI 水平断像

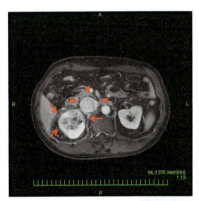

図30 脂肪抑制造影 T1WI 水平断像

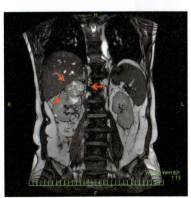

図31 MRI bFFE 冠状断像

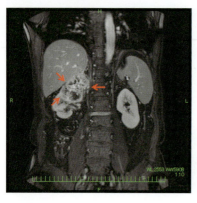

図32 脂肪抑制造影 T1WI 冠状断像

8　胃がん

● 造影 CT（図33, 34）

胃体部小彎側に濃染する壁肥厚（↓）を認める。

● 胃透視（図35）

胃体部小彎側に腫瘤影（↓）を認める。

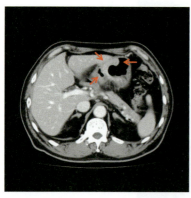

図33　腹部造影 CT

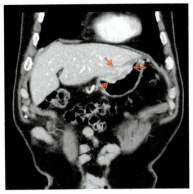

図 34 腹部造影 CT 冠状断像

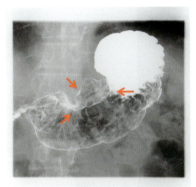

図 35 胃透視

9 直腸がん

● 造影 CT（図 36）

　直腸に淡い造影効果を受ける全周性の壁肥厚（↓）を認める。直腸周囲脂肪織には軽度の濃度上昇を認める。

● 注腸（図 37）

　直腸 Rb に全周性の狭窄像（apple-core sign）（↓）を認める。

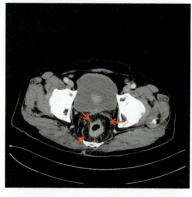

図36　造影 CT

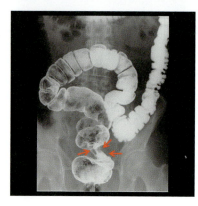

図37　注腸

10　子宮頸がん

● MRI（図38）

子宮頸部にT2WIにてやや高信号を呈する腫瘤（↓）を認める。膀胱・直腸への浸潤は認めない。ダグラス窩には少量の腹水（▼）を認める。

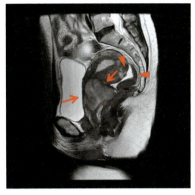

図 38　MRI T2 強調画像矢状断像

11　骨転移

● 骨シンチ（図 39）

仙骨右側に異常集積（↓）を認める。

● MRI（図 40）

仙骨右側に T1 強調画像にて低信号を呈する腫瘤（↓）を認める。

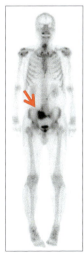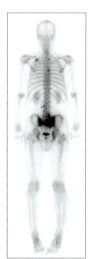

図 39　骨シンチ

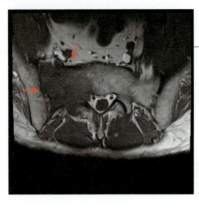

図40　MRI 水平断像

2　各リンパ節腫大

1　頸部リンパ節
● CT（図41, 42）

単純 CT にて，右頸部に筋肉と等吸収の腫瘤（↓）を認め，造影 CT では辺縁に淡い造影効果を受け内部は低吸収を呈している。

● MRI（図43, 44）

Gd 造影 T1 強調画像にて辺縁に造影効果を受け，内部は低信号を呈する腫瘤（↓）を認める。

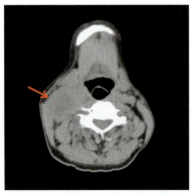

図41　頸部単純 CT

かかりつけ薬剤師も読んでる！

Rx Info
調剤と情報

監修 日本薬剤師会

大型特集続々登場！

- **10月号** 現場で活かせる認定資格
- **11月号** 検査値を活かす！便利ツール
- **12月号** もしかして、それってフレイル？

※特集タイトル、内容、および時期については変更となる場合がございます。

毎月1回 1日発行

A4変型判

1冊
1,560円（税別・送料別）

年間購読料（12冊）
18,720円（税別・送料当社負担）

バックナンバーを試しにお読みいただけます！

じほう試読 検索

株式会社じほう http://www.jiho.co.jp/

〒101-8421 東京都千代田区猿楽町1-5-15 猿楽町SSビル／ TEL 03-3233-6333 FAX 0120-657-769
〒541-0044 大阪市中央区伏見町2-1-1 三井住友銀行高麗橋ビル／ TEL 06-6231-7061 FAX 0120-189-015

薬物療法の最新情報！

月刊 薬事

大型特集続々登場！

10月号 副作用情報を収集・活用する！

11月号 こんなときの製剤学

12月号 せん妄、こんなときどうする？

※特集タイトル、内容、および時期については変更となる場合がございます。

毎月1回 1日発行　A4変型判

1冊 **2,000円**（税別・送料別）

年間購読料（12冊） **24,000円**（税別・送料当社負担）

バックナンバーを試しにお読みいただけます！

じほう試読　検索

株式会社じほう　http://www.jiho.co.jp/

〒101-8421 東京都千代田区猿楽町1-5-15 猿楽町SSビル／TEL 03-3233-6333　FAX 0120-657-769
〒541-0044 大阪市中央区伏見町2-1-1 三井住友銀行高麗橋ビル／TEL 06-6231-7061　FAX 0120-189-015

B 画像所見2）異常所見画像

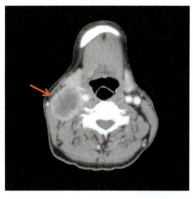

図42　頸部造影CT

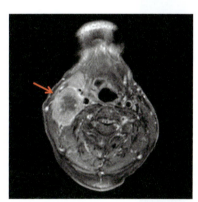

図43　頸部造影MRI水平断像

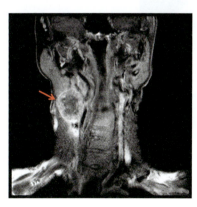

図44　頸部造影MRI冠状断像

第 2 章　がん薬物療法のマネジメントに役立つ情報と活用法

2　腋窩リンパ節
● 胸部造影 CT（図 45）
　右腋窩に腫大したリンパ節（↓）を認める。

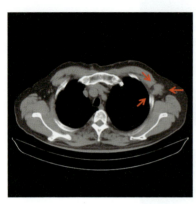

図 45　胸部単純 CT

3　縦隔リンパ節
● 胸部造影 CT（図 46）
　気管腹側に腫大したリンパ節（↓）を認める。

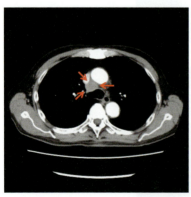

図 46　胸部造影 CT

4 腹部リンパ節

● 腹部造影 CT（図 47）

腹腔動脈周囲に癒合した複数の腫大リンパ節（↓）を認める。

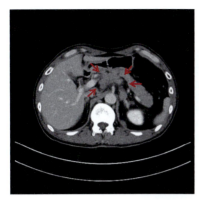

図 47　腹部造影 CT

5 骨盤内リンパ節

● 骨盤部造影 CT（図 48）

左外腸骨動静脈（▼）の周囲に 2 個の腫大したリンパ節（↓）を認める。

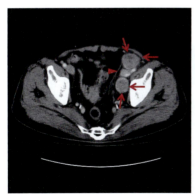

図 48　骨盤部造影 CT

3 胸膜播種

1 がん性胸膜炎

● 胸部造影 CT（図 49）

右胸水貯留を認める。胸膜には播種結節（↓）を認める。

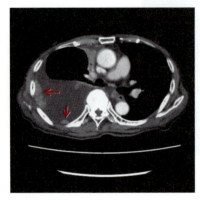

図 49　胸部造影 CT

2 がん性腹膜炎

● 腹部造影 CT（図 50）

腹水を認める。腸間膜には複数の結節（↓）を認め，播種性病変と思われる。

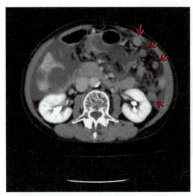

図 50　腹部造影 CT

4 間質性肺炎

● 胸部単純 X 線写真（立位正面像）（図 51）
両肺野に淡い濃度上昇域を認める。
● 胸部単純 CT（図 52）
両肺野にすりガラス状の濃度上昇と網状影を認める。

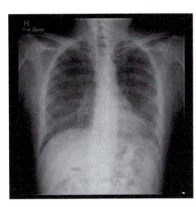

図 51　胸部単純 X 線写真
　　　（立位正面像）

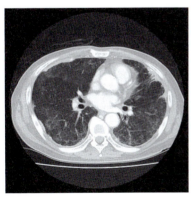

図 52　胸部単純 CT

5 細菌性肺炎

● **胸部単純 X 線写真（立位正面像）（図 53）**
　左中肺野に浸潤影（↓）を認める。
● **胸部単純 CT（図 54）**
　左上葉に区域性に広がる浸潤影（↓）を認める。

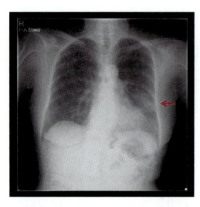

図 53　胸部単純 X 線写真

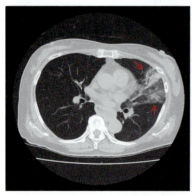

図 54　胸部単純 CT

6 イレウス

● **腹部造影 CT（図 55）**
拡張した小腸（↓）内に液貯留，液面形成（▼）を認める。

● **腹部単純 X 線写真（立位正面像）（図 56）**
消化管の拡張を認め，ニボー像（▼）も認める。イレウスチューブが留置されている。

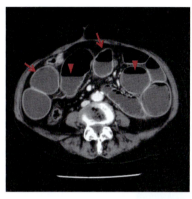

図 55　腹部造影 CT

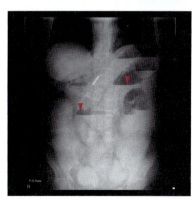

図 56　腹部単純 X 線写真

7 消化管穿孔

● **腹部単純 CT（図 57）**

肝表面や消化管周囲に複数の低吸収域（air density）を認める（↓）。Free air の像である。

● **腹部単純 X 線写真（立位正面像）（図 58）**

右横隔膜下に低吸収域（↓）を認める。

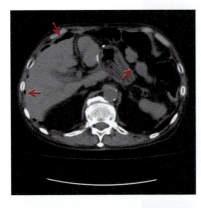

図 57　腹部単純 CT

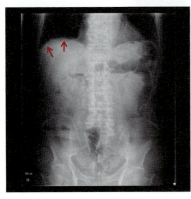

図 58　腹部単純 X 線写真

8 水腎・水尿管

● 腹部造影 CT(図 59, 60)

右腎盂(↓)・尿管(▼)の拡張がみられる。

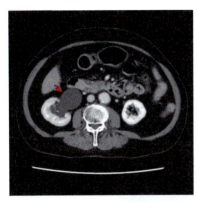

図 59 腹部造影 CT

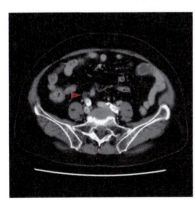

図 60 腹部造影 CT

(宮脇大輔,清水康之,佐々木良平)

④ 投与量設計に役立つ指標

本項では，以下の略語を用いて解説する。付表を活用するうえでも併せて参照していただきたい。

■ 本項で使用する略語一覧

略語	名称
Ab	体内薬物量
Ae	尿中未変化体薬物排泄率
AUC	血中薬物濃度―時間曲線下面積
AUC_{iv}	静脈内投与時の AUC
AUC_{po}	経口投与時の AUC
Bc	血球中総薬物濃度
B/P	全血液中薬物濃度/血漿中薬物濃度
C_a	動脈血中薬物濃度
C_b	血中総薬物濃度
CL	クリアランス
CL_f	遊離形薬物濃度から算出されたクリアランス
CL_{eR}	腎外クリアランス
CL_H	肝クリアランス
CL_{intH}	肝固有クリアランス
CL_{intR}	腎固有クリアランス
CL_{intX}	臓器 X の固有クリアランス
CL_{po}	経口クリアランス
CL_{pof}	遊離形薬物濃度から算出された経口クリアランス
CL_R	腎クリアランス
CL_{Rpo}	経口腎クリアランス
CL_{tot}	全身クリアランス
CL_{totf}	血中遊離形薬物濃度から算出された全身クリアランス
CL_X	臓器 X のクリアランス
C_{max}	最高血中濃度

略語	名称
Cp	血漿(血清)中総薬物濃度
Cp_b	血漿(血清)中結合形薬物濃度
Cp_f	血漿(血清)中遊離形薬物濃度
Cp_{ss}	定常状態の血中総薬物濃度
Cp_{ssave}	定常状態の平均総薬物濃度(繰り返し投与)
Ct_b	細胞内液中結合形薬物濃度
Ct_f	細胞内液中遊離形薬物濃度
D	投与薬物量
E_H	肝抽出率
E_R	腎抽出率
E_x	臓器Xにおける抽出比(血中薬物濃度の低下比)
F	バイオアベイラビリティ
F_a	吸収率
fuB	血漿中薬物遊離形分率
fuT	組織中薬物遊離形分率
Ht	ヘマトクリット値
k_{el}	消失速度定数
Q_H	肝血流速度
Q_R	腎血流速度
Q_X	臓器Xに流れる血流速度
$t_{1/2}$	半減期
Vd	分布容積
Vd_f	血中遊離形薬物濃度から算出された分布容積
V_p	細胞外液量(脈管液+細胞間液)
V_T	細胞内液量

1 はじめに

全身適応を目的とした薬物療法では,期待する効果を得るために,適切な薬剤を適切な用法・用量で投与する必要があり,これらは患者の状態(臓器機能障害,年齢,肥満,併用薬など)によって変わる。

抗悪性腫瘍薬の場合，効果と副作用のそれぞれの用量反応曲線が近い（安全域が狭い）といわれている。また，副作用が他の薬剤と比較して重篤な場合があり，投与量を設計する場合には他の薬剤よりも注意が必要となる。

薬物が効果あるいは副作用を発現するためには，全身循環血で目標となる標的組織に到達し，効果の引き金となる構造体と結合する必要がある。組織中では蛋白と結合した結合形薬物と蛋白と結合していない遊離形薬物が平衡状態にあり，効果の引き金となる構造体と結合する薬物は，組織中の遊離形薬物である。組織中の遊離形薬物濃度が効果・副作用と比例している。組織中の遊離形薬物濃度は血中の遊離形薬物濃度と平衡状態にあるため，血中遊離形薬物濃度が効果・副作用の発現と関係していることになる。そしてこの関係性は，抗悪性腫瘍薬を含むすべての薬物にあてはまる。投与する薬剤の用法・用量を適切に設定するためには，血中の遊離形薬物濃度を基に考える必要がある。血中遊離形薬物濃度の変化を把握・推察するための各パラメータや考え方を提示しているのが臨床薬物動態情報である[1]。

2 臨床薬物動態の基本パラメータ

血中遊離形薬物濃度の変化を把握・推察するためには，基本パラメータを収集する必要がある。基本パラメータは，F, Vd, CL, Ae, fuB である。これらに B/P 比の情報を収集することで，CL と Vd の変動要因を明らかにすることができる。これらのパラメータは，投与剤形や投与経路，病態，相互作用などによって独立して変化する。一方，k_{el} は Vd と CL の相対関係で決定されるパラメータであるため，基本パラメータには含めず，二次的パラメータと考える。

1 バイオアベイラビリティ（F）

全身作用を期待する薬物は全身循環血中に到達した薬物量が薬物治療に関与する。しかし，血管外に投与された薬物がすべて全身循環に到達するとは限らず，吸収過程や肝臓や消化管上

皮での代謝によって全身循環血中に到達する薬物量は減少する。血管外に投与された薬物量と全身循環血中に到達した薬物量を関係づける定数を F と呼び，以下の式で定義される。

> 全身循環血中に到達した薬物量＝F・D

ここで「D」は，投与された薬物量である。静脈内投与した場合は，投与された薬物量がすべて全身循環に到達するため，F＝1 となる。

2　分布容積（Vd）

全身循環に到達した薬物は各臓器・組織に分布するが，各臓器・組織への分布は一様ではなく，局在している臓器もあれば，分布していない臓器もある。全身に分布した体内薬物量と C_b を関係づける定数を Vd と呼び，以下の式で定義される。

> 体内薬物量＝Vd・C_b

抗体製剤のように血液にのみ分布する場合は，Vd は血液量とほぼ同じになる。また，組織との結合率が高い薬物では，Vd は全体液量よりも大きくなる。

3　クリアランス（CL）

薬物は主に肝臓で代謝されたり，腎臓から排泄されることで体内から消失する。消失する速度は C_b に比例し，この比例定数を CL と呼び，以下の式で定義される。

> 消失速度＝CL・C_b

この関係式は，各臓器での消失速度にもあてはめることができ，以下のように表現することができる。

> 肝臓での消失速度＝CL_H・C_b
> 腎臓での消失速度＝CL_R・C_b
> 臓器 X での消失速度＝CL_X・C_b

これらすべての消失速度の総和が，全身での消失速度になり，CL_{tot} を用いて以下のように表現することができる。

$$\text{全身での消失速度} = CL_{tot} \cdot C_b = CL_H \cdot C_b + CL_R \cdot C_b + CL_X \cdot C_b$$

この式より，CL_{tot} は，各臓器の CL の総和であると表現できる。

$$CL_{tot} = CL_H + CL_R + CL_X$$

上記の消失速度と CL の関係式を時間で積分すると以下の式で表現できる。

$$\text{肝臓から消失した薬物量} = CL_H \cdot AUC$$
$$\text{腎臓から消失した薬物量} = CL_R \cdot AUC$$
$$\text{臓器 X から消失した薬物量} = CL_X \cdot AUC$$

これらのすべての総和が全身から消失した薬物量となり，全身での消失速度と CL_{tot} の関係式を時間で積分したものと同じとなる。

$$\text{全身から消失した薬物量} = CL_{tot} \cdot AUC$$
$$= CL_H \cdot AUC + CL_R \cdot AUC + CL_X \cdot AUC$$

全身から消失した薬物量は，全身循環に到達した量といい換えることができるため，以下のように表現することができる。

$$\text{全身循環に到達した薬物量} = F \cdot D = CL_{tot} \cdot AUC$$

$F=1$ となる静脈内投与後の AUC と投与量より CL_{tot} は算出することができる。

腎臓から消失した薬物量は尿中に未変化体で排泄された薬物量である。また，CL_R は，以下の式で表現できることから，単位時間あたりの AUC と尿中に未変化体で排泄された薬物量の比から算出することができるため，経口投与後の AUC を用いることができる。

$$CL_R = AUC / \text{腎臓から消失した薬物量}$$

4 尿中未変化体薬物排泄率 (Ae)

CL_{tot} は各臓器の CL の総和で表現できる。

$$CL_{tot} = CL_H + CL_R + CL_X$$

しかし、尿中へ未変化体で排泄された薬物量以外は測定することができないため、CL_{tot} は CL_R と CL_{eR} の和として表現される。

$$CL_{tot} = CL_R + CL_{eR}$$

この式より、

尿中へ未変化体で排泄された薬物量/全身からの消失量
尿中へ未変化体で排泄された薬物量/全身循環へ到達した薬物量
$= CL_R/CL_{tot}$

となることから、静脈内投与した場合にのみ、以下の式が成立する。

尿中へ未変化体で排泄された薬物量$/D = CL_R/CL_{tot}$
$CL_R = ($尿中へ未変化体で排泄された薬物量$/D) \cdot CL_{tot}$

ここでの、静脈内投与した投与量に対する尿中へ未変化体で排泄された薬物量の比を Ae と呼ぶ。CL_{tot} から CL_R を引いた CL が CL_{eR} となり、一般に CL_{eR} を CL_H としている。

5　血漿中薬物遊離形分率（fuB）

多くの薬剤は、血液中でアルブミンや $α_1$-酸性糖蛋白（AAG）、リポ蛋白などと結合して存在しており、結合形薬物と遊離形薬物が平衡状態にある。血中の全薬物に対する遊離形薬物量の比率を fuB と呼ぶ。fuB が高いほど蛋白結合率が低く、fuB が低いほど蛋白結合率が高いことを表わす。fuB は病態や相互作用によって変化する可能性があるが、特に fuB が小さい薬物ほどその変動率は大きい。

fuB 1％の薬物が2％上昇した場合の変化率は300％であり、このように fuB が低い（20％未満）薬物を binding sensitive と呼ぶ。一方、fuB 50％の薬物が2％上昇した場合の変化率は104％であり、この変化は臨床上ほとんど問題になることはなく、fuB は変化しないと考えることができる。このように fuB

が大きい薬物（20％以上）を binding insensitive と呼ぶ。

6 全血中薬物濃度/血漿中薬物濃度比（B/P 比）

血液中総薬物濃度や血液中遊離形薬物濃度は，血球成分を含めた全血液を対象としているが，多くの研究結果では Cp を検討している。薬物が血球に分布しない場合であれば，Cp から求められたパラメータは正確である。しかし，薬物が血球にも分布している場合には，求められたパラメータが大きく見積もられている可能性がある。全血中薬物濃度に変換するためのパラメータが B/P 比である。

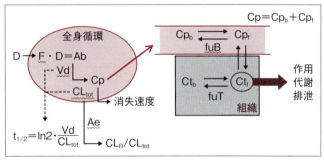

図1　薬物動態学的パラメータ

3 分布容積の変動要因

薬物は細胞外液（V_p 量：成人では 12 L）と細胞内液（V_T 量：成人では 24 L）に分布し，この両者は平衡状態にある。

$$Vd = V_p + (fuB/fuT) \cdot V_T$$

体内薬物量の 70％以上が細胞外液に分布する場合は，主に細胞外液にのみ分布していると考えて，以下のように表現することができる。

$$Vd = V_p$$

一方，体内薬物量の 70％以上が細胞内液に分布する場合は，

主に細胞外液にとどまらず，細胞内液にも分布していると考えて，以下のように表現することができる。

$$V_d = (f_{uB}/f_{uT}) \cdot V_T$$

また，体内薬物量の 30〜70％が細胞内液に分布する場合は，Vd に明確な変動要因はなく変化しにくいと考えて，以下のように表現できる。

$$V_d = V_d$$

4 クリアランスの変動要因

CL_{tot} は CL_R と CL_{eR} の和で表現できる。ここで，一般に CL_{eR} を CL_H としている。

$$CL_{tot} = CL_R + CL_{eR}$$

Ae が 70％以上であれば，主に腎臓から未変化体で尿中に排泄されると考えて，以下のように考えることができる。

$$CL = CL_R$$

一方，Ae が 30％未満であれば，主に腎臓以外で代謝・排泄されると考え，この場合一般に肝臓での代謝・排泄と考える。

$$CL = CL_H$$

また，Ae が 30〜70％の場合は，腎臓と肝臓の両方の臓器で消失するものを考える。

$$CL = CL_H + CL_R$$

5 臓器クリアランスの変動要因

全身循環に到達した薬物は組織中に分布した後に，血流によって各臓器に運ばれる。分布した薬物は肝臓では代謝され，腎臓では未変化体として尿中に排泄され体から消失する。これ

らの過程には，①各臓器に運ばれる速度（血流速度），②組織に分布する速度，③各臓器で消失する速度が含まれており，薬物の消失はこれらのうち最も遅い過程（律速過程）が臓器の消失速度となる。通常，②は非常に速いため律速過程とはならない。①と③のどちらが律速過程となるかは薬物の各臓器での抽出比で判断することができる。

臓器 X に運ばれる速度＝$Q_X \cdot C_a$
臓器 X での消失する速度＝$CL_X \cdot C_a$

E_X は，この両者の比をとることで求めることができる。

$E_X = CL_X \cdot C_a / Q_X \cdot C_a = CL_X / Q_X$

E_X が 0.7 より大きいと，臓器に運ばれる速度（血流速度）が律速過程となり，血流速度が CL となる。血流律速あるいは血流依存性（flow limited）と呼ぶ。

$CL_X = Q_X$

一方，E_X が 0.3 未満では，臓器での消失する速度が律速過程となる。消失能律速あるいは消失能依存性（capacity limited）と呼ぶ。

$CL_X = fuB \cdot CL_{intX}$

また，E_X が 0.3～0.7 の場合は，臓器 CL が以下のように表現されるため，特定の変動要因を持たず変化しにくいと考える。

$CL_X = (Q_X \cdot fuB \cdot CL_{intX}) / (Q_X + fuB \cdot CL_{intX}) = CL_X$

成人における肝臓と腎臓の全血流量は以下のとおりである。
肝臓の全血流量：1,600 mL/min
腎臓の全血流量：1,200 mL/min
Ht（簡易的に 0.5）を考慮することで血漿流量は以下のとおりである。
肝臓の血漿流量：800 mL/min
腎臓の血漿流量：600 mL/min

6 経口クリアランスの変動要因

薬物が経口投与された場合は，消化管での吸収・代謝，肝臓での初回通過効果の影響を受け，投与量にFをかけた薬物量（F・D）が全身循環血に到達する。経口投与量と経口投与後のAUCpoとの関係式は以下のとおりである。

$$F \cdot D = CL_{tot} \cdot AUC_{po}$$

この式から以下となり，経口投与量と経口投与後のAUCとの比例定数をCL_{po}と呼ぶ。

$$D = (CL_{tot}/F) \cdot AUC_{po} = CL_{po} \cdot AUC_{po}$$

1 主に腎臓から消失する薬物

初回通過効果を受けずに全身循環に到達し，体内に分布してから腎臓で排泄される。そのため，静脈内投与時と同様にE_Rをもとに考えることができる。

● $E_R < 0.3$ の場合

$$CL_{po} = fuB \cdot CL_{intR}/F_a$$

● $E_R > 0.7$ の場合

$$CL_{po} = Q_R/F_a$$

2 主に肝臓から消失する薬剤

全身循環血中に到達する前に初回通過効果を受ける。

● $E_H < 0.3$ の場合

肝抽出比が小さい（$E_H < 0.3$）場合には，門脈血中から運ばれる薬物は初回通過効果でもほとんど代謝を受けずに全身循環血中に到達し，体内に分布する。そのため，静脈投与時と同様に考えることができる。

$$CL_{po} = fuB \cdot CL_{intH}/F_a$$

● $E_H > 0.7$ の場合

肝抽出比が大きい（$E_H > 0.7$）場合，初回通過効果での律速過程を考えると，門脈血中には薬物が高濃度含まれており，一般に，門脈の血流速度が律速過程になることはなく，肝臓での消失する速度が律速過程となる。

$$CL_{po} = fuB \cdot CL_{intH}/F_a$$

このように，肝代謝型薬物は E_H によらず，CL_{po} は，肝臓での消失能に相当する。

7 遊離形薬物濃度の変動要因

Ab および体内からの消失速度を C_b を基に規定する比例定数として，それぞれ Vd・CL と定義した。しかし，効果・副作用の発現に関係しているのは Cp_f であるため，Cp_f を基に規定する比例定数を考える必要がある。Ab を Cp_f で規定するための比例定数を Vd_f とする。

総薬物濃度を基に説明：$Ab = Vd \cdot Cp$
遊離形薬物濃度を基に説明：$Ab = Vd_f \cdot Cp_f = Vd_f \cdot fuB \cdot Cp$
$Vd_f = Vd/fuB$

このように，総薬物濃度に基づく Vd を fuB で割った値となる。また，体内からの消失速度を Cp_f で規定するための比例定数を CL_f とする。

総薬物濃度を基に説明：消失速度 $= CL_x \cdot Cp$
遊離形薬物濃度を基に説明：消失速度 $= CL_{xf} \cdot Cp_f = CL_{xf} \cdot fuB \cdot Cp$
$CL_{xf} = CL_x/fuB$

このように，総薬物濃度に基づく臓器 CL を fuB で割った値となる。これらのように，総薬物濃度と Cp_f のそれぞれの変動要因が異なる。特に fuB が 0.2 未満の薬物（binding sensitive）では，その変化率が大きいため，総薬物濃度と Cp_f の間に大きな乖離が生じる可能性がある。

以上をまとめると，分布容積の変動要因は Vd 値と fuB によって異なる。また，臓器クリアランスおよび経口クリアランスの変動要因は Ae，E_X，fuB によって異なる（**表1〜3**）。

■ 表1 分布容積の変動要因

Vd	Vd	Vd_f
<20 L	V_p	V_p/fuB
20〜50 L	Vd	Vd
>50 L	(fuB/fuT)・V_T	V_T/fuT

■ 表2 肝代謝型薬物（Ae<0.3）の全身クリアランスと経口の変動要因

E_H	CL_{tot}	CL_{totf}	CL_{po}	CL_{pof}
<0.3	fuB・CL_{intH}	CL_{intH}	fuB・CL_{intH}/F_a	CL_{intH}/F_a
0.3〜0.7	CL_H	CL_{Hf}	fuB・CL_{intH}/F_a	CL_{intH}/F_a
>0.7	Q_H	Q_H/fuB	fuB・CL_{intH}/F_a	CL_{intH}/F_a

■ 表3 腎排泄型薬物（Ae>0.7）の全身クリアランスと経口の変動要因

E_R	CL_{tot}	CL_{totf}	CL_{po}	CL_{pof}
<0.3	fuB・CL_{intR}	CL_{intR}	fuB・CL_{intR}/F_a	CL_{intR}/F_a
0.3〜0.7	CL_R	CL_{Rf}	CL_R/F_a	CL_{Rf}/F_a
>0.7	Q_R	Q_R/fuB	Q_R/F_a	Q_R/(fuB・F_a)

Binding insensitive（fuB>0.2）の特徴を持つ薬物では，fuB が変動要因に含まれない。

8 疾患・病態における薬物動態変化の推定

臓器障害や高齢者などで血中濃度推移が変化する場合がある。これは，**表1〜3**の変動要因に何らかの変化が生じた結果である。疾患や病態によっていずれの変動要因にどのような変化が起きるかは異なる。血中薬物濃度が変化したら，あるいは変化することが予想されるのであれば，変化する前の血中薬物濃度になるように用法・用量を調整する必要がある。しかし，

fuBの小さい（fuB<0.2）薬物では，総薬物濃度と遊離形薬物濃度の変化が異なる場合があるため，総薬物濃度に基づく用法・用量の調整では，変化前の血中遊離形薬物濃度にならない場合がある。そのため，fuBの小さい薬物では，遊離形薬物濃度の変化を推定して，投与量調整を行う必要がある。

1 肝機能障害

■ 表4

臨床症状	影響を受ける変動要因
肝血流量の低下	Q_Hの低下
肝実質細胞の変化	CL_{intH}の低下
血漿アルブミン濃度の低下	fuBの上昇
浮腫や腹水による体液貯留	V_pの増加
胆汁うっ滞	CL_{intH}の低下
高ビリルビン血症	fuBの上昇

　肝クリアランス低下の程度を予測する臨床検査値は存在しない。したがって，可能性を推定しながら，患者を注意深くモニターする必要がある。

2 腎機能障害

■ 表5

臨床症状	影響を受ける変動要因
腎機能の低下	Q_Rの低下，CL_{intR}の低下
血漿アルブミン濃度の低下	fuBの上昇
$α_1$-酸性糖蛋白濃度の上昇	fuBの低下
浮腫や腹水による体液貯留	V_pの増加
肝臓での代謝能の低下	CL_{intH}の低下

　一般に腎クリアランスは糸球体濾過速度（GFR）に比例して低下する。また，腎機能障害時にはAAG濃度が上昇するため，fuBが小さく（fuB<0.2），AAGと結合する薬物ではfuBの低下が引き起こされる。AAG濃度は，外傷，手術，熱傷，心筋梗塞，腫瘍，炎症性疾患，感染症，高齢者で上昇する。ま

た，腎機能障害時に CL_{intR} の低下以上に CL_{tot} が低下していることがある。これは，肝実質の障害あるいは肝臓の酵素との親和性の低下が考えられる。

3 心不全

■ 表6

臨床症状	影響を受ける変動要因
心拍出量の低下	Q_H の低下，Q_R の低下
浮腫による体液貯留	V_p の増加
肝実質の変性	CL_{intH} の低下
腎機能の低下	CL_{intR} の低下
血漿アルブミン濃度の低下	fuB の上昇
$α_1$-酸性糖蛋白濃度の上昇	fuB の低下

抗がん薬によっても引き起こされる左室不全では，心拍出量の低下，浮腫による体液貯留，低アルブミン血症などを引き起こす。

4 高齢者

■ 表7

臨床症状	影響を受ける変動要因
総体液量の低下	V_p の低下，V_T の低下
体脂肪量の低下	fuT の低下

上記以外に高齢者では年齢に応じて，腎機能・肝機能・心拍出量の低下がみられる。

5 肥満

抗がん薬の投与量は体重もしくは体表面積あたりで計算される。肥満患者の場合においても，実体重において計算された投与量を投与するべきと報告されている[2]。この中では以下のように述べている。

①殺細胞性抗がん薬を投与する場合は，実体重に基づく投与量で投与するべきである。肥満者（BMI＞25 kg/m^2）と非肥

満者とを比較して，短期および長期的な毒性が増えるというエビデンスはない。病的肥満患者（BMI>40 kg/m^2）においては十分なエビデンスはないが実体重による投与量で投与するべきである。特に治癒を目的とする場合は，肥満のみを理由に減量することで治療強度が低下し，生存率の低下を招く可能性がある。

②重篤な副作用が出現した場合に減量を行う場合は，非肥満患者と同様の基準で行う。

③実体重に基づいて計算しない薬剤として，カルボプラチン，ブレオマイシン，ビンクリスチンがある。

カルボプラチン：投与量を目標 AUC から算出する場合に用いる Calvert の式〔投与量＝目標 AUC×（GFR＋25）〕では，GFR の上限が 125 mL/min に設定されている。

ブレオマイシン：精巣腫瘍に対する BEP 療法の場合は 30 mg（30 U）が固定投与量である。（米国ではブレオマイシン硫酸塩で平均 0.585 mg/U，わが国ではブレオマイシン塩酸塩で平均 0.607 mg/mgであり，1 U≒1 mg と考えて差支えない）

ビンクリスチン：悪性リンパ腫に対する R-CHOP，CHOP，CVP 療法の場合は 2 mg を上限とする。

④体表面積の計算は，標準的な計算式（Mosteller, DuBois and Dubois, Haycock, Gehan and George, Boyd formulas）を用いる。いずれかの計算式を推奨することはできない。

⑤肥満患者を対象とした抗がん剤の体内動態を検討した報告は限られている。肝クリアランスに関係する肝血流量は肥満患者では変化するが影響は不明である。また，腎クリアランスに関係する腎臓での糸球体濾過や尿細管分泌・再吸収の変化は不明である。抗がん薬の肥満患者に対する CL と Vd が報告されている[3]。体表面積で補正した CL および Vd には肥満患者と非肥満患者の間に有意な差はない。

9 臨床薬物動態の基本パラメータの収集

Vd と CL の変動要因を薬物毎に特徴づけるためには，各薬物の臨床薬物動態の基本パラメータを収集する必要がある。こ

れらの情報を収集するためには，対象薬物のインタビューフォーム，独立法人医薬品医療機器総合機構のホームページにおける「医療用医薬品情報検索 (http://www.pmda.go.jp/PmdaSearch/iyakuSearch/)」にて公開されている製造販売承認時の審査報告書および申請資料概要を用いることができる。さらにこれらの情報源から，静脈投与時のパラメータや B/P 比を見出すことができなかった場合には，Pubmed (http://www.ncbi.nlm.nih.gov/pubmed) によって検索した文献，あるいは文献1) の付表 (http://pub.maruzen.co.jp/book_magazine/rinsho_yakubutsu/fuhyo/) より情報を得ることができる。

基本パラメータの算出は以下のとおり行うことができる。F, CL, Ae は静脈内投与の検討でなければいけない。体重あるいは体表面積あたりで表記されている場合は，体重 60 kg, 対表面積 1.6 m^2 として計算した。

1 バイオアベイラビリティ (F)

同一被験者で検討した AUC_{iv} と AUC_{po} の比で算出する。

```
F＝AUC_po/AUC_iv
```

2 分布容積 (Vd)

急速静脈投与後の C_{max} と投与量 (D) より算出する。あるいは CL と $t_{1/2}$ より算出する。

```
Vd＝D/C_max
Vd＝CL・ln2/t_1/2
```

3 クリアランス (CL)

AUC_{iv} を用いて，以下の式より算出する。

```
CL＝D/AUC_iv
```

CL_R と Ae から算出する。

$$CL = CL_R / Ae$$

4　尿中未変化体薬物排泄率（Ae）

静脈投与後の Ae と静脈内投与量（D）の比から算出する。未変化体尿中排泄量の採取時間は，半減期の4倍以上でなければいけない。

$$Ae = 未変化体尿中排泄量 / D$$

また，CL_R と CL_{tot} の比から算出する。この場合の CL_R は経口投与後の CL_R でもよい。

$$Ae = CL_R / CL_{tot}$$

5　血漿中薬物遊離形分率（fuB）

蛋白結合率で表現されている場合は，以下の式とする。また，薬物濃度により飽和が生じる場合は，実臨床に近い薬物濃度域の値を使用する。

$$fuB = 1 - 蛋白結合率$$

6　全血中薬物濃度／血漿中薬物濃度比（B/P比）

血球中総薬物濃度／血漿中薬物総薬物濃度比（Bc/P）が測定されている場合は，次式より B/P 比を推定する。ここで，Ht は簡易的に 0.5 として計算している。

$$B/P 比 = Ht \cdot [(Bc/P) - 1] + 1$$

また，血球移行率が測定されている場合には，次式より B/P 比を推定する。

$$B/P 比 = (1 - Ht) / [1 - (血球移行率)]$$

以上の資料および算出方法により求めた抗悪性腫瘍薬の基本パラメータを本項のおわりに付表として掲載した。

10 特定薬剤治療管理料（TDM）対象薬物

抗悪性腫瘍薬の中で，メトトレキサートとイマチニブがTDM対象薬物として指定されている。

1 メトトレキサート

Aeが84％であり腎排泄型，fuBが0.78でありbinding insensitiveなため，CLとCL$_f$の変動要因はともにCL$_{intR}$であり，総薬物濃度として測定した値から，遊離形薬物濃度の変化を推定することができる。

メトトレキサート・ロイコボリン救援療法の際に，メトトレキサートは通常，1回100～300 mg/kgを約6時間で点滴静注する。メトトレキサートの副作用軽減の目的で，投与開始後24時間，48時間，72時間にTDMを実施してロイコボリンを投与する。

2 イマチニブ

Aeは5％で肝代謝型薬物である。fuBが0.05でbinding senseitiveであり，主にAAGとアルブミンと結合する。そのため，結合蛋白濃度の変化によってfuBが変化する可能性がある。イマチニブは慢性骨髄性白血病ではトラフ値が1,000 ng/mL以上[4]，消化管間質腫瘍では1,100 ng/mL[5]が目標濃度とされている。この目標濃度は総薬物濃度であり，遊離形薬物濃度の変化を考える必要がある。腎機能障害患者[6]と肝機能障害患者[7]を対象としたイマチニブの体内動態が報告されている。

● **腎機能障害**[6]

軽度腎機能障害では，AUCが1.51倍上昇している。この機序はfuBがほぼ変化ない（0.98倍）ことから，CL$_{intH}$のみが低下（0.68倍）したと考えられる。このことから，遊離形薬物濃度も総薬物濃度の変化と同様と考えられる。また，中等度腎機能障害では，AUCが2.01倍上昇している。この機序は，腎機能低下に伴うAAG濃度上昇によるfuBの低下（0.75倍）とCL$_{intH}$の低下（0.66倍）が同時に起きている。この場合，総薬物濃度が2.01倍上昇しているのに対して，遊離形薬物濃度は

1.52倍しか上昇していない。腎機能低下患者では，総薬物濃度に基づいて減量すると，過剰に減量してしまう可能性がある。

● 肝機能障害[7]

軽度および中等度肝機能障害では，肝代謝型薬剤にもかかわらずAUCが低下している。fuBの報告はないが，CL_{intH}が上昇するとは考えにくいため，AAGやアルブミン濃度低下による蛋白結合性の低下によるfuBの上昇が起きていると考えられる。このことからCL_{intH}は変化していない，あるいは低下している可能性がある。肝機能障害では，遊離形薬物濃度は変化なし〜上昇していると推察できるにもかかわらず，総薬物濃度に基づいて増量すると，過量投与になる可能性がある。

以上のように，イマチニブは総薬物濃度による投与量調整では，期待する効果が得られなかったり，副作用が増強したりする可能性がある。イマチニブは遊離形薬物濃度の推定あるいは測定が必要な薬剤といえる。

11 血漿中薬物遊離形分率が低い薬物

fuBが低い薬物は，アルブミンやAAGなどの血漿中蛋白濃度が変化することにより血漿蛋白結合率が変化しやすい。その結果，血中総薬物濃度の変化と血中遊離形薬物濃度の変化に乖離が生じる可能性がある。そのため，添付文書やインタビューフォームに記載されている血中濃度推移の変化を参考に投与量調整を行うと，十分な効果が得られなかったり，副作用が増強したりする場合あるので，血中遊離形薬物濃度の変化を推察する必要がある。

■ 表8 血漿中遊離形分率が小さい（fuB＜0.2）薬物

殺細胞性抗がん薬		
• アムルビシン	• ベンダムスチン	• カバジタキセル
• ドセタキセル	• ドキソルビシン	• エトポシド
• イダルビシン	• パクリタキセル	• ペメトレキセド
• SN-38	• トラベクテジン	• トリフルリジン
• ビンブラスチン	• ビノレルビン	

分子標的薬		
• アファチニブ	• アレクチニブ	• アキシチニブ
• ボルテゾミブ	• ボスチニブ	• クリゾチニブ
• ダサチニブ	• エルロチニブ	• ゲフィニチブ
• イマチニブ	• ラパチニブ	• レンバチニブ
• ニロチニブ	• パノビノスタット	• パゾパニブ
• レゴラフェニブ	• シロリムス	• ソラフェニブ
• スニチニブ	• テムシロリムス	• ベムラフェニブ

内分泌治療薬		
• アビラテロン	• ビカルタミド	• クロマジノン
• テガレリックス	• エンザルタミド	• エキセメスタン
• フルタミド	• フルベスタント	• メドロキシプロゲステロン
• タモキシフェン	• トレミフェン	

注) fuB が測定されていない薬物は記載していない。測定されていない薬物にも fuB が小さい薬物が存在する可能性がある。

引用文献

1) 緒方宏泰・編著:臨床薬物動態学 薬物治療の適正化のために第3版. 丸善出版, 2015.
2) Griggs JJ, et al:Appropriate chemotherapy dosing for obese adult patients with cancer:American Society of Clinical Oncology clinical practice guideline. J Clin Oncol, **30**(13):1553-1561, 2012
3) Hanley MJ, et al:Effect of obesity on the pharmacokinetics of drugs in humans. Clin Pharmacokinet, **49**(2):71-87, 2010
4) Larson RA, et al:Imatinib pharmacokinetics and its correlation with response and safety in chronic-phase chronic myeloid leukemia:a subanalysis of the IRIS study. Blood, **111**(8):4022-4028, 2008
5) Demetri GD, et al:Imatinib plasma levels are correlated with clinical benefit in patients with unresectable/metastatic gastrointestinal stromal tumors. J Clin Oncol, **27**(19):3141-3147, 2009
6) Gibbons J, et al:Phase I and pharmacokinetic study of imatinib mesylate in patients with advanced malignancies and varying degrees of renal dysfunction:a study by the National Cancer Institute Organ Dysfunction Working Group. J Clin Oncol, **26**(4):570-576, 2008

7) Ramanathan RK, et al：Phase I and pharmacokinetic study of imatinib mesylate in patients with advanced malignancies and varying degrees of liver dysfunction：a study by the National Cancer Institute Organ Dysfunction Working Group. J Clin Oncol, **26**(4)：563-569, 2008

(宮本康敬)

付 表

1 抗悪性腫瘍薬の体内動態パラメータとB/P値
2 抗悪性腫瘍薬の薬物動態パラメータに影響を与える因子

第2章 がん薬物療法のマネジメントに役立つ情報と活用法

■ 付表1　抗悪性腫瘍薬の体内動態パラメータとB/P値

Drug	Pharmacokinetic Parameters					B/P
	F	Ae (%)	fuB	Vd (L)	CL$_{tot}$ (mL/min)	
殺細胞性抗悪性腫瘍薬						
Aclarubicin	1 (iv)	3	—	3,316	4,013	—
Actinomycin D	1 (iv)	20	—	—	—	—
Amrubicin	1 (iv)	1	0.03	54	307	1.00
Arsenic Trioxide	1 (iv)	22	—	944	708	—
Azacitidine	0.91 (sc)	—	0.92	53	1,389	0.73
Bendamustine	1 (iv)	2	0.05	18	432	0.69
Bleomycin	1 (iv)	68	—	16	72	—
Busulfan	0.70 (po)	2	0.97	36	160	—
Cabazitaxel	1 (iv)	2	0.08	5,456	760	0.97
Capecitabine	— (po)	—	0.46	—	—	0.71
Carboplatin	1 (iv)	77	1.00	14	90	—
Carmustine	— (*)	—	0.20	195	3,360	—
Cisplatin	1 (iv)	15	1.00	13	726	—
Cladribine	1 (iv)	38	0.80	1,170	520	—
Clofarabine	1 (iv)	61	0.82	165	466	2.17
Cyclophosphamide	0.90 (po)	10	0.82	46	121	—
Cytarabine	1 (iv)	7	0.87	73	2,125	—
Cytarabine Ocfosphate	— (po)	—	—	—	—	—
Dacarbazine	1 (iv)	23	0.80	38	924	—
Daunorubicin	1 (iv)	6	—	2,220	2,950	—
Docetaxel	1 (iv)	3	0.04	263	544	0.69
Doxifluridine	0.42 (po)	19	0.63	45	749	0.78
Doxorubicin	1 (iv)	7	0.17	1,440	1,007	—
Enocitabine	1 (iv)	0	—	19	51	—
Epirubicin	1 (iv)	6	0.23	2,784	1,070	—
Eribulin	1 (iv)	8	0.50	122	50	—
Etoposide	— (po)	36	0.10	11	34	—
Fludarabine	0.56 (po)	47	0.76	12	235	—
Fluorouracil	0.28 (po)	10	0.90	23	777	—
Gemcitabine	1 (iv)	10	0.90	25	2,283	—
Gimeracil	— (po)	—	0.68	—	—	—
Hydroxycarbamide	— (po)	—	—	—	—	—
Idarubicin	1 (iv)	2	0.06	1496	857	—
Ifosfamide	1 (iv)	53	1.00	20	9.9	—
Irinotecan	1 (iv)	18	0.63	193	447	—

4 投与量設計に役立つ指標

Drug	Pharmacokinetic Parameters					B/P
	F	Ae (%)	fuB	Vd (L)	CL_{tot} (mL/min)	
L-Asparaginase	1 (iv)	0	—	3.8	0.55	—
Liposomaldoxorubicin	1 (iv)	—	—	2.5	0.32	—
Melphalan	0.71(po)	21	0.31	21	328	—
Mercaptopurine	0.16(po)	22	0.81	34	660	—
Methotrexate	0.70(po)	84	0.78	33	126	—
Miriplatin	1 (iv)	—	1.00	—	—	—
Mitomycin C	1 (iv)	7	0.90	57	529	—
Mitoxantrone	1 (iv)	5	0.22	1,779	327	—
Nanoparticle Albumin-Bound Paclitaxel	1 (iv)	4	0.07	1,246	589	1.00
Nedaplatin	1 (iv)	—	1.00	13	117	—
Nelarabine	1 (iv)	7	0.88	82	4,067	—
Nimustine	1 (iv)	—	0.35	75	1,224	—
Nogitecan	1 (iv)	14	0.64	20	176	0.96
Oteracil	— (po)	—	0.92	—	—	—
Oxaliplatin	1 (iv)	—	1.00	16	920	—
Paclitaxel	1 (iv)	9	0.11	111	285	1.00
Pemetrexed	1 (iv)	75	0.19	12	87	—
Pentostatin	1 (iv)	77	—	23	77	—
Peplomycin	1 (iv)	—	0.90	—	—	—
Pirarubicin	1 (iv)	—	0.24	2,808	3,050	—
Procarbazine	— (po)	—	—	—	—	—
Ranimustine	1 (iv)	—	0.50〜0.90	—	—	—
SN-38	—	—	0.05	—	—	—
Sobuzoxane	— (po)	—	0.98	—	—	—
Streptozocin	1 (iv)	11	—	22	417	—
Tegafur	1 (po)	—	0.48	40	69	—
Temozolomide	1 (po)	7	0.86	26	171	—
Tipiracil	— (po)	—	0.96	—	—	0.61
Trabectedin	1 (iv)	—	0.02	3,040	572	0.89
Trifluridine	— (po)	—	0.03	—	—	0.61
Uracil	— (po)	—	1.00	—	—	—
Vinblastine	1 (iv)	5	0.003	1,638	740	—
Vincristine	1 (iv)	15	0.52	505	106	—
Vindesine	1 (iv)	13	—	844	375	—
Vinorelbine	1 (iv)	11	0.02	4,500	1,470	3.10

第2章 がん薬物療法のマネジメントに役立つ情報と活用法

Drug	Pharmacokinetic Parameters					B/P
	F	Ae (%)	fuB	Vd (L)	CL_{tot} (mL/min)	
小分子の分子標的治療薬						
Afatinib	— (po)	—	0.05	—	—	2.21
Alectinib	0.37 (po)	—	0.01	959	574	2.78
Axitinib	0.58 (po)	—	0.01	68	350	0.80
Bortezomib	1 (sc)	—	0.14	894	866	0.83
Bosutinib	0.34 (po)	—	0.06	233	1,032	1.20
Crizotinib	0.43 (po)	—	0.09	1,772	780	0.69
Dasatinib	— (po)	—	0.04	—	—	1.80
Erlotinib	0.59 (po)	—	0.05	84	74	0.79
Everolimus	— (po)	—	0.26	—	—	2.78
Gefitinib	0.59 (po)	—	0.10	1,400	514	0.70
Imatinib	0.98 (po)	5	0.05	435	232	—
Lapatinib	— (po)	—	0.01	—	—	0.76
Lenalidomide	— (po)	—	0.70	—	—	—
Lenvatinib	— (po)	—	0.02	—	—	0.60
Nilotinib	— (po)	—	0.02	—	—	0.68
Panobinostat	0.29 (po)	3	0.10	1,354	898	1.40
Pazopanib	0.25 (po)	—	0.01	11	4.4	0.76
Pomalidomide (S)	— (po)	—	0.84	—	—	—
Pomalidomide (R)	— (po)	—	0.58	—	—	—
Regorafenib	— (po)	—	0.01	—	—	0.63
Sirolimus	0.15 (po)	—	0.05	128	31	11.10
Sorafenib	— (po)	—	0.01	—	—	0.85
Sunitinib	— (po)	—	0.05	—	—	1.55
Temsirolimus	— (po)	—	0.13	84	141	3.40
Thalidomide (S)	— (po)	—	0.34	18	167	0.95
Thalidomide (R)	— (po)	—	0.45	24	350	0.86
Vemurafenib	— (po)	—	0.01	—	—	0.58
Vorinostat	— (po)	—	0.28	99	2,000	2.00
抗体製剤						
Alemtuzumab	1 (iv)	0	1.00	9.3〜74.5	0.93〜35.5	—
Bevacizumab	1 (iv)	0	1.00	3.9	0.16	—
Brentuximab Vedotin	1 (iv)	0	1.00	9.2	0.85	—
Cetuximab	1 (iv)	0	1.00	3.6	0.51	—
Gemtuzumab Ozogamicin	1 (iv)	0	1.00	6.0〜12.9	1.4〜3.1	—

Drug	Pharmacokinetic Parameters					B/P
	F	Ae (%)	fuB	Vd (L)	CL_{tot} (mL/min)	
Ipilimumab	1 (iv)	0	1.00	5.9	0.23	—
Mogamulizumab	1 (iv)	0	1.00	6.6	0.14〜0.53	—
Nivolumab	1 (iv)	0	1.00	6.1	0.16	—
Ofatumumab	1 (iv)	0	1.00	2.7	0.15〜3.3	—
Panitumumab	1 (iv)	0	1.00	4.4	0.25〜0.73	—
Pertuzumab	1 (iv)	0	1.00	5.7	0.20	—
Ramucirumab	1 (iv)	0	1.00	3.3	0.25	—
Rituximab	1 (iv)	0	1.00	3.2〜11.1	0.20〜0.73	—
Trastuzumab	1 (iv)	0	1.00	3.3	0.12〜0.54	—
Trastuzumab Emtansine	1 (iv)	0	1.00	3.7	0.51	—
内分泌治療薬						
Abiraterone	— (po)	—	0.00	—	—	0.54
Anastrozole	0.80 (po)	10	0.61	—	—	0.87
Bicalutamide	— (po)	2	0.04	—	—	—
Chlormadinone	— (po)	—	0.01	—	—	—
Degarelix	0.28 (po)	24	0.11	31	36	—
Enzalutamide	— (po)	—	0.03	—	—	0.55
Estramustine	— (po)	—	—	—	—	—
Exemestane	— (po)	—	0.04	—	—	—
Flutamide	— (po)	1	0.01	—	—	—
Fulvestrant	1 (im)	—	0.01	246	666	0.59
Goserelin	— (sc)	—	0.76	—	—	—
Letrozole	0.99 (po)	4	0.42	112	37	0.89
Leuprorelin	— (sc)	—	0.54	—	—	—
Medroxyprogesterone	0.10 (po)	—	0.07	—	—	—
Mitotane	— (po)	—	—	—	—	—
Tamoxifen	— (po)	1	0.01	—	—	—
Toremifene	— (po)	0	0.01	—	—	—

iv：静脈内投与，po：経口投与，sc：皮下投与，im：筋肉内投与，
＊：脳内留置投与，—：収集できず

第2章 がん薬物療法のマネジメントに役立つ情報と活用法

■ 付表2 抗悪性腫瘍薬の薬物動態パラメータに影響を与える因子

Drug	elimintation route[1]	Binding[2]	Vd[3]	Vd$_f$[3]
殺細胞性抗悪性腫瘍薬				
Aclarubicin	H	—	—	—
Actinomycin D	H	—	—	—
Amrubicin	H	S	(fuB/fuT) V_T	V_T/fuT
Arsenic Trioxide	H	—	—	—
Azacitidine	—	IS	VT/fuT	VT/fuT
Bendamustine	H	S	Vd	Vdf
Bleomycin	H/R	—	—	—
Busulfan	H	IS	—	—
Cabazitaxel	H	S	(fuB/fuT) V_T	V_T/fuT
Capecitabine	—	IS	—	—
Carboplatin	R	IS	—	—
Carmustine	—	IS	—	—
Cisplatin	H	IS	—	—
Cladribine	H/R	IS	—	—
Clofarabine	H/R	IS	V_T/fuT	V_T/fuT
Cyclophosphamide	H	IS	—	—
Cytarabine	H	IS	—	—
Cytarabine Ocfosphate	—	—	—	—
Dacarbazine	H	IS	—	—
Daunorubicin	H	—	—	—
Docetaxel	H	S	(fuB/fuT) V_T	V_T/fuT
Doxifluridine	H	IS	V_T/fuT	V_T/fuT
Doxorubicin	H	S	—	—
Enocitabine	H	—	—	—
Epirubicin	H	IS	—	—
Eribulin	H	IS	—	—

CL_{tot} [3)]	CL_{totf} [3)]	CL_{po} [3)]	CL_{pof} [3)]
—	—		
—	—		
$fuB \cdot CL_{intH}$	CL_{intH}		
—	—		
—	—		
CL_H	CL_{Hf}		
—	—		
CL_{intH}	CL_{intH}	CL_{intH}/Fa	CL_{intH}/Fa
CL_H	CL_{Hf}		
—	—	—	—
CL_{intR}	CL_{intR}		
—	—		
—	—		
—	—		
$CL_{intH}+CL_{intR}$	$CL_{intH}+CL_{intR}$		
CL_{intH}	CL_{intH}	CL_{intH}/Fa	CL_{intH}/Fa
—	—		
—	—	—	—
—	—		
—	—		
CL_H	CL_{Hf}		
CL_H	CL_{Hf}	CL_{intH}	CL_{intH}
—	—		
—	CL_{intH}		
—	—		
CL_{intH}	CL_{intH}		

第2章 がん薬物療法のマネジメントに役立つ情報と活用法

Drug	elimintation route[1]	Binding[2]	Vd[3]	Vd$_f$[3]
Etoposide	H/R	S	—	—
Fludarabine	H/R	IS	—	—
Fluorouracil	H	IS	—	—
Gemcitabine	H	IS	—	—
Gimeracil	—	IS	—	—
Hydroxycarbamide	H/R	—	—	—
Idarubicin	H	S	—	—
Ifosfamide	H/R	IS	—	—
Irinotecan	H	IS	—	—
L-Asparaginase	H	—	V_p	—
Liposomal doxorubicin	—	—	V_p	—
Melphalan	H	IS	—	—
Mercaptopurine	H	IS	—	—
Methotrexate	R	IS	—	—
Miriplatin	—	IS	—	—
Mitomycin C	H	IS	—	—
Mitoxantrone	H	IS	—	—
Nanoparticle Albumin-Bound Paclitaxel	H	S	(fuB/fuT)V_T	V_T/fuT
Nedaplatin	—	IS	—	—
Nelarabine	H	IS	—	—
Nimustine	—	IS	—	—
Nogitecan	H	IS	Vd	Vd$_f$
Oteracil	—	IS	—	—
Oxaliplatin	—	IS	—	—
Paclitaxel	H	S	(fuB/fuT)V_T	V_T/fuT
Pemetrexed	R	S	—	—
Pentostatin	R	—	—	—

CL_{tot} [3]	CL_{totf} [3]	CL_{po} [3]	CL_{pof} [3]
$fuB \cdot (CL_{intH} + CL_{intR})$	$CL_{intH} + CL_{intR}$	$fuB \cdot (CL_{intH} + CL_{intR})/Fa$	$(CL_{intH} + CL_{intR})/Fa$
$CL_{intH} + CL_{intR}$	$CL_{intH} + CL_{intR}$	$(CL_{intH} + CL_{intR})/Fa$	$(CL_{intH} + CL_{intR})/Fa$
—	—	CL_{intH}/Fa	CL_{intH}/Fa
—	—		
—	—	—	—
—	—	—	—
—	—		
$CL_{intH} + CL_{intR}$	$CL_{intH} + CL_{intR}$		
—	—		
—	CL_{intH}		
—	—		
—	—	CL_{intH}/Fa	CL_{intH}/Fa
—	—	CL_{intH}/Fa	CL_{intH}/Fa
CL_{intR}	CL_{intR}	CL_{intH}/Fa	CL_{intH}/Fa
—	—		
—	—		
—	—		
CL_H	CL_{Hf}		
—	—		
—	—		
—	—		
CL_{intH}	CL_{intH}		
—	—	—	—
—	—		
$fuB \cdot CL_{intH}$	CL_{intH}		
$fuB \cdot CL_{intR}$	CL_{intR}		
—	CL_{intR}		

第2章 がん薬物療法のマネジメントに役立つ情報と活用法

Drug	elimintation route[1]	Binding[2]	Vd[3]	Vd$_f$[3]
Peplomycin	—	IS	—	—
Pirarubicin	—	IS	—	—
Procarbazine	—	—	—	—
Ranimustine	—	IS	—	—
SN-38	—	S	—	—
Sobuzoxane	—	IS	—	—
Streptozocin	H	—	—	—
Tegafur	—	IS	—	—
Temozolomide	H	IS	—	—
Tipiracil	—	IS	—	—
Trabectedin	—	S	(fuB/fuT)V_T	V_T/fuT
Trifluridine	—	S	—	—
Uracil	—	IS	—	—
Vinblastine	H	S	—	—
Vincristine	H	IS	—	—
Vindesine	H	—	—	—
Vinorelbine	H	S	(fuB/fuT)V_T	V_T/fuT
低分子の分子標的治療薬				
Afatinib	—	S	—	—
Alectinib	—	S	(fuB/fuT)V_T	V_T/fuT
Axitinib	—	S	(fuB/fuT)V_T	V_T/fuT
Bortezomib	—	S	(fuB/fuT)V_T	V_T/fuT
Bosutinib	—	S	(fuB/fuT)V_T	V_T/fuT
Crizotinib	—	S	(fuB/fuT)V_T	V_T/fuT
Dasatinib	—	S	—	—
Erlotinib	—	S	(fuB/fuT)V_T	V_T/fuT

	CL_{tot}[3]	CL_{totf}[3]	CL_{po}[3]	CL_{pof}[3]
	—	—		
	—	—		
	—	—	—	—
	—	—		
	—	—	—	—
	—	—		
	—	—		
	CL_{intH}	CL_{intH}		
	—	—	—	—
	—	—	—	—
	—	—	—	—
	—	—		
	CL_{intH}	CL_{intH}		
	—	—		
	fuB・CL_{intH}	CL_{intH}		
	—	—	—	—
	—	—	—	—
	—	—	—	—
	—	—	—	—
	—	—	—	—
	—	—	—	—
	—	—	—	—
	—	—	—	—

第2章 がん薬物療法のマネジメントに役立つ情報と活用法

Drug	elimintation route[1]	Binding[2]	Vd[3]	Vd$_f$[3]
Everolimus	—	IS	—	—
Gefitinib	—	S	(fuB/fuT) V_T	V_T/fuT
Imatinib	H	S	—	—
Lapatinib	—	S	—	—
Lenalidomide	—	IS	—	—
Lenvatinib	—	S	—	—
Nilotinib	—	S	—	—
Panobinostat	H	S	(fuB/fuT) V_T	V_T/fuT
Pazopanib	—	S	V_p	V_p/fuB
Pomalidomide (S)	—	IS	—	—
Pomalidomide (R)	—	IS	—	—
Regorafenib	—	S	—	—
Sirolimus	—	S	(fuB/fuT) V_T	V_T/fuT
Sorafenib	—	S	—	—
Sunitinib	—	S	—	—
Temsirolimus	—	S	Vd	Vd$_f$
Thalidomide (S)	—	IS	V_p	V_p/fuB
Thalidomide (R)	—	IS	Vd	Vd$_f$
Vemurafenib	—	S	—	—
Vorinostat	—	IS	Vd	Vd$_f$
抗体製剤				
Alemtuzumab	H	IS	V_p	V_p
Bevacizumab	H	IS	V_p	V_p
Brentuximab Vedotin	H	IS	V_p	V_p
Cetuximab	H	IS	V_p	V_p
Gemtuzumab Ozogamicin	H	IS	V_p	V_p
Ipilimumab	H	IS	V_p	V_p
Mogamulizumab	H	IS	V_p	V_p
Nivolumab	H	IS	V_p	V_p

CL_{tot}[3]	CL_{totf}[3]	CL_{po}[3]	CL_{pof}[3]
—	—	—	—
—	—	—	—
$fuB \cdot CL_{intH}$	CL_{intH}	$fuB \cdot CL_{intH}/Fa$	CL_{intH}/Fa
—	—	—	—
—	—	—	—
—	—	—	—
—	—	—	—
CL_H	CL_{Hf}	$fuB \cdot CL_{intH}/Fa$	CL_{intH}/Fa
—	—	—	—
—	—	—	—
—	—	—	—
—	—	—	—
—	—	—	—
—	—	—	—
—	—	—	—
—	—	—	—
—	—	—	—
—	—	—	—
CL_{intH}	CL_{intH}		
CL_{intH}	CL_{intH}		
CL_{intH}	CL_{intH}		
CL_{intH}	CL_{intH}		
CL_{intH}	CL_{intH}		
CL_{intH}	CL_{intH}		
CL_{intH}	CL_{intH}		
CL_{intH}	CL_{intH}		

Drug	elimintation route[1]	Binding[2]	Vd[3]	Vd$_f$[3]
Ofatumumab	H	IS	V_p	V_p
Panitumumab	H	IS	V_p	V_p
Pertuzumab	H	IS	V_p	V_p
Ramucirumab	H	IS	V_p	V_p
Rituximab	H	IS	V_p	V_p
Trastuzumab	H	IS	V_p	V_p
Trastuzumab Emtansine	H	IS	V_p	V_p
内分泌療法薬				
Abiraterone	—	S	—	—
Anastrozole	H	IS	—	—
Bicalutamide	H	S	—	—
Chlormadinone	—	S	—	—
Degarelix	H	S	—	—
Enzalutamide	—	S	—	—
Estramustine	—	—	—	—
Exemestane	—	S	—	—
Flutamide	H	S	—	—
Fulvestrant	—	S	(fuB/fuT)V_T	V_T/fuT
Goserelin	—	IS	—	—
Letrozole	H	IS	V_T/fuT	V_T/fuT
Leuprorelin		IS	—	—
Medroxyprogesterone	—	S	—	—
Mitotane	—	—	—	—
Tamoxifen	H	S	—	—
Toremifene	H	S	—	—

1) H：主に肝代謝（Ae＜0.3），R：主に腎排泄（Ae＞0.7），
   H/R：主に肝代謝と腎排泄（0.7＜Ae＜0.3）
2) S：binding sensitive（fuB＜0.2），IS：binding insensitive（fuB≧0.2）
3) binding insensitive の特徴を持つ薬物では影響因子に fuB を含めていない。

$CL_{tot}{}^{3)}$	$CL_{totf}{}^{3)}$	$CL_{po}{}^{3)}$	$CL_{pof}{}^{3)}$
CL_{intH}	CL_{intH}		
CL_{intH}	CL_{intH}		
CL_{intH}	CL_{intH}		
CL_{intH}	CL_{intH}		
CL_{intH}	CL_{intH}		
CL_{intH}	CL_{intH}		
CL_{intH}	CL_{intH}		
—	—	—	—
—	—	CL_{intH}/Fa	CL_{intH}/Fa
—	—	$fuB \cdot CL_{intH}/Fa$	CL_{intH}/Fa
—	—	—	—
$fuB \cdot CL_{intH}$	CL_{intH}	$fuB \cdot CL_{intH}/Fa$	CL_{intH}/Fa
—	—	—	—
—	—	—	—
—	—	—	—
—	—	$fuB \cdot CL_{intH}/Fa$	CL_{intH}/Fa
—	—		
CL_{intH}	CL_{intH}	CL_{intH}/Fa	CL_{intH}/Fa
—	—		
—	—	—	—
—	—	—	—
—	—	$fuB \cdot CL_{intH}/Fa$	CL_{intH}/Fa
—	—	$fuB \cdot CL_{intH}/Fa$	CL_{intH}/Fa

2-4 投与量設計に役立つ指標

第 3 章

副作用・有害事象への
アプローチ

1 副作用

A 悪心・嘔吐

アプローチのポイント

- がん化学療法による悪心・嘔吐は，治療することではなく発症を予防することが原則である。
- 悪心・嘔吐の発現頻度は抗がん薬の種類によって異なる。催吐リスクに応じた予防対策が必要である。
- 悪心・嘔吐を引き起こす患者関連因子が知られている。抗がん薬投与前に，個々の患者におけるリスクを評価し，患者にあった制吐対策を実施する。
- 悪心は主観的な症状であるため，患者の自己申告や食事摂取量などを利用して評価をする。
- がんや合併症，心因性機序による抗がん薬以外の悪心・嘔吐の鑑別を行う。

1 定義

有害事象共通用語規準 v4.0 日本語訳 JCOG 版において，悪心は「ムカムカ感や嘔吐の衝動，嘔吐は胃の内容物が口から逆流性に排出されること」と定義されている[1]。

抗がん薬による悪心・嘔吐は，5-HT$_3$ 受容体およびニューロキニン NK$_1$ 受容体を介した経路が主たる機序と考えられている。また，化学受容器引金帯や嘔吐中枢にはドパミン D$_2$ 受容体，5-HT$_3$ 受容体，ムスカリン受容体，ニューロキニン NK$_1$ 受容体，ヒスタミン H$_1$ 受容体などさまざまな受容体が存在し，抗がん薬によって遊離されたさまざまな神経伝達物質，ケモカイン，サイトカインなどの伝達物質による直接的な受容体刺激作用も悪心・嘔吐の発現に関与している。さらに，嘔吐

中枢は大脳皮質からの支配を強く受けており，不安や緊張，不快なにおい，音，味覚などの外的要因によって誘発されることもある[2]。

抗がん薬によって誘発される悪心・嘔吐は，一般的に**表1**のように分類される。

■ 表1　悪心・嘔吐の分類

分類	特徴
急性	抗がん薬投与から数分もしくは数時間以内に発症し，5～6時間後に最も症状が強くなるが，24時間以内に消失する
遅延性	抗がん薬の投与から24時間以上経過してから発症するもの。シスプラチンの場合は投与から2～3日後に最も症状が強くなり，6～7日後まで持続する
予測性	過去にがん化学療法で強い悪心・嘔吐を経験した場合，次回の治療で不安や緊張の高まりによって誘発されるもの
突出性	制吐薬の予防投与を行ったにもかかわらず発症したもの

2　情報収集

患者から聞き取る情報

● 治療開始前

悪心・嘔吐を引き起こす患者関連因子としては，以下にあげるものがリスクとして知られている。抗がん薬治療が開始される前に，これらの情報を収集し患者個々におけるリスクを評価する必要がある。

- 性別（女性）。
- 年齢（若年者）。
- 飲酒習慣の有無。
- 妊娠時の悪阻の経験。
- 過去の抗がん薬治療における制吐不良の経験の有無。
- 副作用への不安。
- 栄養状態や全身状態の低下。

● 治療開始後

治療開始後は，以下にあげる項目を確認する。

- 食事摂取量。

- 悪心に対する患者の自己評価。
- 嘔吐回数。

患者の自己評価は，悪心に対する評価を，0（なし）～10の11段階で実施するMultinational Association of Supportive Care in Cancer（MASCC）制吐に関する質問票（MAT）などが利用可能である（http://www.mascc.org/mat）。

また，5-HT_3受容体拮抗薬や抗がん薬などによる便秘は，食欲低下や悪心・嘔吐を引き起こすことがあるため，排便状況を併せて確認する必要がある。

筆者らの施設では，図１に示す患者日誌を用いて情報の収集を行っている。

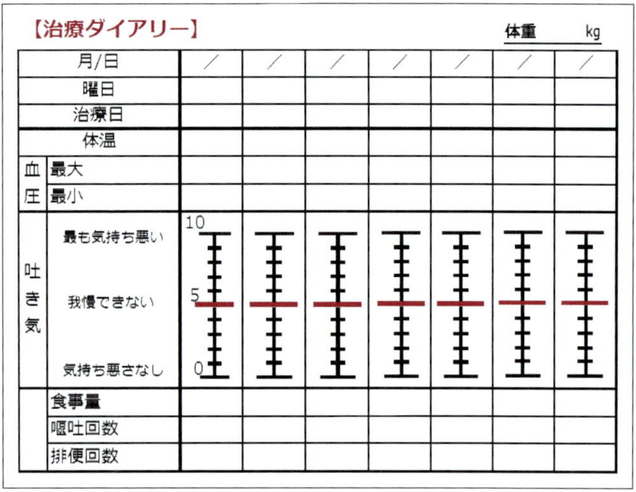
【治療ダイアリー】　体重　　kg

月/日		/	/	/	/	/	/	/
曜日								
治療日								
体温								
血圧	最大							
	最小							
吐き気	最も気持ち悪い（10） 我慢できない（5） 気持ち悪さなし（0）							
	食事量							
	嘔吐回数							
	排便回数							

図１　岐阜大学医学部附属病院の患者日誌

3 重症度の評価

■ 表2 CTCAE ver4 に基づく悪心・嘔吐の Grade 評価

副作用	Grade 1	Grade 2	Grade 3	Grade 4	Grade 5
悪心(ムカムカ感や嘔吐の衝動)	摂食習慣に影響のない食欲低下	顕著な体重減少,脱水または栄養失調を伴わない経口摂取量の減少	カロリーや水分の経口摂取が不十分,または経管栄養やTPNや入院を要する		
嘔吐(胃の内容物が口から逆流性に排出されること)	24時間に1〜2エピソード*の嘔吐	24時間に3〜5エピソード*の嘔吐	24時間以内に6エピソード*の嘔吐,またはTPNや入院を要する	生命を脅かす,または緊急処置を要する	死亡

*嘔吐の間隔が5分以上開いたものをそれぞれ1エピソードとする。
〔有害事象共通用語規準 v4.0 日本語訳 JCOG 版より引用〕

- 抗がん薬による制吐状況の指標として,完全制御率(complete control 率:嘔吐なしおよび追加制吐治療なし),総制御率(total control 率:嘔吐なしおよび追加制吐治療なし,悪心なし)も使用される。

4 薬剤性か否かの鑑別ポイント

担がん患者には,抗がん薬治療以外にも,サブイレウス・イレウス,前庭機能障害,脳転移,電解質異常(高 Ca 血症,高血糖,低 Na 血症),尿毒症,オピオイドなどの併用薬による影響,腸管運動麻痺(腫瘍性,ビンクリスチンなどによる化学療法,糖尿病による自律神経障害など),心因性(不安,予測性悪心・嘔吐)の因子により悪心・嘔吐が出現するため,その鑑別が必要である。

5 推奨される予防・対症療法[3]

がん化学療法による悪心・嘔吐は，治療することではなく発症を予防することが原則である。以下，日本癌治療学会より公表された『制吐薬適正使用ガイドライン 2015 年 10 月【第 2 版】』に準拠して予防対策を述べる。

1 発生頻度が高い抗がん薬

悪心・嘔吐の発現頻度は抗がん薬の種類によって異なり，制吐薬の予防投与を受けなかった場合に抗がん薬投与 24 時間以内に発現する悪心・嘔吐の割合に基づき，高度催吐性リスク（90％を超える患者に発現する），中等度催吐性リスク（30～90％の患者に発現する），軽度催吐性リスク（10～30％の患者に発現する），および最小度催吐性リスク（発現しても 10％未満である）の 4 つのカテゴリーに分類される。表 3・4 に抗がん薬の催吐性リスク分類を示す。

■ 表 3 注射抗がん薬の催吐性リスク分類

リスク分類	主な抗がん薬
高度催吐性リスク（＞90％）	AC 療法：ドキソルビシン＋シクロホスファミド EC 療法：エピルビシン＋シクロホスファミド カルムスチン（＞250 mg/m^2） シクロホスファミド（≧1,500 mg/m^2） シスプラチン ストレプトゾシン ダカルバジン mechloretamine
中等度催吐性リスク（30～90％）	アクチノマイシン D アザシチジン アムルビシン イダルビシン イホスファミド イリノテカン インターフェロン α（≧10 万 IU/m^2）

A 悪心・嘔吐

リスク分類	主な抗がん薬
中等度催吐性リスク (30〜90%)	インターロイキン2（>12〜15万 IU/m^2） エノシタビン エピルビシン オキサリプラチン カルボプラチン カルムスチン（≦250 mg/m^2） クロファラビン 三酸化二ヒ素 シクロホスファミド（<1,500 mg/m^2） シタラビン（>200 mg/m^2） ダウノルビシン テモゾロミド ドキソルビシン ネダプラチン ピラルビシン
軽度催吐性リスク (10〜30%)	インターフェロンα（5〜10万 IU/m^2） インターロイキン2（≦12万 IU/m^2） エトポシド エリブリン カバジタキセル ゲムシタビン シタラビン（100〜200 mg/m^2） ドキシルビシン リポソーム ドセタキセル トラスツズマブ エムタンシン ニムスチン ノギテカン パクリタキセル パクリタキセル アルブミン懸濁型 フルオロウラシル ブレンツキシマブ ベドチン ペメトレキセド ペントスタチン マイトマイシンC

リスク分類	主な抗がん薬
軽度催吐性リスク（10〜30%）	ミトキサントロン メトトレキサート（50〜250 mg/m^2） amifostine（≦300 mg） carfilizomib floxuridine Ixabepilone omacetaxine pralatrexate romidepsin zib-aflibercept
最小度催吐性リスク（<10%）	アレムツズマブ L-アスパラギナーゼ イピリムマブ インターフェロンα（≦5万 IU/m^2） オファツムマブ クラドリビン ゲムツズマブオゾガマイシン シタラビン（<100 mg/m^2） セツキシマブ テムシロリムス トラスツズマブ ニモルマブ ネララビン パニツムマブ ビノレルビン ビンクリスチン ビンデシン ビンブラスチン フルダラビン ブレオマイシン ベバシズマブ ペグインターフェロン ペプロマイシン ペルツズマブ

リスク分類	主な抗がん薬
最小度催吐性リスク（<10%）	ボルテゾミブ メトトレキサート（≦50 mg/m^2） ラムシルマブ decitabine denileukin diftitox dexrazoxane pegaspargase valrubicin vincristine（liposomal）

＊アルファベット記載薬剤は本邦未承認薬

■ 表4 経口抗がん薬の催吐性リスク分類

リスク分類	主な抗がん薬
高度催吐性リスク（>90%）	プロカルバジン hexamethylmelamine
中等度催吐性リスク（30〜90%）	イマチニブ クリゾチニブ シクロホスファミド テモゾロミド トリフルリジン・チピラシル vinorelbine
軽度催吐性リスク（10〜30%）	アレクチニブ エトポシド エベロリムス カペシタビン サリドマイド スニチニブ テガフール・ウラシル テガフール・ギメラシル・オテラシル フルダラビン ラパチニブ レナリドミド

リスク分類	主な抗がん薬
最小度催吐性リスク（＜10％）	エルロチニブ
	ゲフィチニブ
	ソラフェニブ
	ヒドロキシウレア
	メトトレキサート
	メルファラン
	chlorambucil
	6-thioguanine

＊アルファベット記載薬剤は本邦未承認薬
〔日本癌治療学会：制吐薬適正使用ガイドライン 2015 年 10 月【第 2 版】．金原出版，2015 を参考に作成〕

2　高度催吐性リスク抗がん薬を含む化学療法

● 急性期制吐対策

○ 5-HT_3 受容体拮抗薬＋デキサメタゾン（DEX）9.9 mg 静注＋アプレピタント（APR）125 mg の 3 剤併用投与が推奨されている。

● 遅発期制吐対策

○ APR 80 mg（2～3 日目）＋DEX 8 mg 経口（2～4 or 5 日目）が推奨されている。

- NK_1 拮抗薬については，ホスアプレピタント（Phos APR）150 mg が選択の 1 つとなっており，抗がん薬投与 1 日目のみに 1 回点滴静注する。Phos APR 使用時は遅発期の APR は省略する。

3　中等度催吐性リスク抗がん薬を含む化学療法

● 急性期制吐対策

○ 5-HT_3 受容体拮抗薬＋DEX 9.9 mg 静注の 2 剤併用投与が推奨されている。

● 遅発期制吐対策

○ DEX 8 mg 経口（2～3 or 4 日目）の投与が推奨されている。

- カルボプラチン，イホマイド，イリノテカン，メトトレキサートなどの催吐性リスクが比較的高い抗がん薬使用時には，APR を 1 日目に 125 mg，2～3 日目に 80 mg を追加すること

が認められている。ただし，APR 併用時は 1 日目の DEX 用量を 4.95 mg 静注に減量し，2 日目以降は 4 mg 内服に減量または省略する。

4 軽度催吐性リスク抗がん薬を含む化学療法

● 急性期制吐対策
- DEX 6.6 mg 静注，プロクロルペラジンもしくはメトクロプラミドといったドパミン D_2 受容体拮抗薬，もしくは 5-HT_3 受容体拮抗薬が推奨されている。

● 遅発期制吐対策
- 予防対策は推奨されていない。

5 最小度催吐性リスク抗がん薬を含む化学療法

- 予防的な制吐療法は推奨されていない。

6 予期性の悪心・嘔吐

○ロラゼパム（0.5〜1 mg 内服を抗がん薬投与前夜，および当日の朝），アルプラゾラム（0.2〜0.4 mg 内服を 1 日 2〜3 回）投与が推奨されている。

7 その他

- 十分な予防対策を実施したにもかかわらず制吐不良を来した場合は，原則，作用機序の異なる，その他の制吐薬を追加投与する。5-HT_3 受容体拮抗薬を使用する場合は，予防に用いたものと異なる薬剤に変更する。
- 米国総合がんネットワーク（national comprehensive cancer network：NCCN）Guideline Antiemesis Version 1. 2015 では，オランザピン（10 mg/日，3 日間），ロラゼパム（0.5〜2 mg の内服もしくは静注を 4〜6 時間毎），ハロペリドール（0.5〜2 mg の内服もしくは静注を 4〜6 時間毎），メトクロプラミド（10〜40 mg の内服もしくは静注を 4〜6 時間毎），プロクロルペラジン（10 mg を 6 時間毎），5-HT_3 受容体拮抗薬，DEX 12 mg を推奨している[4]。

6 情報提供

患者への生活指導
- ゆったりとした服装をすること。
- 食事は少量ずつ回数を増やす,食べやすい性状にする,におい・味付け・温度に配慮する,食事・栄養指導を受けることが推奨されている。
- においや室温などの環境の整備への配慮が必要である。

引用文献
1) 日本臨床腫瘍研究グループ:有害事象共通用語規準 v4.0 日本語訳 JCOG 版
2) 大石了三,他・編:がん化学療法ワークシート第 4 版.じほう,2012
3) 日本癌治療学会・編:制吐薬適正使用ガイドライン 2015 年 10 月【第 2 版】.金原出版,2015
4) NCCN clinical practice guidelines in oncology:Antiemesis version I. 2015(http://www.nccn.org/professionals/physician_gls/pdf/antiemesis.pdf)

(飯原大稔)

1 副作用

B 食欲不振

> **アプローチのポイント**
> - 食欲不振の要因となっている症状を探索し緩和を図る。
> - 栄養士とも連携し食事の内容を見直す。
> - 患者や家族の意向に沿った薬物的・非薬物的な介入を行う。
> - がんの進行に伴う食欲不振の場合，患者や家族の不安な気持ちをサポートする。

1 定義

食欲が起こらないか，異常に少ない状態。進行がん患者における食欲不振は，がん関連食欲不振/悪液質症候群（cancer-related anorexia/cachexia syndrome）として扱われることがある。食欲不振は，がん患者の半数，進行がん患者の約70％にみられるとされている[1]。

2 情報収集

患者から聞き取る情報
- 主な要因として表1に示すものがあげられ，それぞれが複雑に関連している[2]。

表1 食欲不振の主な原因

がんの進行，治療（化学療法，放射線治療など）関連性の悪心・嘔吐，嗅覚障害，味覚異常，口腔粘膜炎，腹部膨満感，便秘，悪液質，倦怠感，不安，抑うつ

- 食欲不振の発生と直接的に関連した特徴的な検査値はないが，食欲不振に伴う体重減少や低栄養状態の所見を呈する。

3 重症度の評価

表2 CTCAE ver4 に基づく食欲不振の Grade 評価

Grade 1	Grade 2	Grade 3	Grade 4	Grade 5
食生活の変化を伴わない食欲低下	顕著な体重減少や栄養失調を伴わない摂食量の変化；経口栄養剤による補充を要する	顕著な体重減少または栄養失調を伴う（例：カロリーや水分の経口摂取が不十分）；静脈内輸液/経管栄養/TPN を要する	生命を脅かす；緊急処置を要する	死亡

〔有害事象共通用語規準 v4.0 日本語訳 JCOG 版より引用〕

4 薬剤性か否かの鑑別ポイント

- 合併症の確認(イレウス，胃潰瘍，電解質異常，神経症など)。
- 薬剤の確認（催吐性リスク，麻薬性鎮痛薬，副作用）。
- 発現時期，症状の確認。

5 推奨される予防・対症療法

1 予防療法

- 食欲不振に対する確立された予防療法はない。

2 対症療法

食欲不振の要因となっている症状を治療することで改善する可能性がある。食欲不振に対する薬物療法として次の薬剤が使用される。

● 消化管運動機能改善薬
- モサプリドクエン酸塩(ガスモチン錠),イトプリド塩酸塩(ガナトン錠),塩酸メトクロプラミド(プリンペラン錠),ドンペリドン(ナウゼリン錠)。

● 漢方製剤
- 六君子湯。

● 副腎皮質ホルモン薬
○デキサメタゾン(デカドロン錠) 1〜4 mg/日
- 投与量や投与期間などについてのエビデンスは確立していない。
- 長期投与に伴う副作用を考慮し,予後などを勘案しながら投与する。

また,保険適応外ではあるが,以下の薬剤の有効性が報告されている。

● 抗精神病薬・双極性障害治療薬
○オランザピン(ジプレキサ錠) 1.25〜5 mg/日
- 投与量についてのエビデンスは確立していない。
- 眠気,めまい,起立性低血圧などへの忍容性を確認しながら増量する。
- 糖尿病の患者,糖尿病の既往歴のある患者は禁忌である。

● ノルアドレナリン・セロトニン作動性抗うつ薬
○ミルタザピン(リフレックス錠) 1.875〜7.5 mg/日
- 投与量についてのエビデンスは確立していないが,低用量(3.75, 7.5 mg/日)における消化器症状に対する有効性を示した報告がある。
- 眠気などへの忍容性を確認しながら増量する。
- 食欲不振,胸焼け,消化不良などの症状を合併する場合は,プロトンポンプ阻害薬または H_2 受容体拮抗薬の投与を検討する[3]。

6 情報提供

1 医療スタッフへ
- 食欲不振の要因となっている症状の緩和を図る。
- 食事の内容を見直す。
- 患者や家族の意向に沿った薬物的・非薬物的な介入を行う。
- がんの進行に伴う食欲不振の場合,患者や家族の不安な気持ちをサポートする。

2 患者への生活指導
- においや食感など,食事の内容を工夫する。
- 少量の食事を頻回に摂るなど,食事のタイミングを工夫する。

引用文献
1) Yavuzsen T, et al：Systematic review of the treatment of cancer-associated anorexia and weight loss. J Clin Oncol, **23**(33)：8500-8511, 2005
2) Fearon K, et al：Definition and classification of cancer cachexia：an international consensus. Lancet Oncol, **12**(5)：489-495, 2011
3) 日本癌治療学会・編：制吐薬適正使用ガイドライン 2015 年 10 月【第2版】．金原出版, 2015

(玉木宏樹)

1 副作用

C 便秘

> **アプローチのポイント**
>
> - 便秘はがん治療のみならず患者の体調や食生活，生活習慣など多くの要因が影響する。
> - イレウスなど早急に対処が必要な症状との鑑別が重要である。
> - 排便状況や便の性状，もともとの排便習慣などを考慮し，対策を検討する。

1 定義

日本緩和医療学会『がん疼痛の薬物療法に関するガイドライン2014年版』では「腸管内容物の通過が遅延・停留し，排便に困難を伴う症状」を指し，排便の習慣は個人差が大きいため，もともとの排便習慣と比較し，排便回数や便の量の減少，残便感，排便の困難感などから判断すると定義されている。

2 情報収集

1 患者から聞き取る情報

- 日頃の排便習慣。
- 生活習慣の変化。
- 食生活，飲水量などの変化。
- 腹痛の有無。
- 嘔気，嘔吐の有無。
- 最近の排便状況。
- 便の性状（量，硬さ）。

- 排便時の不快感（排便困難感，痛み，残便感）。

2 腹部所見
- 腸蠕動。
- 圧痛。
- 腸管内のガス貯留の有無。
- 便塊の有無。

3 画像所見（腸閉塞が疑われる場合）
- 腹部単純 X 線撮影。

4 その他便秘の要因となる原因
- 脱水。
- 代謝異常（高 Ca 血症，糖尿病，低 K 血症，尿毒症，甲状腺機能低下など）。
- 薬物（抗コリン薬，利尿薬，抗痙攣薬，抗うつ薬，制酸薬，鉄剤，降圧薬，セロトニン拮抗薬，医療用麻薬など）。

3 重症度の評価

■ 表1 CTCAE ver4 に基づく便秘の Grade 評価

Grade 1	Grade 2	Grade 3	Grade 4	Grade 5
不定期または間欠的な症状；便軟化薬/緩下薬/食事の工夫/浣腸を不定期に使用	緩下薬または浣腸の定期的使用を要する持続的症状；身の回り以外の日常生活動作の制限	摘便を要する頑固な便秘；身の回りの日常生活動作の制限	生命を脅かす；緊急処置を要する	死亡

〔有害事象共通用語規準 v4.0 日本語訳 JCOG 版より引用〕

4 薬剤性か否かの鑑別ポイント

治療に伴う生活習慣の変化や他の薬剤の影響など多様な原因

が考えられるため，明確に薬剤性かどうかを判断することは難しい。ただし，ビンカアルカロイド系薬剤やタキサン系薬剤，医療用麻薬などでは腸蠕動の低下が懸念されるため，症状悪化時には確認が必要である。

5 推奨される予防・対処法

腸閉塞の除外が重要である。急激な腹痛や悪心・嘔吐を伴う場合には腸閉塞を疑う。

1 生活習慣の改善
- 可能な範囲での軽い運動や散歩。
- 水分の十分な摂取や食物繊維の多い食事の摂取。
- 腹部のマッサージや保温。

2 薬物治療
- 便の性状にあわせて使用し，効果不十分な場合には両者を併用する。

便が硬い場合：浸透圧性下剤（ラクツロース，酸化 Mg，水酸化 Mg，クエン酸 Mg など）。

腸蠕動が低下している場合：大腸刺激性下剤（センナ，センノシド，ピコスルファート Na，大黄末など）。

- 宿便が疑われる（排便時の不快感がある，溢流性便秘を認める，下剤を投与しても 3 日間以上排便を認めないなど）の場合は，直腸診で直腸内の便貯留を確認し，宿便がみられる場合は経直腸的処置（坐剤投与，浣腸，摘便など）を行う。

6 情報提供

1 医療スタッフへ
- イレウスが疑わしい場合は早急に医師へ連絡する。
- 下剤は使用状況や腸蠕動の状態，便の性状などを考慮し提案する。

2 患者への生活指導

- 便秘は生活習慣や食習慣,排便習慣など個別の要因による影響が大きいため,こういった情報と便秘を誘発するような薬剤の情報,腸蠕動の状態,下剤の使用状況などの情報提供が重要である。

参考文献

- 今井堅吾,他:2便秘 オピオイドが投与された患者において,便秘が発現した時に有効な治療は何か?.がん疼痛の薬物療法に関するガイドライン2014年版(日本緩和医療学会 緩和医療ガイドライン委員会・編),金原出版,pp190-195,2014

(和田 敦)

1 副作用

D 下痢

> **アプローチのポイント**
>
> - イリノテカンに伴う下痢は早期性と遅発性の2分類に分けられる。
> - イリノテカンによる遅発性下痢の予防に，腸管内のアルカリ化[1]や半夏瀉心湯[2]はエビデンスがある。
> - 下痢の重症度に応じて，医師へ原因薬剤の休薬，減量も考慮に入れ，ロペラミド大量療法の処方提案を行う。
> - 脱水，電解質異常などで重篤な状況にならないよう患者のセルフケアが重要である。
> - 発熱，腹痛を伴う場合，Grade 2 以上の下痢時には医療機関に連絡し，経口抗がん薬であれば必ず休薬する。

1 定義[3-5]

下痢は「1日の回数が3回以上で，水様性排泄の増加を伴う」と定義される。イリノテカンは早期性と遅発性の下痢に分けられるが，その他の抗がん薬は遅発性の下痢に準じて対処する。

1 イリノテカンに伴う早期性下痢（コリン作動性）

抗がん薬の投与当日に発現することが多い。抗がん薬による消化管の副交感神経刺激を介した腸管蠕動亢進によって起こる。

2 イリノテカンに伴う遅発性下痢（腸管粘膜障害）

抗がん薬の投与後，数日～2週間経過してから発現する。抗がん薬による消化管粘膜への直接障害によって生じる。粘膜の萎縮，脱落により粘膜防御機能が低下していることから腸管感

2 情報収集[3)]

1 患者から聞き取る情報

- 抗がん薬治療開始前に排便習慣や緩下剤使用の有無。
- 早期性下痢の場合には，流涙，発汗，鼻汁，疝痛などのコリン症状の有無。
- 重症度評価のために下痢の回数。

2 臨床症状

- フィジカルアセスメントとして腸管蠕動亢進の有無を評価する。

3 特徴的な検査値

- 低K，低Na血症など脱水症状に伴う電解質異常に注意する。
- 発熱などのバイタルサインと併せてCRP値を確認，感染性腸炎をルールアウトする。

3 重症度の評価

■ 表1 CTCAE ver4に基づく下痢のGrade評価

Grade 1	Grade 2	Grade 3	Grade 4	Grade 5
ベースラインと比べて<4回/日の排便回数増加；ベースラインと比べて人工肛門からの排泄量が軽度に増加	ベースラインと比べて4〜6回/日の排便回数増加；ベースラインと比べて人工肛門からの排泄量が中等度増加	ベースラインと比べて7回以上/日の排便回数増加；便失禁；入院を要する；ベースラインと比べて人工肛門からの排泄量が高度に増加；身の回りの日常生活動作の制限	生命を脅かす；緊急処置を要する	死亡

〔有害事象共通用語規準v4.0 日本語訳JCOG版より引用〕

4 薬剤性か否かの鑑別ポイント

- 抗がん薬治療開始前に排便習慣を把握できていれば，ベースラインの下痢頻度が増悪したかどうか判断可能。膵臓がんの術後合併症でベースラインに下痢があり，抗がん薬治療の有無にかかわらず，止瀉剤やオピオイドでコントロールが必要なこともある。
- 抗がん薬治療開始前に緩下剤の使用有無を把握できていれば，緩下剤による下痢症状かどうかの判断材料となる。処方頻度の多い酸化 Mg 製剤などの塩類下剤で自己調節せず漫然と内服して下痢が続いていることも臨床では遭遇する。
- 一般的に下痢を起こしやすい抗がん薬があり，薬剤性かどうかの判断材料の1つになる。特に EGFR-TKI，イリノテカン，フッ化ピリミジン系抗がん薬は注意が必要である。中でも，アファチニブは全 Grade での下痢の発現率は 95.2％ と高頻度であり，初回発現時期は投与開始から 14 日以内が 82.2％ と内服初期に注意が必要である。実臨床ではアファチニブ開始に併せて，ロペラミドの予防投与も行われている。

5 推奨される予防・対症療法[3,4]

- 患者毎の排便習慣に応じた日常生活指導（ベースラインに下痢があるなら，止瀉剤による適切な対症療法，ベースラインに便秘があるなら，緩下剤の自己調整）。
- イリノテカン投与時には，早期性下痢の予防に抗コリン薬（ブチルスコポラミン）の併用を考慮する。
- イリノテカンによる遅発性下痢の予防に，腸管内のアルカリ化[1]や半夏瀉心湯[2]はエビデンスがあるが，実地臨床でのコンセンサスは得られていない。
- 対症療法としてはロペラミド大量療法が海外で推奨されているが，保険適応外使用となることから，チームでコンセンサスを得て処方提案を行う。なお，イレウスに注意が必要であり，外来化学療法患者では患者教育が必要である。
- 低 K，低 Na 血症など脱水症状に伴う電解質異常が認められ

た場合は，細胞外液補充の補液を行う。

6 情報提供[3-5]

1 医療スタッフへ

- イリノテカンは*UGT1A1*の遺伝子多型検査が保険適用であり，治療開始前に医師へ遺伝子検査の依頼を行い，患者のリスク評価を行う。*UGT1A1*の遺伝子多型と下痢との相関は血液毒性ほどではない。
- イリノテカンの代謝物 SN-38 は腸管循環するため，酸性の飲食物（ヨーグルトなど），腸内を酸性にする整腸剤の休薬を医師へ提案する。
- イリノテカン投与時は早期性下痢と遅発性下痢の鑑別を行い，医師へ適切な支持療法の処方提案を行う。
- 下痢の重症度に応じて，医師へ原因薬剤の休薬，減量も考慮に入れ，ロペラミド大量療法の処方提案を行う。服薬指導を行い，止瀉剤の使用方法など患者教育を行う。

2 患者への生活指導

- 日常生活上の注意点として，下痢時には乳糖，アルコールなどの食事を避け，一度の食事量を少なくする工夫，スポーツ飲料の飲水指導を行う。
- 発熱，腹痛を伴う場合，Grade2 以上の下痢時には医療機関に連絡し，経口抗がん薬であれば必ず休薬する。

引用文献

1) Takeda Y, et al：Prevention of irinotecan (CPT-11)-induced diarrhea by oral alkalization combined with control of defecation in cancer patients. Int J Cancer, **92**：269-275, 2001
2) Mori K, et al：Preventive effect of Kampo medicine (Hangeshashin-to) against irinotecan-induced diarrhea in advanced non-small-cell lung cancer. Cancer Chemother Pharmacol, **51**：403-406, 2003
3) 岡本るみ子・編：改訂版 がん化学療法副作用対策ハンドブック．

羊土社,pp70-77, 2015
4) 吉村知哲・編:がん専門・認定薬剤師のためのがん必須ポイント第3版.じほう,pp146-148, 2016
5) 国立がん研究センター内科レジデント・編:がん診療レジデントマニュアル第6版.医学書院,pp401-403, 2013

(河添　仁)

1 副作用

E 手足症候群

アプローチのポイント

- 患者の生活スタイル（職業など）を考慮し，手足症候群の発現率が低い治療法を選択することも重要である。
- 手足症候群の発現率が高い抗がん薬を使用する際には，投与開始前の皮膚の状態を十分に観察しておく。
- 手掌や足底の状態を頻繁に観察し，減量や休薬の時期を適切に判断する。
- 患者へ具体的な症状を説明し，軽症であっても報告するように指導する。
- セルフケアの実践に向けてサポートする。

1 定義

手足症候群（hand-foot syndrome：HFS）とは，手掌や足底などに出現する，紅斑，腫脹，水疱，びらん，亀裂などの皮膚関連有害事象の総称である。フッ化ピリミジン系薬剤やキナーゼ阻害薬に特徴的な副作用であり，疼痛や知覚異常などにより患者の QOL が著しく低下する。

2 情報収集

1 患者から聞き取る情報

問診時には**表1**にあげる具体的な症状を提示し，重症度・進行度を評価する。

E 手足症候群

■ 表1　手足症候群における具体的な症状

- 手掌や足底に症状が出現する
- 軽症：紅斑，色素沈着，ほてり，しびれ，知覚異常
- 重症：疼痛を伴う紅斑・腫脹，湿性落屑，水疱，びらん，皮膚亀裂

2　主な原因薬剤と臨床症状

● 原因薬剤

■ 表2　主な原因薬剤

フッ化ピリミジン系	キナーゼ阻害薬	その他
・フルオロウラシル ・テガフール・ウラシル ・テガフール・ギメラシル・オテラシルカリウム ・カペシタビン	・ソラフェニブ ・スニチニブ ・ラパチニブ ・レゴラフェニブ	・ドセタキセル ・ドキソルビシン塩酸塩リポソーム

● 臨床症状

フッ化ピリミジン系薬剤：初期に紅斑，軽度の知覚異常を認め，進行すると疼痛，湿性落屑，皮膚亀裂が出現する。

キナーゼ阻害薬：限局性のことが多く，紅斑，知覚異常，疼痛から水疱の形成へと移行する。

3　重症度の評価

■ 表3　CTCAE ver4 に基づく手掌・足底発赤知覚不全症候群の Grade 評価

Grade 1	Grade 2	Grade 3	Grade 4	Grade 5
疼痛を伴わないわずかな皮膚の変化または皮膚炎（例：紅斑，浮腫，角質増殖症）	疼痛を伴う皮膚の変化（例：角層剥離，水疱，出血，浮腫，角質増殖症）；身の回り以外の日常生活動作の制限	疼痛を伴う高度の皮膚の変化（例：角層剥離，水疱，出血，浮腫，角質増殖症）；身の回りの日常生活動作の制限		

〔有害事象共通用語規準 v4.0 日本語訳 JCOG 版より引用〕

- 他に,症状と皮膚所見による「臨床領域」と日常生活の制限の程度による「機能領域」の両側面から判定するBlumの分類[1]がある。

■ 表4 Blumの分類

Grade	臨床領域	機能領域
1	しびれ,皮膚知覚過敏,ヒリヒリ・チクチク感,無痛性腫脹,無痛性紅斑,色素沈着	日常生活に制限を受けることのない症状
2	腫脹を伴う有痛性紅斑	日常生活に制限を受ける症状
3	湿性落屑,水疱,潰瘍,強い痛み	日常生活を遂行できない症状

〔Blum JL, et al：Multicenter phase II study of capecitabine in paclitaxel-refractory metastatic breast cancer. J Clin Oncol, 17（2）：485-493, 1999 より一部改変〕

4 薬剤性か否かの鑑別ポイント

- 合併症の確認(手湿疹,白癬,凍瘡,掌蹠膿疱症,乾癬など)。
- 手足症候群の発現率が高い抗がん薬を使用する際には,投与開始前の皮膚の状態を十分に観察しておく。
- 薬剤の確認（発現率,累積投与量）。
- 発現時期,発現部位,症状の確認。

5 推奨される予防・対症療法

1 予防療法

- 手足症候群に対する確立された予防法はないが,スキンケアが重要とされている。
- 手掌や足底に角化肥厚や皮膚硬結を認める場合は,角質軟化作用を有する尿素やサリチル酸を含む外用剤で保湿を行い角質処理をする。

● 尿素配合剤

○ウレパールクリーム 2〜3回/日

E 手足症候群

- 尿素配合剤は,皮膚亀裂が生じている場合には刺激性(しみる)があるため適さない。

● ヘパリン類似物質
○ヒルドイドソフト軟膏 2~3回/日

- 保湿による予防が効果的であるとされている。
- 保湿剤は皮膚が湿っている状態(手洗いや入浴後5分以内)での塗布が効果的である。
- 塗布のタイミングは朝・夕(入浴後)の1日2回が一般的であり,眠前の塗布も効果的である。
- クリーム剤,軟膏剤(チューブ包装)の塗布量は,「人差し指の先から第一関節までの量」が「両手掌」分に相当する(足底は約2倍量が必要)。
- クリーム剤は軟膏剤と比較してべたつきが少なく,水で洗い流しやすいが,保湿効果の持続時間は短い。
- 男性は外用剤の使用経験が少ないため,使用意図と使用方法を十分に説明する必要がある。

● ピリドキサールリン酸エステル水和物
○ピドキサール錠 30~60 mg/日

- ビタミン B_6 製剤が予防・対症療法として投与されることがある。
- ピリドキシン塩酸塩は,消化器がん患者を対象とした臨床試験において,カペシタビンによる手足症候群の予防および改善に寄与しなかったとする報告があり[2],エビデンスは確立していない。

2 対症療法

- 手足症候群に対する確立された治療法はなく,休薬が最も確実な処置である。
- Grade 1 の出現でステロイド外用剤の使用を開始する。

● ステロイド外用剤
○ジフルプレドナート(マイザー軟膏)2~3回/日

- 保湿剤に加えて very strong クラスのステロイド外用剤を併用する。併用する場合は,外用剤の基剤を可能な限り同じにし,保湿剤を塗布後にステロイド外用剤を塗布する。

- Grade 2 以上の場合,strongest クラスのステロイド外用剤（デルモベート軟膏など）を使用する。
- 症状の回復によりステロイドの強度を下げ,漫然と強いクラスのステロイド外用剤を使用しない。

● その他
- Grade 2 以上で減量・休薬を検討する（各薬剤の減量・休薬基準等については添付文書を参照）。
- カペシタビンにおいては,副作用発現時の適切な減量や休薬は治療効果に影響しないことが大腸がん患者を対象とした臨床試験にて報告されている[3]。
- ドキソルビシン塩酸塩リポソームによる手足症候群においては,副腎皮質ステロイドの全身投与の有効性が報告されている[4]。
- 疼痛緩和目的にて NSAIDs を使用する。
- 潰瘍化した場合は,病変部を洗浄し,白色ワセリンやアズレン含有軟膏などで保護する。

6 情報提供

1 医療スタッフへ
- 手掌や足底を観察し,減量や休薬の時期を適切に判断する。
- 物理的刺激を回避するための処置をとる。
- 転倒防止など生活環境を整備する。
- セルフケアの実践に向けてサポートする。
- 重症度に応じて専門医へコンサルトする。

2 患者への生活指導
- 手掌や足底を観察し,軽症であっても報告する。
- 疼痛が出現した場合は,次の受診日を待たずに医療機関へ連絡する。
- セルフケアを実践する。

● 物理的刺激の回避
- 長時間の歩行や立ち続けることを避ける。
- 靴は柔らかい材質で足にあったものを履く。

- 締め付けの強い靴下を着用しない。
- 手指への圧迫や刺激を避ける。
- 水仕事の際にはゴム手袋などを用いる。
- 熱い風呂やシャワーを控える。

● 保湿
- 保湿剤やステロイド外用剤などの使用方法を理解し,適切に使用する。

● 清潔
- 弱酸性など,低刺激の石鹸を使用し,皮膚を清潔に保つ。

引用文献

1) Blum JL, et al：Multicenter phase II study of capecitabine in paclitaxel-refractory metastatic breast cancer. J Clin Oncol, **17**(2)：485-493, 1999
2) Kang YK, et al：Pyridoxine is not effective to prevent hand-foot syndrome associated with capecitabine therapy：results of a randomized, double-blind, placebo-controlled study. J Clin Oncol, **28**(24)：3824-3829, 2010
3) Haller DG, et al：Capecitabine plus oxaliplatin compared with fluorouracil and folinic acid as adjuvant therapy for stage III colon cancer. J Clin Oncol, **29**(11)：1465-1471, 2011
4) Von Moos R, et al：Pegylated liposomal doxorubicin-associated hand-foot syndrome：recommendations of an international panel of experts. Eur J Cancer, **44**(6)：781-790, 2008

参考文献
- 厚生労働省：重篤副作用疾患別対応マニュアル（手足症候群）平成22年3月（http://www.pmda.go.jp/files/000143976.pdf）

（玉木宏樹）

1 副作用

F 口内炎

> **アプローチのポイント**
> - 口腔内を観察し，原因に応じた対応を検討する。
> - 歯科の介入により口内炎軽減の可能性がある。
> - 難治性の口内炎では口腔内カンジダ症やヘルペス性口内炎を疑う。

1 定義

口の中の粘膜にできる炎症性病変である。

2 情報収集

1 患者から聞き取る情報

問診時には**表1**にあげる具体的な症状を提示し，重症度を評価する。

■ 表1 口内炎における具体的な症状

・口の中の痛み ・口の乾燥 ・口が動かしにくい ・味が変わる ・白い舌苔 　（口内炎カンジダ症）	・出血・熱いものや冷たいものがしみる ・口の中が赤くなったり，腫れる ・ものが飲みこみにくい ・口臭 ・舌がピリピリという感覚 　（口内炎カンジダ症）

2 臨床症状

口腔内の疼痛，口腔・咽頭粘膜のびらん・出血，口唇の出血

F 口内炎

性びらん，発熱，好中球減少症，口腔乾燥，味覚異常。

3 重症度の評価

■ 表2 CTCAE ver4に基づく口腔粘膜炎のGrade評価

Grade 1	Grade 2	Grade 3	Grade 4	Grade 5
症状がない，または軽度の症状がある：治療を要さない	中等度の疼痛：経口摂取に支障がない，食事の変更を要す	高度の疼痛：経口摂取に支障がある	生命を脅かす：緊急処置を要する	死亡

〔有害事象共通用語規準v4.0日本語訳JCOG版より引用〕

■ 表3 CTCAE ver4以外の評価方法

評価方法＼グレード	Grade 0	Grade 1	Grade 2	Grade 3	Grade 4	Grade 5
WHO	症状なし	粘膜の紅斑	粘膜の紅斑，潰瘍あり，固形食の嚥下可	広範囲の粘膜紅斑，潰瘍あり，固形食の嚥下不可	広範囲の口内炎のため栄養摂取不可	
NCI-CTC Ver. 3.0による口内炎診察所見	症状なし	粘膜の紅斑	斑状潰瘍または偽膜	融合した潰瘍または偽膜，わずかな外傷で出血	組織の壊死，顕著な自然出血，生命を脅かす	死亡
NCI-CTC Ver. 4.0による口腔粘膜炎	症状なし	わずかな症状で摂食に影響なし	症状があるが，食べやすく加工した食事を摂取し嚥下することはできる	症状が強くあり，十分な栄養や水分の経口摂取ができない	生命を脅かす症状がある	死亡
RTOG		痛みのない潰瘍，紅斑または弱い痛み	痛みを伴う紅斑，浮腫，または潰瘍がある，食事はとることができる	痛みを伴う紅斑，浮腫，または潰瘍がある，食事は食べられない	中心静脈栄養，経腸栄養が必要	

WHO：World Health Organization
NCI-CTC：National Cancer Institute-Common Toxicity Criteria
RTOG：Radiation Therapy Oncology Group

4 薬剤性か否かの鑑別ポイント

- 治療内容,発症時期,発症部位を確認し,口腔内を観察する。
- 外傷性の口内炎でないことを確認する。
- 難治性の口内炎の場合は,口腔内カンジダ症やヘルペス性口内炎を疑う。

■ 表4 治療内容と発症時期・発症部位

治療内容	発症時期	発症部位
抗がん薬	投与後1週後頃より発症し,2週間ほど持続	口唇裏面,頬粘膜,舌など可動粘膜
分子標的薬	投与開始後2〜3週間後	舌背部や軟口蓋などの機械的刺激が少ない部位
放射線治療	照射開始後2〜3週後頃より発症し,放射線治療期間中は持続	照射範囲の粘膜

- 抗がん薬投与後,7〜12日で粘膜に発赤や潰瘍形成する。投与後3〜4週間で自然治癒する。口唇裏面,頬粘膜,舌など可動粘膜にできやすい。
- 分子標的薬では,投与開始後2〜3週間後より出現頻度が増す。舌背部や軟口蓋などの機械的刺激が少ない部位に,局在するかたちでみられることが多い。
- 放射線治療では照射開始後2〜3週間目頃から照射部位の粘膜にみられ,通常放射線治療期間中は持続する可能性がある。

■ 表5 発生頻度の高い抗がん薬

抗がん薬	ブスルファン,カルボプラチン,シスプラチン,シクロホスファミド,イホスファミド,メルファラン,プロカルバジン,ダウノルビシン,ドキソルビシン,エピルビシン,イダルビシン,ミトキサントロン,カペシタビン,シタラビン,フルダラビン,フルオロウラシル,ゲムシタビン,メトトレキサート,ペメトレキセド,ブレオマイシン,マイトマイシン,ドセタキセル,パクリタキセル,エトポシド,イリノテカン,トポテカン
分子標的薬	セツキシマブ,エルロチニブ,エベロリムス,レンバチニブ,パニツムマブ,レゴラフェニブ,ソラフェニブ,スニチニブ,テムシロリムス,アファチニブ

5 推奨される予防・対症療法

1 予防療法

- 口腔内の清潔保持，口腔内保湿および疼痛管理を目的に口腔ケアを実施することで，口内炎の発症が抑えられ，重症度が低下する可能性がある。
- 口腔内の清潔保持のために，薬物療法実施前に歯科的な介入を実施し，定期的な歯科受診をする。歯磨きも毎食後に行うように指導する。
- 口腔内保湿のために，マスクなど口腔からの水分の蒸発を抑える保湿効果のあるもので口腔内を湿潤させる。市販の口腔内保湿剤を使用することも有用である。
- 抗がん薬による口内炎予防目的のクライオセラピー[1]は発症を抑制するという報告はある。しかし，アロプリノール含嗽液[2]の使用は効果がないという報告がされている。

2 対症療法

- 疼痛管理では，キシロカインなどの局所麻酔薬，NSAIDsやアセトアミノフェン，オピオイドの使用などが推奨される。プラチナ系抗がん薬やペメトレキセド投与中の患者ではNSAIDsの使用は注意が必要である。

● **処方例1**[3]
○ 4％アズノールうがい液25滴＋グリセリン60 mL＋4％キシロカイン液10 mL＋注射用水430 mL（全量500 mL）

● **処方例2**[3]
○ 4％キシロカイン液10 mL＋グリセリン液50 mL＋注射用水440 mL

- 分子標的薬による口内炎に対しては，軽度ではステロイド軟膏を使用し，重度になれば口腔内の清潔保持，口腔内保湿および疼痛管理を目的として上記と同様の対応をする。
- ヘルペス性口内炎には，バラシクロビルやアシクロビルを内服する。口腔内カンジダ症に対しては，ミコナゾールを内服する。

6 情報提供

1 医療スタッフへ
- 症状の訴えがあったときは，口腔内を観察する。
- 口腔内の乾燥が口内のさまざまなトラブルへつながる可能性がある。
- 口腔内の衛生状態を良好に保つことが重要である。

2 患者への生活指導
- 1日1回は口の中を観察する。
- 口腔内の保湿を心がける。
- 口腔内の清潔保持と口腔内保湿を目的に1日3回以上，水あるいは生理食塩水を用いてうがいをする。
- 歯磨きは食後に励行し，強く磨きすぎないようにする。スポンジブラシを用いて清掃してもよい。
- 疼痛管理を目的に処方された薬剤を使用する。食事の刺激を減らすために食事の30分ほど前に服用してもよい。

引用文献
1) Mahood, DJ, et al：Inhibition of fluorouracil-induced stomatitis by oral cryotherapy. J Clin Oncol, **9**(3)：449-452, 1991
2) Loprinzi, CL, et al：A controlled evaluation of an allopurinol mouthwash as prophylaxis against 5-fluorouracil-induced stomatitis. Cancer, **65**(8)：1879-182, 1990
3) 日本病院薬剤会・監：病院薬局製剤事例集．薬事日報社，2013

〔宮本康敬〕

1 副作用

G 皮膚障害

> **アプローチのポイント**
>
> - 皮膚障害の予防では，皮膚を清潔に保つこと，刺激を避けて皮膚を守ること，皮膚に潤いを与えることが基本となる。
> - ざ瘡様皮疹の予防には，ステロイドクリーム＋保湿剤＋日焼け止めを塗布し，テトラサイクリン系抗菌薬を投与する。
> - 軟膏の塗布量は，成人の人差し指の先から第一関節までの長さに出した量を 0.5 g とする Finger-Tip Unit (FTU) を用いて算出する。
> - 継続した患者教育が必要である。

1 定義[1]

有害事象共通用語規準 v4.0 日本語訳 JCOG 版において，以下のように定義されている。

ざ瘡様皮疹：典型的には顔面，頭皮，胸部上部，背部に出現する紅色丘疹および膿疱。

皮膚乾燥：鱗屑を伴った汚い皮膚；毛孔は正常だが，紙のように薄い質感の皮膚。

そう痒症：強いそう痒感。

爪囲炎：爪周囲の軟部組織の感染。

2 情報収集

皮膚症状は，頭，胸，背中，上腕の外側，わき腹，手首，ふ

くらはぎに出やすいこと，それぞれの皮膚障害は好発時期があることを念頭に置いて，患者から訴えを聴取する（図1）[2]。

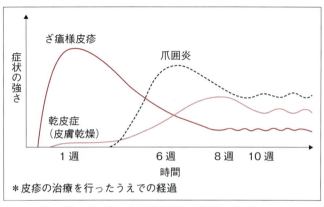

図1　EGFR阻害薬による皮膚障害発現の経過
〔Potthoff K, et al：Interdisciplinary management of EGFR-inhibitor-induced skin reactions：a German expert opinion. Ann Oncol. 22：524-535, 2011 を参考に作成〕

3 重症度評価

■ 表1　CTCAE ver4 に基づく皮膚障害の Grade 評価

副作用	Grade 1	Grade 2	Grade 3	Grade 4	Grade 5
ざ瘡様皮疹（典型的には顔面，頭皮，胸部上部，背部に出現する紅色丘疹および膿疱）	体表面積の＜10％を占める紅色丘疹および/または膿疱で，そう痒や圧痛の有無は問わない	体表面積の10～30％を占める紅色丘疹および/または膿疱で，そう痒や圧痛の有無は問わない；社会心理学的な影響を伴う；身の回り以外の日常生活動作の制限	体表面積の＞30％を占める紅色丘疹および/または膿疱で，そう痒や圧痛の有無は問わない；身の回りの日常生活動作の制限；経口抗菌薬を要する局所の重複感染	紅色丘疹および/または膿疱が体表のどの程度の面積を占めるかによらず，そう痒や圧痛の有無も問わないが，静注抗菌薬を要する広範囲の局所の二次感染を伴う；生命を脅かす	死亡

G 皮膚障害

副作用	Grade 1	Grade 2	Grade 3	Grade 4	Grade 5
皮膚乾燥（鱗屑を伴った汚い皮膚；毛孔は正常だが，紙のように薄い質感の皮膚）	体表面積の<10%を占めるが紅斑やそう痒は伴わない	体表面積の10〜30%を占め，紅斑またはそう痒を伴う；身の回り以外の日常生活動作の制限	体表面積の>30%を占め，そう痒を伴う；身の回りの日常生活動作の制限		
そう痒症（強いそう痒感）	軽度または限局性；局所治療を要する	激しいまたは広範囲；間欠性；掻破による皮膚の変化（例：浮腫，丘疹形成，擦過，苔蘚化，滲出/痂皮）；内服治療を要する；身の回り以外の日常生活動作の制限	激しいまたは広範囲；常時；身の回りの日常生活動作や睡眠の制限；経口副腎皮質ステロイドまたは免疫抑制療法を要する		
爪囲炎（爪周囲の軟部組織の感染）	爪襞の浮腫や紅斑；角質の剥脱	局所的処置を要する；内服治療を要する（例：抗菌薬/抗真菌薬/抗ウイルス薬）；疼痛を伴う爪襞の浮腫や紅斑；滲出液や爪の分離を伴う；身の回り以外の日常生活動作の制限	外科的処置や抗菌薬の静脈内投与を要する；身の回りの日常生活動作の制限		

〔有害事象共通用語規準 v4.0 日本語訳 JCOG 版より引用〕

4 推奨される予防・対症療法

- 皮膚障害の予防においては，皮膚を清潔に保つこと，刺激を避けて皮膚を守ること，皮膚に潤いを与えることが基本となる。
- また，EGFR 阻害薬の皮膚障害の予防と治療に対して，Multinational Association of Supportive Care in Cancer（MASCC）の Skin Toxicity Study Group のガイドラインが利用可能であり，以下にその内容を示す[3]。

1 ざ瘡様皮疹の予防

○投与開始より 6 週間，1 日 2 回，1%ヒドロコルチゾンクリーム＋保湿剤＋日焼け止めを塗布する。また，ミノサイクリン 100 mg，1 日 1 回またはドキシサイクリン 1 日 2 回，1 回 100

mgを8週間継続する。
- 日焼け止めはSPF30以上，PAPAフリー，UVA/UVBプロテクションであるものを推奨している。
- 抗菌薬の経口投与に関しては，ドイツのガイドラインではGrade 2の症状が出現した場合に投与することを推奨している[2]。

2 症状出現時の治療

- strongないしmediumクラスのステロイド外用剤を使用する。
- ステロイド剤は顔部にはmediumクラスを，体幹にはvery strongまたはstrongestを用いる。

5 情報提供

1 患者への生活指導

皮膚を清潔に保つこと，刺激を避けて皮膚を守ること，皮膚に潤いを与えることが基本であり，具体的に以下の点について指導を行う。

● 洗顔・入浴
- 弱酸性，無香料，無着色，アルコールを含まないなど，刺激の少ない洗剤を使用し，十分に泡を立てて，力を掛けないようにして洗浄する。また，温めのお湯を使用し，しっかりと洗い流す。
- 水分の拭き取りにおいては，こすらず，押さえるようにする。

● 衣服の選択
- 締め付けない，ゆったりとした衣類や靴を選択する。

● 室内環境や外出時の対策
- 室内は乾燥しないように注意する。外出時には日焼け止めの使用と，日傘，帽子，手袋や長袖，長ズボンを着用する。

● 水仕事をするとき
- ゴム手袋を着用する。

● 髭剃り
- 清潔を保つために行ったほうがよいが，炎症が強く，髭剃り自体が刺激になる場合は行わない。シェービング剤は低刺激

のものを選択する。

● 化粧
- 低刺激のものを選び,ポイントメイクなど,シンプルなものを心がける。帰宅後は速やかに,しっかりと化粧を落とす。

● 爪の手入れ
- 爪切りよりヤスリのほうが負担が少ない。爪のスクエアカットについて,また爪囲炎に対してはテーピングすることを指導する。

● 軟膏の塗布量
- 成人の人差し指の先から第一関節までの長さに出した量を 0.5 g とする Finger-Tip Unit(FTU)を用いて算出する(表2)。
- 1 FTU が大人の手のひら約2枚分であることを説明すると理解が得られやすい。
- 塗る際には,軟膏を数カ所に分けておき,手の平を使用して押さえるようにし,擦らないことを指導する。

■ 表2 部位別の Finger-Tip Unit(FTU)を用いた塗布量

部位	顔・首	前半身・背中	片腕	片手	片脚	片足
塗布量	2.5 FTU	7 FTU	3 FTU	1 FTU	6 FTU	2 FTU

引用文献
1) 日本臨床腫瘍研究グループ:有害事象共通用語規準 v4.0 日本語訳 JCOG 版
2) Potthoff K, et al:Interdisciplinary management of EGFR-inhibitor-induced skin reactions:a German expert opinion. Ann Oncol, **22**:524-535, 2011
3) Lacouture ME, et al:Clinical practice guidelines for the prevention and treatment of EGFR inhibitor-associated dermatologic toxicities. Support Care Cancer, **19**:1079-1095, 2011

(飯原大稔)

1 副作用

H 末梢神経障害

> **アプローチのポイント**
>
> - 患者の生活スタイル（職業など）を考慮し，末梢神経障害の発現率が低い治療法を選択することも重要である。
> - 患者へ具体的な症状を説明し，軽症であっても報告するように指導する。
> - 症状を確認し，減量や休薬の時期を適切に判断する。
> - 各種抗がん薬における末梢神経障害の臨床症状や発現率，発症時期を理解する。
> - 効果と忍容性を確認しながら支持療法薬を使用する。
> - 転倒防止，寒冷対策など生活環境を整備する。
> - セルフケアの実践に向けてサポートする。

1 定義

末梢神経には，筋肉を動かす運動神経，温痛覚や触覚を伝導する感覚神経，血圧・体温の調節や組織・器官の働きを調節する自律神経がある。これらの神経の機能が低下することで起こる障害を末梢神経障害という。

2 情報収集

1 患者から聞き取る情報

問診時には**表1**にあげる具体的な症状を提示し，NRS（numerical rating scale），VAS（visual analogue scale）などにより重症度・進行度を評価する。

■ 表1　末梢神経障害における具体的な症状

- 手足が冷たい・しびれる・痛い
- 物がうまくつかめない
- 箸がうまく使えない
- 紐がうまく結べない
- 冷たい物に敏感になる（オキサリプラチン）
- 立ち上がりがうまくできない
- 声が出にくい
- 手足の感覚がない
- ボタンが留めにくい
- 文字がうまく書けない
- ふたが開けにくい
- 転びやすい
- 喉に詰まりやすい
- 高い音が聞き取りにくい

2　主な原因薬剤と臨床症状

● ビンカアルカロイド製剤

- ビンクリスチン硫酸塩, ビンブラスチン硫酸塩, ビンデシン硫酸塩, ビノレルビン酒石酸塩など。

臨床症状：手指の異常感覚で発症する。高用量の投与により早期から発症し, 感覚障害の程度もより高度となる。手の動きにくさ, 運動後の下肢の筋痙攣が運動症状の初期にみられる。運動障害に引き続き, イレウス, 便秘, 尿閉などの自律神経障害が起こることがある。

発症時期：投与後2カ月以内に発症する。

● パクリタキセル

臨床症状：用量依存性の感覚障害を来す。転移性乳がん患者を対象とした第Ⅲ相試験において, Grade 2以上の感覚障害は累積投与量が715 mg/m^{2}を超えると起こりやすいと報告されている[1]。手指のしびれ感で発症することが多い。筋力低下は軽度である。

発症時期：高用量で使用した場合, 初回投与後1～3日程度で発症することもある。

● シスプラチン

臨床症状：四肢末梢の軽度のしびれ感で発症する。累積投与量の増加に伴い, しびれ感, 痛み, 異常感覚が近位部に広がり不可逆性となる。投与中止後も数週間は進行性に悪化することがある。聴力障害（高音難聴）, 耳鳴も合併しやすい。

発症時期：症状は投与1～7回後に出現しやすく, その後, 数週以上にわたり進行する。用量依存的で累積投与量が250～500 mg/m^{2}で神経毒性が出現し, 900 mg/m^{2}で50%, 1,300

mg/m^{2}で100%に起こるとされている。

● オキサリプラチン

急性症状：投与直後から1, 2日以内に，85〜95%の症例に手足や口唇周囲部等の異常感覚が出現する。また，1〜2%の症例では，呼吸困難や嚥下障害を伴う咽頭・喉頭の絞扼感が出現することがある。オキサリプラチンによる急性症状は，寒冷刺激により誘発，悪化する。

慢性症状：シスプラチンによる末梢神経障害と同様の症状を呈する。聴力障害は起こりにくい。累積投与量に依存し，800 mg/m^{2}を超えると出現しやすいとされている。

● カルボプラチン

臨床症状：シスプラチンやオキサリプラチンに比べて神経障害の程度が軽く，発症率も4〜6%と低い。リスク要因として，65歳以上の患者やシスプラチンの治療歴のある患者に多いとされている。聴力障害は起こりにくい。

● ボルテゾミブ

臨床症状：四肢末梢のしびれ感，痛みで発症する。約35%の症例で発症する。

発症時期：1.0 mg/m^{2}あるいは1.3 mg/m^{2}を週2回，2週を1サイクルとして，累積投与量が約30 mg/m^2（5〜8サイクル）で発症するとされている。

発症要因：悪性腫瘍による栄養障害，糖尿病，慢性アルコール中毒患者で発症の危険性が高いとされている。

3 重症度の評価

■ 表2-1 CTCAE ver4に基づく末梢性運動ニューロパチーのGrade評価

Grade 1	Grade 2	Grade 3	Grade 4	Grade 5
症状がない；臨床所見または検査所見のみ；治療を要さない	中等度の症状がある；身の回り以外の日常生活動作の制限	高度の症状がある；身の回りの日常生活動作の制限；補助具を要する	生命を脅かす；緊急処置を要する	死亡

＊末梢性運動ニューロパチー：物がうまくつかめない，ボタンが留めにくい，転びやすいなど

〔有害事象共通用語規準 v4.0 日本語訳 JCOG版より引用〕

表2-2 CTCAE ver4 に基づく末梢性感覚ニューロパチーの Grade 評価

Grade 1	Grade 2	Grade 3	Grade 4	Grade 5
症状がない；深部腱反射の低下または知覚異常	中等度の症状がある；身の回り以外の日常生活動作の制限	高度の症状がある；身の回りの日常生活動作の制限	生命を脅かす；緊急処置を要する	死亡

＊末梢性感覚ニューロパチー：手足が冷たい・しびれる・痛い，手足の感覚がないなど

〔有害事象共通用語規準 v4.0 日本語訳 JCOG 版より引用〕

- 重症度の客観的な評価は難しく，患者の自覚症状の訴えなどから総合的に判断する。表3・4に岐阜大学医学部附属病院における重症度評価の例を示す。

表3 末梢神経症状とそれに起因する疼痛 Grade 1 の例

末梢性感覚ニューロパチー	疼痛
・ピリピリとしびれる ・冷たいものに触れると発現する ・腕が冷たくなる	・一過性の痛み ・治療を必要としない程度の痛み ・チクチク痛む

表4 日常生活動作の定義（末梢神経症状とそれに起因する疼痛 Grade 2, 3 の例）

身の回り以外の日常生活動作 （Grade 2）	身の回りの日常生活動作 （Grade 3）
衣食住および労働に直結しない動作 （例）＊ ・携帯電話でメールを打つ ・重い荷物を持つ ・本や雑誌をめくる ・運動 ・楽器の演奏	衣食住および労働に直結する動作 （例）＊ ・ボタンの開け閉め ・箸を使っての食事 ・階段の昇降 ・靴を履く ・物をつかむ

＊患者の生活スタイルにあわせて，衣食住および労働に直結するかどうかを考える。例えば，患者がミュージシャンであった場合，「楽器の演奏」は衣食住および労働に直結すると考える。

4 薬剤性か否かの鑑別ポイント

- 合併症の確認(糖尿病,慢性アルコール中毒,術後疼痛など)。
- 腫瘍の進行(脳転移,神経浸潤,脊髄圧迫)。
- 薬剤の確認(発現率,1回投与量,累積投与量)。
- 発現時期,発現部位,症状の確認。

5 推奨される予防・対症療法

1 予防療法

- 末梢神経障害に対する確立された予防法はない。
- 牛車腎気丸が予防・対症療法として投与されることがあるが,有効性を否定した報告もある[2]。

2 対症療法

- 末梢神経障害に対する確立された治療法はなく,休薬が最も確実な処置である。
- Grade 2 以上で減量・休薬,Grade 3 以上で投与中止を考慮する(各薬剤の減量・休薬基準等については添付文書を参照)。
- OPTIMOX1 試験において,オキサリプラチンを一旦休薬し,その後,再導入する「Stop and Go」の有効性(治療効果を維持し,末梢神経障害の発現率を低下させる)が示されている[3]。
- ビタミン $B_{6,12}$ 製剤が投与されることがある。
- 疼痛緩和目的にて NSAIDs を使用する。
- 神経障害性疼痛に使用する薬剤が著効する症例がある。

● プレガバリン

○リリカカプセル 75〜300 mg/日

- 年齢や腎機能に応じて投与量を適宜減量する。
- 高頻度で眠気,めまいを認めるため,75 mg/日を眠前より開始し,効果と忍容性を確認する。問題がなければ1日2回の投与で至適用量まで増量する。
- 神経障害性疼痛の適応があり,神経障害性疼痛ガイドライン(国際疼痛学会)において第一選択薬となっている[4]。

● デュロキセチン塩酸塩

○サインバルタカプセル 20〜60 mg/日

- 悪心が特徴的な副作用であるが,継続服用により症状は消失する。
- 必要に応じてモサプリドクエン酸塩などの消化管運動機能改善薬を1週間程度併用する。
- 20 mg/日より開始し,効果と忍容性を確認しながら至適用量まで増量する。眠気にも注意が必要である。
- デュロキセチン塩酸塩は有痛性の化学療法誘発性末梢神経障害に対する疼痛抑制効果が示されており[5],神経障害性疼痛ガイドラインにおいても第一選択薬となっている[4]。また,ASCOガイドライン(化学療法誘発性末梢神経障害マネジメント)においても中等度に推奨されている[6]。
- しかし,わが国では神経障害性疼痛の適応がないため,著者らの施設では適応を有するプレガバリンから使用し,効果や忍容性などの理由によりデュロキセチン塩酸塩へ切り替える症例が多い。

● アミトリプチリン塩酸塩

○トリプタノール錠 10〜75 mg/日

- 投与量に明確な根拠はなく,効果や副作用に応じて適宜調節する。
- 抗コリン作用による口渇,便秘,眠気が初期から出現する。
- 効果発現までの期間が2〜3週間と長く,副作用が先に出現する可能性があるため,十分な説明が必要である。
- プレガバリンやデュロキセチン塩酸塩と同様に,神経障害性疼痛ガイドラインにおいて第一選択薬となっている[4]。

6 情報提供

1 医療スタッフへ

- 具体的な症状を確認し,減量や休薬の時期を適切に判断する。
- 支持療法薬の副作用について十分に説明する。
- オキサリプラチンにおいては,寒冷刺激(エアコンの冷気,冷たい食物,冷蔵庫内からの取り出しなど)を避けるように

指導する。
- 転倒防止，寒冷対策など生活環境を整備する。

2 患者への生活指導
- 軽症であっても報告する。
- 自動車運転など，危険を伴う作業に注意する（末梢神経障害，支持療法薬の副作用）。
- オキサリプラチンにおいては，寒冷刺激（エアコンの冷気，冷たい食物，冷蔵庫内からの取り出しなど）を避ける。
- 転倒に注意する。
- 熱傷に注意する（感覚麻痺）。
- 自覚していない外傷など，身体の観察を行う。
- 保護，保温のための手袋，靴下を着用する。
- 手指運動やマッサージを行う。

引用文献
1) Jones SE, et al：Randomized phase III study of docetaxel compared with paclitaxel in metastatic breast cancer. J Clin Oncol, **23**(24)：5542-5551, 2005
2) Oki E, et al：Preventive effect of Goshajinkigan on peripheral neurotoxicity of FOLFOX therapy (GENIUS trial)：a placebo-controlled, double-blind, randomized phase III study. Int J Clin Oncol, **20**(4)：767-775, 2015
3) Tournigand C, et al：OPTIMOX1：a randomized study of FOLFOX4 or FOLFOX7 with oxaliplatin in a stop-and-Go fashion in advanced colorectal cancer-a GERCOR study. J Clin Oncol, **24**(3)：394-400, 2006
4) Finnerup NB, et al：Pharmacotherapy for neuropathic pain in adults：a systematic review and meta-analysis. Lancet Neurol, **14**(2)：162-173, 2015
5) Smith EM, et al：Effect of duloxetine on pain, function, and quality of life among patients with chemotherapy-induced painful peripheral neuropathy：a randomized clinical trial. JAMA, **309**(13)：1359-1367, 2013
6) Hershman DL, et al：Prevention and management of chemotherapy-induced peripheral neuropathy in survivors of

adult cancers：American Society of Clinical Oncology clinical practice guideline. J Clin Oncol, **32**(18)：1941-1967, 2014

参考文献
- 厚生労働省：重篤副作用疾患別対応マニュアル（末梢神経障害）平成 21 年 5 月（http://www.pmda.go.jp/files/000143545.pdf）

（玉木宏樹）

1 副作用

I 高血圧

> **アプローチのポイント**
> - 主に VEGF などを標的とする分子標的薬の副作用として経験する。
> - 投与開始から数カ月以内に上昇を認めることがあり，定期的な血圧のモニタリングが重要である。
> - 来院時の血圧は運動や緊張などの影響を受けやすいため，自宅での定期的な血圧モニタリングが重要であり，副作用ノートや血圧手帳などに日々の血圧を記録し持参してもらうことが望ましい。
> - 生活習慣の改善や食事療法なども有用であるが，必要に応じて薬物療法を考慮する。

1 定義

日本高血圧学会の『高血圧治療ガイドライン 2014』では，収縮期血圧 140 mmHg 以上かつ/または拡張期血圧 90 mmHg 以上を高血圧と定義している[1]。

ただし，抗がん薬による副作用として治療の対象とされるのは，「再発性，または持続性，または症状を伴う拡張期血圧＞20 mmHg の上昇」，「以前正常であった場合＞150/100 mmHg への上昇」とされている[2]。

2 情報収集

1 患者から聞き取る情報
- 頭痛やめまい，吐き気などの自覚症状。

- 自宅での血圧の推移，食生活や生活習慣の変化。

2 高血圧の原因となりうる他の要素

- 甲状腺機能異常（亢進症，低下症）の有無。スニチニブやフルオロウラシル，サリドマイド，プレドニゾロン，ニボルマブなどでは，副作用として甲状腺機能障害が報告されており，血中 TSH 濃度の測定など鑑別が必要である。
- クッシング症候群や原発性アルドステロン症，褐色細胞腫といった内分泌性の高血圧や腎性の高血圧，脳幹部血管圧迫，心血管性の高血圧などについても症状や検査値を確認する。
- 高血圧を誘引する薬剤として，抗がん薬以外に NSAIDs やカンゾウ（グリチルリチン）があげられ，注意が必要である。

3 重症度の評価

■ 表 1　CTCAE ver4 に基づく高血圧の Grade 評価

Grade 1	Grade 2	Grade 3	Grade 4	Grade 5
前高血圧状態（収縮期血圧 120-139 mmHg または拡張期血圧 80-89 mmHg）	ステージ1の高血圧（収縮期血圧 140-159 mmHg または拡張期血圧 90-99 mmHg）；内科的治療を要する；再発性または持続性（≧24時間）；症状を伴う＞20 mmHg（拡張期圧）の上昇または以前正常であった場合は＞140/90 mmHg への上昇；単剤の薬物治療を要する 小児：再発性または持続性（≧24時間）の＞ULN の血圧上昇；単剤の薬物治療を要する	ステージ2の高血圧（収縮期血圧 ≧160 mmHg または拡張期血圧 ≧100 mmHg）；内科的治療を要する；2種類以上の薬物治療または以前よりも強い治療を要する 小児：成人と同じ	生命を脅かす（例：悪性高血圧，一過性または恒久的な神経障害，高血圧クリーゼ）；緊急処置を要する 小児：成人と同じ	死亡

〔有害事象共通用語規準 v4.0 日本語訳 JCOG 版より引用〕

4 薬剤性か否かの鑑別ポイント

食生活や生活習慣の変化,薬剤開始からの血圧変化を確認し,薬剤との関連を評価する。

5 推奨される予防・対処療法

1 生活習慣の修正

- 減塩 6 g/日未満。
- 野菜,果物の積極的な摂取。
- コレステロールや飽和脂肪酸の摂取を控える。
- 魚(魚油)の積極的摂取。
- 心血管障害のない患者は,有酸素運動を中心に定期的な(毎日 30 分以上を目標に)運動。
- 禁煙。
- 節酒(エタノールで男性 20〜30 mL/日以下,女性 10〜20 mL/日以下)。
- 安静時血圧の定期的な記録。

2 薬物療法

- 降圧目標に定まったものはないが,『高血圧治療ガイドライン 2014』にならい,140/90 mmHg 未満とすることが一般的と考えられる。

■ 表2 降圧目標

	診察室血圧	家庭血圧
若年,中年,前期高齢者患者	140/90 mmHg 未満	135/85 mmHg 未満
後期高齢者患者	150/90 mmHg 未満(忍容性があれば 140/90 mmHg 未満)	145/85 mmHg 未満(目安)(忍容性があれば 135/85 mmHg 未満)
糖尿病患者	130/80 mmHg 未満	125/75 mmHg 未満(目安)
CKD 患者(蛋白尿陽性)	130/80 mmHg 未満	125/75 mmHg 未満(目安)

	診察室血圧	家庭血圧
脳血管障害患者 冠動脈疾患患者	140/90 mmHg 未満	135/85 mmHg 未満（目安）

注：目安で示す診察室血圧と家庭血圧の差は，診察室血圧 140/90 mmHg，家庭血圧 135/85 mmHg が高血圧の診断基準であることから，この二者の差をあてはめたものである。

〔日本高血圧学会：高血圧治療ガイドライン 2014 より引用〕

● 経口降圧薬

- 抗がん薬治療に伴う高血圧に関して定まった第一選択はない。
- 『高血圧治療ガイドライン 2014』では，第一選択として Ca 拮抗薬，ARB, ACE 阻害薬，少量利尿薬のどれかと記載されており，患者の状態に応じて選択可能である。
- 腎保護作用を期待して ARB や ACE 阻害薬を推奨する報告もある。
- 1 剤でコントロールが難しい場合は 2 剤以上の併用が推奨されており，ARB＋Ca 拮抗薬など作用機序の異なる薬剤を併用する。
- 利尿薬を使用する場合には下痢や飲水量の減少などに伴う脱水や血中 K 値異常などに注意が必要である。

6 情報提供

1 医療スタッフへ

- 生活習慣や食生活，他の薬剤など血圧を上昇させる可能性のある要因の有無と改善のための方法，患者の理解度などに応じて対策を検討し，提案を行う。

2 患者への生活指導

- 家庭での血圧測定法に関して指導する。ただし，家庭血圧測定を行う場合は，測定値に一喜一憂する必要はないこと，測定値に基づき自己判断で降圧薬の中止や増減を行ってはならないことを指導する必要がある。また，家庭血圧測定に対して不安のある患者に測定を強いてはならない。

第3章 副作用・有害事象へのアプローチ

● 家庭血圧測定の方法・条件
①機具:上腕カフ・オシロメトリック法に基づく装置。
②測定環境:
- 静かで適当な室温の環境(特に冬季には,暖房のない部屋での測定は血圧を上昇させるので,室温に対する注意喚起を行う)。
- 原則として背もたれつきの椅子に脚を組まず座って1~2分の安静後。
- 会話を交わさない環境。
- 測定前に喫煙,飲酒,カフェインの摂取は行わない。
- カフ位置を心臓の高さに維持できる環境。

③測定条件:
- 必須条件
    朝:起床後1時間以内,排尿後,朝の服薬前,朝食前,座位1~2分安静後。
    晩:就床前,座位1~2分安静後。
- 追加条件
    指示により,夕食前,晩の服薬前,入浴前,飲酒前など,その他適宜。
    自覚症状のあるとき,休日昼間,深夜睡眠時など。

④測定回数とその扱い:
- 1機会原則2回測定し,その平均をとる。
- 1機会に1回のみ測定した場合には,1回のみの血圧値をその機会の血圧値として用いる。

⑤測定期間:できる限り長期間。
⑥記録:すべての測定値を記録する。

● 家庭血圧測定の評価
①評価の対象:
- 朝測定値5日(5回)以上の平均。
- 晩測定値5日(5回)以上の平均。
- すべての個々の測定値。

②評価:
- 高血圧─朝・晩それぞれの平均値≧135/85 mmHg
- 正常域血圧─朝・晩それぞれの平均値<135/85 mmHg

引用文献

1) 日本高血圧学会高血圧治療ガイドライン作成員会・編:高血圧治療ガイドライン 2014. ライフ・サイエンス出版, 2014
2) 中外製薬株式会社:アバスチン適正使用ガイド

(和田　敦)

② 有害事象

A 骨髄抑制

> **アプローチのポイント**
> - 白血球数（特に好中球数），赤血球数，血小板数を確認する。
> - 治療レジメン毎における投与開始基準を確認する。
> - 次サイクル時の投与量調整の必要性を確認する。
> - 発熱の有無を確認する。
> - 抗菌薬投与の必要性を検討する。

1 定義

骨髄抑制とは，「骨髄の働きが低下している状態を示し，白血球，赤血球および血小板の数が減少すること」と定義されている。骨髄抑制は，がん化学療法に用いられる抗がん薬が正常な造血細胞にも障害を与えるために引き起こされる副作用であり，また一部の薬剤（ST 合剤など）で生じる有害事象である。骨髄抑制は，ときに発熱性好中球減少症などの致死的な合併症を起こすこともある。また，化学療法の次のサイクルの遅延や用量規制毒性となることもある。

2 情報収集

- 化学療法による骨髄抑制は，使用する抗がん薬の種類によって程度の差はあるが，ほとんどの抗がん薬，特に殺細胞性の抗がん薬で起こる。
- 抗がん薬を長期にわたり使用する場合，1 回の投与量が多い場合，短期間に繰り返し投与する場合，多剤併用療法を行う

A 骨髄抑制

場合には特に強く起こる。
- 骨髄抑制が起こっている早期ではほとんど自覚症状がなく気がつきにくいため、特に注意する必要がある。

1 臨床症状

- 腋窩体温で 37.5℃ 以上の発熱、寒気がする、のどの痛みや咳、激しい下痢や腹痛、口内炎がよくできる、鼻血が出やすい、めまい、ふらつきなど貧血様の症状がある、血が止まりにくい、青あざができやすいなど。

2 検査所見

- 抗がん薬による骨髄抑制は、各血球成分の寿命（半減期）に関係しており、なかでも白血球・好中球、血小板の寿命は赤血球に比べて短いため、抗がん薬による影響を受けやすい。
- 骨髄抑制はほとんどの抗がん薬の用量規制毒性になっている。
- 多くの抗がん薬の Nadir（最低値）は投与後 7～14 日前後であり、この期間が過ぎれば血球数は回復傾向を示す。しかし、3 週間以上経過してから Nadir になるものも存在する。
- 抗がん薬などの投与歴がない場合で、白血球（好中球）減少、赤血球減少、血小板減少を伴う場合には、これらを来す疾患や薬剤の投与を念頭に置く必要がある。
- 化学療法による骨髄抑制の程度は、有害事象共通用語規準（NCI-CTCAE）v4.0 の規準に従い評価する。

■ 表1　CTCAE ver4 に基づく骨髄抑制の Grade 評価

	Grade 1	Grade 2	Grade 3	Grade 4	Grade 5
貧血	ヘモグロビン <LLN-10.0 g/dL； <LLN-6.2 mmol/L； <LLN-100 g/L	ヘモグロビン <10.0-8.0 g/dL； <6.2-4.9 mmol/L； <100-80 g/L	ヘモグロビン <8.0 g/dL； <4.9 mmol/L； <80 g/L； 輸血を要する 基準範囲<8.0-6.5	生命を脅かす； 緊急処置を要する 基準範囲<6.5	死亡
好中球数減少	<LLN-1,500/mm^3； <LLN-1.5×10e9/L	<1,500-1,000/mm^3； <1.5-1.0×10e9/L	<1,000-500/mm^3； <1.0-0.5×10e9/L	<500/mm^3； <0.5×10e9/L	

	Grade 1	Grade 2	Grade 3	Grade 4	Grade 5
白血球減少	<LLN-3,000/mm^3 ; <LLN-3.0×10e9/L	<3,000-2,000/mm^3 ; <3.0-2.0×10e9/L	<2,000-1,000/mm^3 ; <2.0-1.0×10e9/L	<1,000/mm^3 ; <1.0×10e9/L	
血小板数減少	<LLN-75,000/mm^3 ; <LLN-75.0×10e9/L	<75,000-50,000/mm^3 ; <75.0-50.0×10e9/L	<50,000-25,000/mm^3 ; <50.0-25.0×10e9/L	<25,000/mm^3 ; <25.0×10e9/L	

〔有害事象共通用語規準 v4.0 日本語訳 JCOG 版より引用〕

- 骨髄抑制は,白血球数,赤血球数,血小板数が減少することと定義されているのに対し,汎血球減少は,血液中のすべての血球(赤血球,白血球,血小板)が減少した状態(ヘモグロビン:男性 12.0 g/dL 未満,女性 11.0 g/dL 未満,白血球:4,000/μL 未満,血小板:10 万/μL 未満)であることと定義されている。そのため,汎血球減少症はそれぞれの成分が減少したときに起こる症状が複合して出現する。

3 推奨される予防・対症療法

1 白血球減少,好中球減少

- ASCO,IDSA,NCCN など,欧米のガイドラインにおいて,発熱性好中球減少症(febrile neutropenia:FN)の発症率が 20%以上のレジメンを使用するときには G-CSF 一次予防投与が推奨されている。
- EORTC,NCCN のガイドラインにおいては,FN 発症率が 10~20%のレジメンを使用するときには,FN 発症のリスクが高いと考えられる因子を持つ患者において G-CSF の一次予防的投与を考慮すべきとされている(⇒3 章 2B 参照)。

2 赤血球減少

- わが国では現在,貧血(赤血球減少)に対しては輸血が唯一の対処法である。
- NCCN,ASCO/ASH のガイドラインでは,化学療法後の貧血に対して,赤血球造血刺激因子製剤(erythropoiesis stimulating agents:ESA)の使用を考慮するよう記載されており,輸血療法の両者が使用可能であるが,わが国ではが

ん化学療法に伴う貧血に対するESAの薬事承認が未だなされていないため,輸血療法のみが唯一の対応法となっている。
- ESAの投与によってヘモグロビンを上昇させ,輸血回数を抑えることができ,患者のQOL改善をもたらすことはできるが,延命効果は明らかではなく,また生存率が悪化するという報告もある。
- これまでは,ASCOなどのガイドラインでは化学療法後の貧血に対してヘモグロビン値12 g/dLを超えないようにESAを投与することとあったが,メタ分析の結果,がん患者にESAを使用することによって心不全の増加やがんの増悪,血栓塞栓症や死亡のリスクが有意に増加するなどの有害事象が認められており,現在,ASCOのガイドラインでは化学療法による貧血に対するエリスロポエチンの使用が見直しされている。

3　血小板減少

- 血小板減少に対しては,現時点では血小板輸血が唯一の方法である。
- 予防および治療的血小板輸血については,出血時に治療目的で輸血を行うのではなく,出血予防目的に血小板輸血を行うべきとされている。
- わが国の指針では,固形腫瘍の化学療法時,血小板数が2万/μL未満に減少し,出血傾向を認める場合には,血小板数が1～2万/μL未以上を維持するよう濃厚血小板を輸血することとされている。
- 10単位濃厚血小板製剤約200 mL中に含まれる血小板数はおおよそ2×10^{11}個である。また,濃厚血小板10単位には血漿成分2.5単位分(安定した凝固因子のみ)が含まれている。
- 血小板輸血直後の予測血小板増加量は,以下の式で予測できる。

$$\text{血小板輸血直後の予測血小板増加数}(/\mu L) = \frac{\text{輸血血小板総数}}{\text{循環血液量}(mL) \times 10^3} \times \frac{2}{3}$$

■循環血液量：70 mL/kg
■循環血液量（mL）＝体重（kg）×70 mL/kg
■血小板濃厚液5単位に含まれる血小板数は 1.0×10^{11} 個以上。

例）体重50 kgの成人（循環血液量3500 mL）に血小板濃厚液を5単位輸血した場合，投与直後の予測血小板増加数は約19,000/μL上昇することになる。

- 化学療法中に血小板減少を来した場合の他の要因との鑑別として，がんの骨髄浸潤や播種性血管内凝固症候群（disseminated intravascular coagulation：DIC）などがある。特にDICは腫瘍や感染症により生じ，高度の出血傾向，意識障害，呼吸困難，乏尿，黄疸などの臓器症状が認められる。また，血小板寿命が著しく短縮しているため，予測血小板数に至らない可能性が高いので，十分注意する（⇒3章3D参照）。

4 情報提供

患者への生活指導

- 化学療法によって引き起こされる骨髄抑制の時期を説明し，その時期には十分注意する。
- 感染症予防のために，体や口の中を清潔に保つように毎食後の歯磨きを習慣化させる。また，血小板が減っている場合は，口腔内を傷つけないように，柔らかい歯ブラシなどでやさしく歯磨きをする。
- 入浴する場合は，時間を短くしたり，体を拭くかシャワー浴にして，体力を消耗しないようにする。
- 起床時・食事前後，寝る前，排泄の後，外出の前後などにはこまめに手洗い・うがいを勧める。
- 走る，階段を駆け上がるなど急激な動作や激しい運動は避ける。
- 血小板が減っている場合は，転倒・外傷・打撲など，けがに

は十分注意する。
- なるべく外出を控え，人ごみを避ける。やむを得ず外出する場合でもマスクを着用するようにし，風邪をひいている人には近づかない。
- 腋窩体温で 37.5℃ 以上の発熱がある場合には我慢せずに，必ず医師，薬剤師，看護師など医療スタッフに連絡するよう指導する。

参考文献

- Smith TJ, et al：Recommendations for the Use of WBC Growth Factors：American Society of Clinical Oncology Clinical Practice Guideline Update. J Clin Oncol, **33**(28)：3199-3212, 2015
- Aapro MS, et al：2010 update of EORTC guidelines for the use of granulocyte-colony stimulating factor to reduce the incidence of chemotherapy-induced febrile neutropenia in adult patients with lymphoproliferative disorders and solid tumours. Eur J Cancer, **47**(1)：8-32, 2011
- Freifeld AG, et al：Clinical practice guideline for the use of antimicrobial agents in neutropenic patients with cancer. 2010 update by the infectious Diseases Society of America. Clin Infect Dis, **52**(4)：e56-93, 2011
- NCCN Clinical Practice Guidelines in Oncology（NCCN Guidelines）Myeloid Growth Factors Version I. 2015
- 日本臨床腫瘍研究グループ：有害事象共通用語規準 v4.0 日本語訳 JCOG 版. 2015
- 日本癌治療学会・編：G-CSF 適正使用ガイドライン 2013 年版. 金原出版, pp14-25, 2013
- がん診療 UP TO DATE 編集委員会・編著：がん診療 UP TO DATE. 日経メディカルブックス, pp696-710, 2013

（石原正志，飯原大稔）

2 有害事象

B 発熱性好中球減少症

アプローチのポイント

- 顆粒球コロニー刺激因子(granulocyte-colony stimulating factor：G-CSF)の一次・二次予防的投与の適応ならびに抗がん薬の減量，スケジュール変更について検討する。
- 抗菌薬，抗真菌薬の予防投与の適応について検討する。
- 医療スタッフ，患者とも感染予防の重要性について理解する。
- 発熱時の対応について指導する。
- がん化学療法中に発熱が出現した場合は，発熱性好中球減少症を鑑別すべき疾患として考慮する。
- 発熱性好中球減少症はOncology emergencyであり，リスクに応じた経験的治療を速やかに開始する。

1 定義

発熱性好中球減少症(febrile neutropenia：FN)の定義は各種ガイドラインにより異なるが，日本臨床腫瘍学会においては，「①好中球数が500/μL未満，または1,000/μL未満で48時間以内に500/μL未満に減少すると予測される状態で，かつ②腋窩温37.5℃以上(口腔内温38℃以上)の発熱を生じた場合」をFNと定義している。

2 情報収集

- 前治療における好中球数の推移やFNの既往

- 抗がん薬投与からの経過日数
  ⇒一般的に，抗がん薬投与後7～14日で好中球数は最低値となる。
- 発熱の出現時期
  ⇒高齢者やステロイド投与患者では正常な免疫反応が得られにくいため炎症反応が軽微となり，発熱を認めないことがあるので留意する。
- 身体所見ならびに関連症状
  ⇒感染源の評価を行う。
  身体所見：外耳道，鼻腔，口腔，肺，腹部，肛門，外陰部，皮膚，カテーテル穿刺部など。
  関連症状：咽頭痛，口内炎，咳嗽，腹痛，潰瘍，発赤，発疹，滲出液など。
- 使用薬剤
  ⇒抗がん薬（レジメン）により発現率が異なる。
  ⇒抗がん薬以外の薬剤による薬剤熱やアレルギーの可能性がある。
- 合併症
- 検査値
  ⇒好中球数の減少と感染に伴う検査値異常を認める。

3 推奨される予防療法

1 G-CSF の投与

● 一次予防的投与

抗がん薬治療の1コース目から，FN を予防する目的で，好中球減少や発熱を確認することなく G-CSF を投与することである。日本癌治療学会における診療アルゴリズムを示す(図1)。

- 新たな化学療法を開始する患者において，使用するレジメンの FN 発症率から一次予防的投与の適応を判断する。NCCN および EORTC ガイドラインでは，FN 発症リスクを20%以上（高リスク），10～20%（中等度リスク），10%未満（低リスク）に分類し，各リスクにおける代表的なレジメンを示している。また，『日本癌治療学会がん診療ガイドライン』では，

第3章 副作用・有害事象へのアプローチ

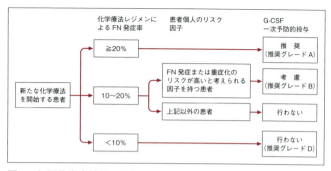

図1 初回化学療法前の評価
〔日本癌治療学会:G-CSF 適正使用ガイドライン 2013 年版 Ver.3, 2016
(http://jsco-cpg.jp/item/30/index.html) より引用〕

各がん種における代表的な推奨レジメンの FN 発症率を示している (**表1**)。

⇒ FN 発症率が 20% 以上のレジメンを使用するとき、FN を予防するために G-CSF の一次予防的投与が推奨される。

■表1 FN 発症率が 10% 以上の代表的なレジメン

がん種	レジメン	Grade3,4 FN発症率(%)
急性骨髄性白血病	IDR+Ara-C	78.2
	DNR+Ara-C	77.4
	大量 Ara-C	66.5
	多剤併用療法 (MIT+Ara-C, DNR+Ara-C, ACR+Ara-C, Ara-C+ETP+VCR+VDS)	66.4
造血幹細胞移植同種 HSCT	RIC (reduced-intensity conditioning)	59.5
	MAC (myeloablative conditioning)	89.6
Aggressive リンパ腫	CHOP-21	17-50
DLBCL	R-CHOP-21	18-19
バーキットリンパ腫	Hyper CVAD	86
ろ胞性リンパ腫	FC (fludarabine+CPA)	10-35
再発難治リンパ腫	DHAP	48
	ESHAP	30-64
	R-ESHAP	33.5
	ICE/R-ICE	11.5-24
	CHASE	25
限局期鼻咽頭 NK/T 細胞リンパ腫	2/3DeVIC+RT (G-CSF+)	15

がん種	レジメン	Grade3,4 FN発症率(%)
進行・再発 NK/T 細胞リンパ腫	SMILE	39
乳がん	TAC（DTX75＋ADM50＋CPA500）(G-CSF-)	25.2
乳がん	FEC（5-FU500＋EPI100＋CPA500）	20
乳がん	AC-DTX, q3wks（DTX100）	16（DTX投与中）
乳がん	TC（DTX75＋CPA600）	68.8
膀胱がん	MVAC	24
膀胱がん	High-dose-intensity MVAC（G-CSF＋）	10
前立腺がん	DTX（70 mg/m^2）	16.3
前立腺がん	Cabazitaxel（25 mg/m^2）	54.5
骨肉腫	AC（ADM75＋CDDP100）	21（infection）
卵巣がん	DC	11
卵巣がん	topotecan＋CBDCA（sequentialy）	13
卵巣がん	PTX175 mg/m^2, q3wks	22（G-CSF-）
卵巣がん	PTX175 mg/m^2, q3wks	19（G-CSF＋）
卵巣がん	PTX250 mg/m^2, q3wks	19（G-CSF＋5 μg/kg）
卵巣がん	PTX250 mg/m^2, q3wks	18（G-CSF＋10 μg/kg）
卵巣がん	topotecan	10
子宮頸がん	CDDP＋topotecan	18
子宮頸がん	CPT-11＋CBDCA	11
子宮体がん	DP	10
肺小細胞がん	AMR	14
肺非小細胞がん	CDDP＋CPT-11	14
肺非小細胞がん	CBDCA＋PTX	18
肺非小細胞がん	CDDP＋VNR	18
胃がん	DTX＋CDDP	21
胃がん	DTX＋CDDP＋5-FU	41
食道がん	DTX	32

〔日本癌治療学会: G-CSF 適正使用ガイドライン 2013 年版 Ver.3, 2016（http://jsco-cpg.jp/item/30/index.html）より抜粋〕

- 患者個人のリスク因子について評価する。リスク評価は，ASCO，EORTC，NCCN の各ガイドラインを参考にする（**表2**）。
  ⇒ FN 発症率が 10〜20％のレジメンを使用するとき，FN 発症または重症化のリスクが高いと考えられる因子を持つ患者では G-CSF の一次予防的投与が考慮されるが，それ以

■ 表2 初回治療前の FN のリスク評価

ASCO	EORTC	NCCN
・高齢者（65歳以上） ・進行がん ・化学療法または放射線療法施行歴 ・治療前の好中球減少または腫瘍の骨髄浸潤 ・感染の存在 ・開放創の存在または最近の手術施行歴 ・PS 不良または栄養状態不良 ・腎障害 ・肝障害（特にビリルビン高値） ・心血管疾患 ・複数の合併症 ・HIV 感染	・高齢者（65歳以上） ・進行がん ・FN の既往歴*	・高齢者（65歳以上） ・PS 不良 ・化学療法施行歴 ・放射線治療歴 ・治療前好中球減少 ・腫瘍の骨髄浸潤 ・感染や開放創 ・最近の手術歴 ・腎障害 ・肝障害（特にビリルビン高値） ・HIV 感染（特に CD4 細胞数の少ない患者）

＊レジメンの異なる先行化学療法における FN の既往歴
〔日本癌治療学会：G-CSF 適正使用ガイドライン 2013 年版 Ver.3, 2016
(http://jsco-cpg.jp/item/30/index.html)より引用〕

外の患者では G-CSF の一次予防的投与は推奨されない。
- G-CSF の併用を前提に治療強度を増強したレジメンで，生存期間の延長が示されている場合は，そのレジメンとともに G-CSF の一次予防的投与が推奨される。
- 治癒もしくは生存期間の延長を目的とする化学療法において，治療強度が低下すると予後が不良となることが示されている場合には，治療強度を維持する目的での G-CSF 一次予防的投与が推奨される。
- 症状緩和を目的とする化学療法では，G-CSF 一次予防的投与は推奨されない。G-CSF を使用するよりも，レジメン，用量，投与スケジュールの変更を考慮する。

● 二次予防的投与

前コースにおいて FN を認めたり，遷延性の好中球減少症で投与スケジュールの変更が必要となった場合に，次コースで予防的に G-CSF を投与することである。日本癌治療学会における診療アルゴリズムを示す（図2）。

- 緩和的化学療法で前コースにおいて FN を認めた場合，次

B 発熱性好中球減少症

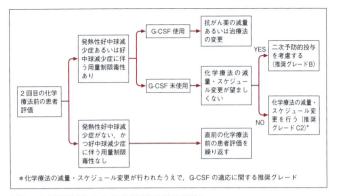

図2 2回目以降の化学療法開始前の評価
〔日本癌治療学会：G-CSF 適正使用ガイドライン 2013 年版 Ver.3, 2016
(http://jsco-cpg.jp/item/30/index.html)より引用〕

コースの投与量減量もしくはスケジュール変更を検討するのが原則である。
- 治癒率の向上が期待できる悪性リンパ腫や早期乳がん，胚細胞腫瘍のような抗がん薬の減量やスケジュール変更が望ましくない患者において，前コースで FN を認めた場合には，G-CSF の二次予防的投与を考慮する。
- ペグフィルグラスチム（ジーラスタ皮下注）は，がん化学療法による FN の発症抑制に対する適応を有している。

2　抗菌薬・抗真菌薬の投与

- 好中球数 $100/\mu L$ 以下が7日を超えて続くことが予想される高リスク患者には，フルオロキノロン系抗菌薬の予防投与が推奨される。

処方例：
○シプロフロキサシン（シプロキサン錠）1回 200 mg
　1日3回
○レボフロキサシン（クラビット錠）1回 500 mg 1日1回

- 好中球減少持続期間が7日未満の低リスク患者に対し，ルーチンに抗菌薬の予防投与をすべきではない。
- 急性白血病，好中球減少を伴う骨髄異形成症候群，口内炎を

伴う自家造血幹細胞移植時，同種造血幹細胞移植時などの高リスク患者には，抗真菌薬の予防投与が推奨される。

処方例：
- ○イトラコナゾール（イトリゾール内用液）1回200 mg
  1日1回（空腹時）
- ○フルコナゾール（ジフルカンカプセル）1回200 mg
  1日1回
- 好中球減少持続期間が7日未満の低リスク患者への抗真菌薬の予防投与は推奨されない。

4 治療

1 G-CSF の投与

● 無熱性好中球減少症

- わが国では化学療法における G-CSF の効能・効果として，好中球数 500/μL 未満が観察された時点での投与が認められているが，十分なエビデンスは得られていない。
- 無熱性好中球減少症患者に対し，ルーチンに G-CSF の治療的投与をすべきではない。

● FN 発症時（図3）

- FN 患者に対し，ルーチンに G-CSF の治療的投与をすべきではない。ただし，G-CSF の予防的投与を受けていた FN

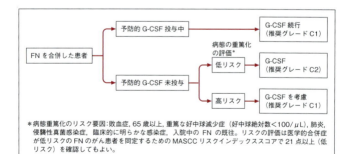

＊病態重篤化のリスク要因：敗血症，65歳以上，重篤な好中球減少症（好中球絶対数＜100/μL），肺炎，侵襲性真菌感染症，臨床的に明らかな感染症，入院中の FN の既往。リスクの評価は医学的合併症が低リスクの FN のがん患者を同定するための MASCC リスクインデックススコアで21点以上（低リスク）を確認してもよい。

図3 FN 発症時における G-CSF の治療的投与
〔日本癌治療学会：G-CSF 適正使用ガイドライン 2013年版 Ver.3, 2016
（http://jsco-cpg.jp/item/30/index.html）より引用〕

患者では，G-CSF の継続投与が勧められる。
- G-CSF の予防的投与を受けていない FN 患者では，高リスクの場合，G-CSF の治療的投与を検討する。

2 抗菌薬・抗真菌薬の投与

- FN は Oncology emergency であり，リスクに応じた経験的治療を速やかに開始する（図4）。
- 問診，診察や白血球分画および血小板を含む血算，生化学検査，静脈血培養（抗菌薬開始前に2セット），胸部 X 線，感染が疑われる部位の培養検査などを実施し，感染巣，原因菌の同定を行う。
- MASCC スコア（表3）に基づいたリスク分類を行い，経験的治療を開始する。

■ 表3 MASCC スコア

項目	スコア
臨床症状（下記の3項のうち1項を選択） • 無症状 • 軽度の症状 • 中等度の症状	5 5 3
血圧低下なし	5
慢性閉塞性肺疾患なし	4
固形がんである，あるいは造血器腫瘍で真菌感染症の既往がない	4
脱水症状なし	3
外来管理中に発熱した患者	3
60歳未満（16歳未満には適用しない）	2

スコアの合計は最大26点。21点以上を低リスク症例，20点以下を高リスク症例とする。
〔日本臨床腫瘍学会：発熱性好中球減少症(FN)診療ガイドライン．南江堂，p4，2012より引用〕

● 低リスク症例の治療

- フルオロキノロン系抗菌薬が予防投与されていない症例では，経口のシプロフロキサシンとクラブラン酸・アモキシシリンの併用が推奨される。

第3章 副作用・有害事象へのアプローチ

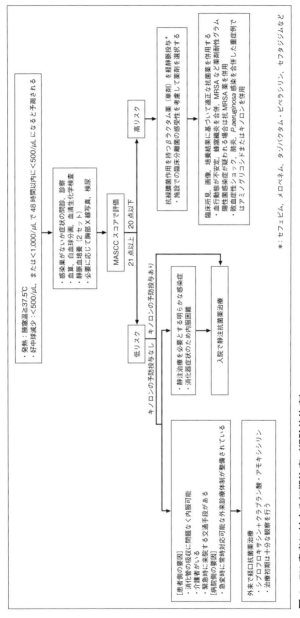

図4 FN患者に対する初期治療（経験的治療）
［日本臨床腫瘍学会：発熱性好中球減少症（FN）診療ガイドライン，南江堂，pix，2012より引用］

処方例：
- シプロフロキサシン（シプロキサン錠）1回 200 mg 1日3回
- クラブラン酸・アモキシシリン（オーグメンチン配合錠）1回1錠（250 RS）1日3回

- シプロフロキサシン，レボフロキサシンによる単剤治療は，シプロフロキサシンとクラブラン酸・アモキシシリンの併用治療と比較して十分なエビデンスはないが，臨床的知見からは同等の効果があるとされている。

処方例：
- レボフロキサシン（クラビット錠）1回 500 mg 1日1回

- フルオロキノロン系抗菌薬が予防投与されている症例や経口抗菌薬による治療が適さない症例では，入院での静注抗菌薬治療（表4）を開始する。

■ 表4 経験的治療に用いられる主な静注抗菌薬

保険適応のある薬剤

薬剤名	用法・用量
セフェピム（マキシピームなど）	1回 2 g　12時間毎
メロペネム（メロペンなど）	1回 1 g　 8時間毎
タゾバクタム・ピペラシリン（ゾシンなど）	1回 4.5 g　6時間毎

保険適応はないが日常臨床において使用されている薬剤

薬剤名	用法・用量
イミペネム・シラスタチン（チエナムなど）	1回 0.5 g　6時間毎
ドリペネム（フィニバックス）	1回 1 g　 8時間毎
パニペネム・ベタミプロン（カルベニン）	1回 0.5 g　6時間毎
ビアペネム（オメガシン）	1回 0.6 g 12時間毎
セフタジジム（モダシンなど）	1回 1 g　 6時間毎

- 抗緑膿菌作用を有するβラクタム系抗菌薬（セフェピム，メロペネム，タゾバクタム・ピペラシリン，イミペネム・シラスタチン，セフタジジムなど）による単剤治療が推奨される。
- 外来治療においては患者の状態を頻回に確認し，症状が改善しない場合は速やかに入院治療へ移行する。

第3章　副作用・有害事象へのアプローチ

● 高リスク症例の治療
- 入院での静注抗菌薬治療を開始する。
- 初期治療は抗緑膿菌作用を有するβラクタム系抗菌薬（低リスク症例の治療の項を参照）による単剤治療が推奨される。
- 薬剤は施設での臨床分離菌の感受性を考慮して選択する。
- 循環不全を認める場合，中心静脈カテーテル感染が強く疑われる場合，メチシリン耐性黄色ブドウ球菌（MRSA）などの薬剤耐性グラム陽性菌感染症が疑われる場合などでは，バンコマイシンなどのグリコペプチド系抗菌薬を併用する。
- 患者の重症度や既往感染症，施設での臨床分離菌の感受性に基づき，アミノグリコシド系抗菌薬またはフルオロキノロン系抗菌薬（予防投与されていない症例）を併用する。
- アミノグリコシド系抗菌薬の使用においては腎障害に留意する。

● 経験的治療開始後の評価
- 経験的治療開始3〜4日後に評価を行う（図5）。

○解熱した場合
- 好中球数が$500/\mu L$以上に回復するまで初期の抗菌薬治療を継続する。
- 低リスク症例において静注抗菌薬治療を行っている場合は，全身状態が安定し，消化器症状などに問題がなければ経口抗菌薬への変更も可能である。
- 高リスク症例においては，全身状態が安定していれば初期の抗菌薬治療を3〜5日継続したのち経口抗菌薬への変更も可能である。
- 初期治療にバンコマイシンや他のグラム陽性菌に対する薬剤を併用している場合は，グラム陽性菌感染の所見がなければ中止する。

○発熱が持続する場合
- 低リスク症例において外来治療を行っている場合は，速やかに入院治療へ移行し静注抗菌薬治療を開始する。
- 高リスク症例において全身状態が安定していれば初期の抗菌薬治療を継続するが，好中球減少が持続している場合は真菌症の検査を実施し，抗真菌薬（表5）による治療あるいは経

B 発熱性好中球減少症

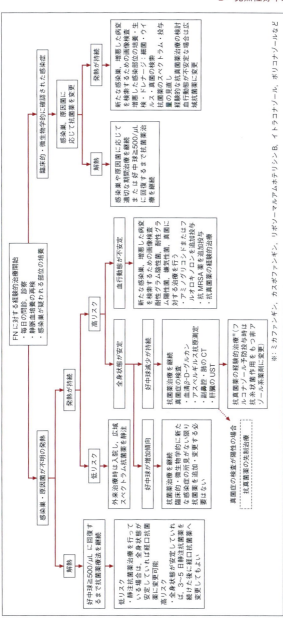

図5 FN患者に対する経験的治療開始3～4日後の評価
[日本臨床腫瘍学会：発熱性好中球減少症 (FN) 診療ガイドライン, 南江堂, p.x, 2012 より引用]

験的治療を行う。

■ 表5　経験的治療に用いられる主な静注抗真菌薬

薬剤名	用法・用量
アムホテリシンBリポソーム製剤（アムビゾーム）	1回 2.5 mg/kg 24時間毎
カスポファンギン（カンサイダス）	初日：1回 70 mg 2日目以降：1回 50 mg 24時間毎
イトラコナゾール（イトリゾール）	1, 2日目：1回 200 mg 12時間毎 3日目以降：1回 200 mg 24時間毎

- 循環不全を認める場合は，耐性グラム陰性菌，耐性グラム陽性菌，嫌気性菌，真菌に対する治療を行う。
- 新たな感染巣，増悪病変を検索し，抗菌薬のスペクトラムや投与量の見直しを行う。

5　情報提供

1　医療スタッフへ

- 化学療法開始前の評価を行い，G-CSF の一次予防的投与，二次予防的投与の適応ならびに抗がん薬の減量，スケジュール変更について検討する。
- 抗菌薬，抗真菌薬の予防投与の適応について検討する。
- 手洗い，うがい，口腔ケア等の感染予防について指導する。
- 発熱時の対応について指導する。
- 抗菌薬や抗真菌薬の服用方法について指導する。
- フルオロキノロン系抗菌薬と金属イオン含有製剤（酸化 Mg など）との併用に注意する。
- G-CSF の投与による骨痛，腰痛に対して，NSAIDs の使用を考慮する。
- NSAIDs とフルオロキノロン系抗菌薬との併用時には痙攣の誘発に留意する。
- FN は Oncology emergency であり，リスクに応じた経験的

治療を速やかに開始する。

2 患者への生活指導

- 手洗い，うがいの敢行や皮膚，口腔内の清潔保持に努める。
- 抗菌薬や抗真菌薬の服用方法について理解する。
- FNの初期症状（発熱，咽頭痛，口内炎，咳嗽，腹痛，潰瘍，発赤，発疹，滲出液など）が出現した際には，指示された対症療法を行うとともに，症状が改善しない場合はすぐに連絡をする。

参考文献
- 日本癌治療学会・編：G-CSF 適正使用ガイドライン 2013 年版 Ver. 3, 2016（http://jsco-cpg.jp/item/30/index.html）
- 日本臨床腫瘍学会・編：発熱性好中球減少症（FN）診療ガイドライン．南江堂，2012

（玉木宏樹）

2 有害事象

C 腫瘍崩壊症候群

> **アプローチのポイント**
>
> - 腫瘍量が多く，抗がん薬が著効するようながん種の場合に特に注意が必要。
> - 悪性リンパ腫や白血病など血液腫瘍でのリスクが高いが，最近は乳がん，肺がんなどの固形腫瘍での報告も増えている。
> - リスクが高い場合には適切な予防と尿酸値などのチェックを行う。

1 定義

腫瘍崩壊症候群（tumor lysis syndrome：TLS）は，Oncology emergency の一症候であり，Cairo-Bishop 分類に基づき検査学的 TLS と臨床的 TLS に分類され，わが国では『JSMO-TLS ガイダンス 2013（日本臨床腫瘍学会）』が策定されており，JSMO-TLS ガイダンス 2013 の分類を**表1**に示す。

■ 表1 TLSの分類

検査学的 TLS（LTLS）	臨床的 TLS（CTLS）
腫瘍に対する薬物療法開始前3日より開始後7日間に適切な輸液および尿酸減少量治療にかかわらず，①高尿酸血症，②高K血症，③高リン酸血症の2つ以上の検査値異常（基準値を超える）を呈する場合	LTLS に加えて①腎機能障害（血清クレアチニン値≧1.5×基準値上限），②心機能障害（不整脈の発症/突然死），③痙攣発作の臨床症状のうち1つ以上を有する場合

TLS は腫瘍細胞の急速な崩壊により、細胞の核酸、蛋白、リン、カリウムなどが大量に血中に放出されることによって発生する代謝異常の総称で、悪性リンパ腫や急性白血病などの造血細胞腫への治療開始時に認められることが多いが、固形がんにおいても化学療法や放射線治療に対する感受性が高く、腫瘍量が多い場合などにも認められることがある。腫瘍細胞が崩壊する際に放出される核酸、蛋白、リン、K、サイトカインなどは通常尿中に排泄されるため、体内に蓄積することはないが、尿中排泄機能を超える多量の代謝物が急速に血中に放出された場合に、高尿酸血症、高 K 血症、高リン血症、低 Ca 血症となり、TLS の病態が生じる。

2 情報収集

1 TLS のリスク評価

● 固形がん
リスク因子あり ⇒ 中間リスク疾患。
リスク因子なし ⇒ 低リスク疾患。

■ 表 2　固形がんにおけるリスク因子（Gemici らによる）

- 腫瘍量が多いこと（径＞10 cm の巨大腫瘍など）
- 肝転移
- LDH 高値または尿酸値上昇
- 神経芽腫/胚細胞腫/小細胞肺がんなどの化学療法高感受性の腫瘍
- 腎機能障害
- 腎毒性のある薬剤での治療
- 感染・脱水の併存

● 多発性骨髄腫
一般的には低リスク疾患。ただし、自家移植の前治療/新規薬剤による治療＋骨髄中の形質細胞比率高値/末梢血中に形質細胞が出現/del(13) を有する ⇒ リスク上昇の可能性。

● 慢性白血病
- 慢性骨髄性白血病 ⇒ 低リスク疾患。

- 慢性リンパ性白血病 → アルキル化剤 ⇒ 低リスク疾患。
- 慢性リンパ性白血病 → 生物学的製剤（リツキシマブなど） ⇒ 中間リスク疾患。

● 急性白血病
- 急性骨髄性白血病
    白血球数<25,000/μL＋LDH<2×基準値上限 ⇒ 低リスク疾患。
    白血球数<25,000/μL＋LDH≧2×基準値上限 ⇒ 中間リスク疾患。
    白血球数≧25,000/μL<100,000/μL ⇒ 中間リスク疾患。
    白血球数≧100,000/μL ⇒ 高リスク疾患。
- 急性リンパ性白血病
    白血球数<100,000/μL＋LDH<2×基準値上限 ⇒ 中間リスク疾患。
    白血球数<100,000/μL＋LDH≧2×基準値上限 ⇒ 高リスク疾患。
    白血球数≧100,000/μL ⇒ 高リスク疾患。
- バーキット白血病 ⇒ 高リスク疾患。

● 悪性リンパ腫
- ホジキンリンパ腫，小リンパ球性リンパ腫，濾胞性リンパ腫，MALTリンパ腫，マントル細胞リンパ腫，皮膚T細胞リンパ腫，未分化大細胞リンパ腫 ⇒ 低リスク疾患。
- びまん性大細胞型B細胞リンパ腫，末梢性T細胞リンパ腫，成人T細胞リンパ腫，形質転換濾胞性リンパ腫，マントル細胞リンパ腫（blastic variant）
    LDH≦基準値上限 ⇒ 低リスク疾患。
    LDH＞基準値上限＋bulky病変なし ⇒ 中間リスク疾患。
    LDH＞基準値上限＋bulky病変あり ⇒ 高リスク疾患。
    Bulky病変：腫瘍経>10 cm
- バーキットリンパ腫/リンパ芽球性リンパ腫。
    限局期（臨床病期Ⅰ，Ⅱ期）＋LDH≦2×基準値上限 ⇒ 中間リスク疾患。
    限局期（臨床病期Ⅰ，Ⅱ期）＋LDH＞2×基準値上限 ⇒ 高リスク疾患。

進行期（臨床病期Ⅲ，Ⅳ期）⇒ 高リスク疾患。

● **小児領域**

固形がん：一般的には低リスクであるが，神経芽腫，胚細胞腫瘍，髄芽腫は化学療法に対する感受性が高いことや，ときに bullky 腫瘍（>10 cm）を認めることから中リスク疾患に分類される。

白血病：成人と同様の分類。

リンパ腫：多くの病理組織型は成人と同様である。成人と異なる病理組織型を以下に記す。

- 未分化大細胞リンパ腫

  臨床病期Ⅰ，Ⅱ期 ⇒ 低リスク疾患。

  臨床病期Ⅲ，Ⅳ期 ⇒ 中間リスク疾患。

- びまん性大細胞型 B 細胞リンパ腫，末梢性 T 細胞リンパ腫，成人 T 細胞リンパ腫，形質転換濾胞性リンパ腫，マントル細胞リンパ腫（blastic variant）

  臨床病期Ⅰ，Ⅱ期 ⇒ 低リスク疾患。

  臨床病期Ⅲ，Ⅳ期＋LDH＜2×基準値上限 ⇒ 中間リスク疾患。

  臨床病期Ⅲ，Ⅳ期＋LDH≧2×基準値上限 ⇒ 高リスク疾患。

2 重症度の評価

■ 表3 TLS の重症度と治療法

高リン酸血症	中等度 （≧2.1 mmol/L）	リン酸静注を中止 リン酸結合剤（水酸化 Al，炭酸 Ca など）を投与
	高度	腎機能代行療法
低 Ca 血症 （≦1.75 mmol/L）	無症候性	無治療
	症候性	グルコン酸 Ca 50〜100 mg/kg を心電図モニタリングしながら緩徐に静注
高 K 血症	中等度 （≧6.0 mmol/L） かつ無症候性	K 投与中止 心電図モニタリング ポリスチレンスルホン酸 Na

高K血症	高度 (≧7.0 mmol/L) かつ/または 症候性	上記に加え, 致死的不整脈に対してはグルコン酸 Ca 100～200 mg/kg を緩徐に静注 GI療法：レギュラーインスリン（0.1 U/kg）＋25％ブドウ糖（2 mL/kg）静注 重炭酸 Na（1～2 mEq/kg）静注 細胞内へのKの取り込みを誘導する。 ただし，Caと同一ルートからの投与不可 腎機能代行療法

3 推奨される予防療法

● 低リスク

- 最終の化学療法投与24時間後まで下記の内容を1日1回モニタリングする。
  ⇒血清検査項目（尿酸，リン酸，K，クレアチニン，Ca，LDH）。
  ⇒水分（In/Out 量）。
- 通常の補液。
- 高尿酸血症に対する予防投与は不要である。
  ⇒ただし，尿酸上昇傾向がある場合，巨大腫瘍，かつ/または進行期，かつ/または増殖の強い腫瘍の場合はアロプリノール，フェブキソスタットの投与が推奨される。

● 中間リスク

- 最終の化学療法投与24時間後まで低リスクと同様の内容を8～12時間毎にモニタリングする。

○大量補液 2,500～3,000 mL/m^2/日（体重≦10 kg：200 mL/kg/日）
○アロプリノール（300 mg/m^2/日〔10 mg/kg/日〕分3内服）あるいはフェブキソスタット（1日1回 10 mg より開始し，最大 60 mg まで増量）を投与。

- ラスブリカーゼ投与。
  ⇒コンセンサスはないがアロプリノール,フェブキソスタットによる予防にもかかわらず尿酸値が持続的に上昇する場合,診断時に高尿酸血症が認められる場合は使用を考慮する。
- アルカリ化は不要である。
  ⇒代謝性アシドーシスがある場合は,炭酸水素 Na 投与を考慮する。

● 高リスク
- ICU もしくはそれに準じた環境での治療が望ましい。
- 最終の化学療法投与 24 時間後まで低リスクと同様の内容を頻回に(4〜6 時間毎)モニタリングする。
  ⇒心電図モニタリングも行う。治療開始後 2 日間に TLS が発症しない場合はほぼ回避できていると考えられる。
〇大量補液 2,500〜3,000 mL/m^2/日(体重≦10 kg:200 mL/kg/日)
〇ラスブリカーゼ 0.1〜0.2 mg/kg/回を投与。臨床的に必要であれば繰り返す(承認用法および用量:0.2 mg/kg を 1 日 1 回,最大 7 日間)。
  ⇒G6PD 欠損症患者に対しラスブリカーゼは禁忌である。その際はアロプリノール,フェブキソスタットを使用する。
- アルカリ化は不要である。
  ⇒代謝性アシドーシスがある場合は,炭酸水素 Na 投与を考慮する。
- 高 K 血症かつ/または高リン血症に対する管理を行う。
- 腫瘍量軽減のための治療を考慮する。
  ⇒小児急性リンパ性白血病でのステロイド先行投与,B 細胞性非ホジキンリンパ腫やバーキットリンパ腫における低用量シクロホスファミド,ステロイド,ビンクリスチン先行投与など。
- Hyperleukocytosis を認める場合には leukocytapheresis/Exchange・transfusion を考慮する。

4 治療

- ICU もしくはそれに準じた環境での治療が望ましい。
- 最終の化学療法投与 24 時間後まで低リスクと同様の内容を頻回に（4〜6 時間毎）モニタリングする。
  ⇒ 心電図モニタリングも行う。治療開始後 2 日間に TLS が発症しない場合はほぼ回避できていると考えられる。
- ○大量補液 2,500〜3,000 mL/m^2/日（体重≦10 kg：200 mL/kg/日）
- ○ラスブリカーゼ 0.1〜0.2 mg/kg/回を投与。臨床的に必要であれば繰り返す（承認用法および用量：0.2 mg/kg を 1 日 1 回，最大 7 日間）。
  ⇒ G6PD 欠損症患者に対しラスブリカーゼは禁忌である。その際はアロプリノール，フェブキソスタットを使用する。
- 高 K 血症かつ/または高リン血症に対する管理を行う。
- 腎機能代行療法
  ⇒ TLS による腎機能代行療法導入基準：持続する高 K 血症，重症代謝性アシドーシス，利尿薬に反応しない容量負荷，心外膜炎や脳症などの尿毒症症状出現時。

5 情報提供

1 医療スタッフへ
- 必要に応じて腫瘍量軽減のための治療法を提案する。
- 腎機能低下患者にも注意が必要である。

2 患者への生活指導
- 基本的にリスクの高い患者について外来で治療することは想定されない。したがって，各患者の TLS リスクを確認し，リスクが高い場合には入院での治療を提案する。

参考文献
- 日本臨床腫瘍学会・編：腫瘍崩壊症候群（TLS）診療ガイダンス．金原出版，2013

（和田　敦）

② 有害事象

D 薬剤性肺障害

> **アプローチのポイント**
> - 間質性肺障害に対する薬剤毎のリスクを把握する。
> - 間質性肺障害の患者危険因子を評価する。
> - 息切れ・呼吸困難、痰を伴わない咳嗽（乾性咳嗽）、発熱など、間質性肺障害が疑われる症状が出現した場合は、速やかに医療機関を受診するように指導する。
> - 間質性肺障害の診断時は、速やかに原因薬剤の中止と必要に応じてステロイドの投与を開始する。

1 定義

『薬剤性肺障害の診断・治療の手引き（日本呼吸器学会）』によると、薬剤性肺障害とは、「薬剤を投与中に起きた呼吸器系の障害の中で、薬剤と関連があるもの」と定義されている[1]。本項では抗がん薬による薬剤性肺障害、特に、間質性肺障害について述べる。

2 情報収集

- 表1に間質性肺障害をGrade分類する際に用いる項目を示す。

■表1　間質性肺障害を Grade 分類する際に用いる項目

	Grade 1	Grade 2	Grade 3	Grade 4	Grade 5
成人呼吸窮迫症候（肺の基礎疾患を伴わない進行性で生命を脅かす肺の障害。通常大きな外傷や手術の後に生じる）	―	―	画像所見があるが，挿管を要さない	生命を脅かす呼吸障害/循環動態の悪化；挿管/緊急処置を要する	死亡
肺臓炎（肺実質の局所性またはびまん性の炎症）	症状がない；臨床所見または検査所見のみ；治療を要さない	症状がある；内科的治療を要する；身の回り以外の日常生活動作の制限	高度の症状がある；身の回りの日常生活動作の制限；酸素を要する	生命を脅かす；緊急処置を要する（例：気管切開/挿管）	死亡
肺線維症（結合組織による肺組織の置換。進行性の呼吸困難，呼吸不全，右心不全の原因となる）	軽度の低酸素血症；画像所見上の線維化が総肺容積の<25%	中等度の低酸素血症；肺高血圧症；画像所見上の線維化が25〜50%	高度の低酸素血症；右心不全；画像所見上の線維化が>50〜75%	生命を脅かす（例；循環動態/肺合併症）；人工呼吸を要する；画像所見上の線維化が>75%であり，高度な蜂巣状変化を伴う	死亡
呼吸器，胸郭および縦隔障害，その他（具体的に記載）	症状がない，または軽度の症状がある；臨床所見または検査所見のみ；治療を要さない	中等症；最小限/局所的/非侵襲的治療を要する；年齢相応の身の回り以外の日常生活動作の制限	重症または医学的に重大であるが，ただちに生命を脅かすものではない；入院または入院期間の延長を要する；活動不能/動作不能；身の回りの日常生活動作の制限	生命を脅かす；緊急処置を要する	死亡

〔有害事象共通用語規準 v4.0 日本語訳 JCOG 版より引用〕

- 間質性肺障害の主な症状は，①息切れ・呼吸困難，②痰を伴わない咳嗽（乾性咳嗽），③聴診による捻髪音の聴取，④発熱である。
- 薬剤性肺障害，既存の肺・胸膜病変の悪化，日和見感染など

を鑑別するために，薬剤投与前に身体所見，胸部 X 線画像，シアル化糖鎖抗原 KL-6（KL-6）・肺サーファクタントプロテイン D（SP-D）の測定を実施する（表2）。投与中も定期的に評価を行う。

■ 表2　間質性肺炎の血清マーカー

項目名	略号	基準値
シアル化糖鎖抗原 KL-6	KL-6	500 U/mL 未満
肺サーファクタントプロテイン D	SP-D	110 ng/mL 未満

- 図1に薬剤性肺障害の診断・治療の手引きにおける薬剤性肺障害の診断のためのフローチャートを示す。

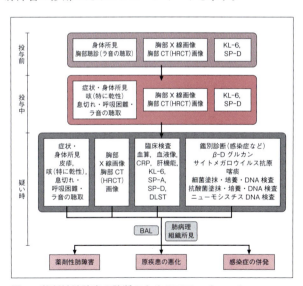

図1　薬剤性肺障害の診断のためのフローチャート
〔日本呼吸器学会薬剤性肺障害の診断・手引き作成委員会：薬剤性肺障害の診断・治療の手引き．メディカルレビュー社，2012 より引用〕

3　推奨される予防療法

- ゲフィチニブおよび化学療法を受けた非小細胞肺がん患者を

対象とした間質性肺障害の発現状況調査において,間質性肺障害の危険因子として,①55歳以上,② Performance Status 2 以上,③喫煙,④非小細胞肺がんの診断から 6 カ月以内,⑤ CT スキャンによる正常肺占有率が 50％以下,⑥既存の間質性肺疾患,⑦心疾患の合併があげられている[2]。

- これらの患者における危険因子の評価と,薬剤による間質性肺障害の発現リスクを考慮し,慎重に化学療法の適応を判断する必要がある。表3 に間質性肺障害または肺線維症の患者に対する禁忌・慎重投与の指定がある薬剤を,表4 に添付文書における間質性肺障害の発現率に関する記載を示す。
- 間質性肺障害の予後不良因子として,①65歳以上,②喫煙,③既存の間質性肺疾患,④ CT スキャンによる正常肺占有率が 50％以下,⑤胸膜の癒着領域が 50％以上があげられている[2]。

■ 表3 間質性肺障害または肺線維症の患者に対する禁忌・慎重投与の指定がある薬剤

禁忌
・アムルビシン ・イリノテカン ・ゲムシタビン ・ブレオマイシン ・ペプロマイシン

慎重投与
・アファチニブ ・アムルビシン＊ ・アレクチニブ ・インターフェロンベータ（フエロン） ・インターフェロンアルファ ・インターフェロンアルファ-2b ・エベロリムス ・エルロチニブ ・カバジタキセルアセトン付加物 ・クリゾチニブ ・ゲフィチニブ ・ゲムシタビン＊ ・シロリムス ・セツキシマブ ・ダサチニブ ・テガフール・ギメラシル・オテラシルカリウム ・デガレリクス ・テムシロリムス ・ドセタキセル ・ニボルマブ ・ノギテカン ・パクリタキセル（アルブミン懸濁型） ・パクリタキセル ・パニツムマブ ・バンデタニブ ・ビノレルビン ・ブレオマイシン＊＊ ・ペプロマイシン＊＊ ・ペメトレキセド ・ボルテゾミブ ・ラパチニブ

＊胸部単純 X 線写真で明らかで,かつ臨床症状のある間質性肺障害または肺線維症の患者は禁忌
＊＊重篤な肺機能障害,胸部レントゲン写真上びまん性の線維化病変および著明な病変を呈する患者は禁忌

D 薬剤性肺障害

■ 表4 添付文書における間質性肺障害の発現率に関する記載（副作用発現率）

薬剤名	添付文書での記載
5-FU錠（共和）	間質性肺炎があらわれることがある
5-FU注	間質性肺炎があらわれることがある
アザシチジン（ビダーザ）	間質性肺疾患（頻度不明）
アナストロゾール（アリミデックス）	間質性肺炎（0.1％未満）
アファチニブ（ジオトリフ）	間質性肺疾患（3.1％）
アムルビシン（カルセド）	間質性肺炎（0.1〜5％未満）
アルブミン懸濁型パクリタキセル（アブラキサン）	間質性肺炎（0.8％），肺線維症（頻度不明），急性呼吸窮迫症候群（0.1％）
アレクチニブ（アレセンサ）	間質性肺疾患（1.7％）
イホスファミド（イホマイド）	間質性肺炎（0.1〜5％未満），肺水腫（頻度不明）
イマチニブ（グリベック）	間質性肺炎（5％未満），肺線維症（頻度不明）
イリノテカン（トポテシン）	間質性肺炎（0.9％）
インターフェロンベータ（フエロン）	間質性肺炎（0.1％未満）
インターフェロンアルファ（スミフェロン）	間質性肺炎（0.1〜5％未満）
エトポシド（サンド）	間質性肺炎（頻度不明）
エトポシド（ペプシド）	間質性肺炎（0.2％）
エトポシド（ラステットカプセル）	間質性肺炎（0.2％）
エピルビシン（NK）	間質性肺炎（頻度不明）
エベロリムス（アフィニトール）	間質性肺疾患（15.0％）
エリブリン（ハラヴェン）	間質性肺炎間質性肺炎（1.2％）
エルロチニブ（タルセバ）	間質性肺疾患（非小細胞肺癌4.4％，膵癌6.4％）
オキサリプラチン（エルプラット）	間質性肺炎（0.3％），肺線維症（頻度不明）
オファツムマブ（アーゼラ）	間質性肺炎（頻度不明）
カバジタキセルアセトン付加物（ジェブタナ）	間質性肺疾患（肺臓炎（頻度不明），急性呼吸窮迫症候群（頻度不明）等）
カペシタビン（ゼローダ）	間質性肺炎（頻度不明）
カルボプラチン（NK）	間質性肺炎（頻度不明）
クラドリビン（ロイスタチン）	間質性肺炎（1.0％）
クリゾチニブ（ザーコリ）	間質性肺疾患（1.7％）
ゲフィチニブ（イレッサ）	急性肺障害，間質性肺炎（1〜10％未満）
ゲムシタビン（ジェムザール）	間質性肺炎（1.0％）
ゲムツズマブオゾガマイシン（マイロターグ）	肺障害，間質性肺炎（4.5％）
ゴセレリン（ゾラデックス）	間質性肺炎（0.1％未満）
サリドマイド（サレド）	間質性肺炎（5％未満）

第3章 副作用・有害事象へのアプローチ

薬剤名	添付文書での記載
シクロホスファミド(エンドキサン)	間質性肺炎,肺線維症(頻度不明)
シスプラチン(アイエーコール)	間質性肺炎(頻度不明)
シスプラチン(マルコ)	間質性肺炎(頻度不明)
シタラビンオクホスファート(スタラシド)	間質性肺炎(0.3%)
シタラビン(キロサイド)	急性呼吸促迫症候群(頻度不明),間質性肺炎(頻度不明)
シタラビン(キロサイドN)	急性呼吸促迫症候群(0.5%),間質性肺炎(0.2%)
シタラビン(テバ)	急性呼吸促迫症候群,間質性肺炎(頻度不明)
シロリムス(ラパリムス)	間質性肺疾患(2.8%)
スニチニブ(スーテント)	間質性肺炎(2.2%)
セツキシマブ(アービタックス)	間質性肺疾患(0.5〜10%未満)
ソラフェニブ(ネクサバール)	急性肺障害,間質性肺炎(頻度不明)
ダサチニブ(スプリセル)	間質性肺疾患(0.9%)
タモキシフェン(ノルバデックス)	間質性肺炎(0.1%未満)
テガフール・ウラシル(ユーエフティ)	間質性肺炎(0.1%未満)
テガフール・ギメラシル・オテラシルカリウム(ティーエスワン)	間質性肺炎(0.3%)
デガレリクス(ゴナックス)	間質性肺疾患(0.7%)
テムシロリムス(トーリセル)	間質性肺疾患(17.1%)
テモゾロミド(テモダールカプセル)	間質性肺炎(頻度不明)
テモゾロミド(テモダール点滴静注用)	間質性肺炎(頻度不明)
ドキシフルリジン(フルツロン)	間質性肺炎(頻度不明)
ドキソルビシン(NK)	間質性肺炎(頻度不明)
ドキソルビシン塩酸塩リポソーム注射剤(ドキシル)	間質性肺疾(1.4%),肺臓炎(1.4%)
ドセタキセル(タキソテール)	間質性肺炎(0.6%),肺線維症(0.1%未満)
トラスツズマブエムタンシン(カドサイラ)	間質性肺疾患(1.1%)
トラスツズマブ(ハーセプチン)	間質性肺炎・肺障害(頻度不明)
トリフルリジン・チピラシル(ロンサーフ)	間質性肺疾患(頻度不明)
トレチノイン(ベサノイド)	レチノイン酸症候群(12.3%)
ニボルマブ(オプジーボ)	間質性肺疾患(6.2%)
ニムスチン(ニドラン)	間質性肺炎(頻度不明),肺線維症(頻度不明)
ニロチニブ(タシグナ)	間質性肺疾患(0.2%)

D 薬剤性肺障害

薬剤名	添付文書での記載
ネダプラチン（アクプラ）	間質性肺炎（0.1％未満）
ノギテカン（ハイカムチン）	間質性肺炎があらわれることがある
パクリタキセル（サンド）	間質性肺炎，肺線維症（頻度不明）
パゾパニブ（ヴォトリエント）	間質性肺炎（0.1％）
パニツムマブ（ベクティビックス）	間質性肺疾患（間質性肺炎，肺線維症，肺臓炎，肺浸潤）（1.3％）
ビカルタミド（NK）	間質性肺炎（頻度不明）
ビカルタミド（カソデックス）	間質性肺炎（0.1％未満）
ヒドロキシカルバミド（ハイドレア）	間質性肺炎（0.2％）
ビノレルビン（ナベルビン）	間質性肺炎（1.4％），肺水腫（0.1％未満）
ビノレルビン（ロゼウス）	間質性肺炎，肺水腫（頻度不明）
ピラルビシン（テラルビシン）	間質性肺炎（0.1％未満）
ビンクリスチン（オンコビン）	間質性肺炎（0.5％）
ビンデシン（フィルデシン）	間質性肺炎（0.1～5％未満）
ビンブラスチン（エクザール）	類薬のビンデシン硫酸塩で間質性肺炎があらわれることがある
ブスルファン（ブスルフェクス）	肺胞出血・喀血，間質性肺炎，呼吸不全，急性呼吸窮迫症候群（5％未満）
ブスルファン（マブリン散）	間質性肺炎，肺線維症（頻度不明）
フルタミド（オダイン）	間質性肺炎（0.1％未満）
フルダラビン（フルダラ錠）	間質性肺炎（頻度不明）
フルダラビン（フルダラ注）	間質性肺炎（頻度不明）
フルベストラント（フェソロデックス）	間質性肺疾患，呼吸困難（頻度不明）
ブレオマイシン（ブレオ）	間質性肺炎・肺線維症（10％）
ブレンツキシマブベドチン（アドセトリス）	肺障害（頻度不明）：肺臓炎（0.6％），呼吸不全（頻度不明），肺浸潤（頻度不明），急性呼吸窮迫症候群（頻度不明），間質性肺疾患（頻度不明），器質化肺炎（頻度不明）
プロカルバジン（中外）	間質性肺炎（0.9％）
ベバシズマブ（アバスチン）	間質性肺炎（0.4％）
ペメトレキセド（アリムタ）	間質性肺炎（3.6％）
ペルツズマブ（パージェタ）	間質性肺疾患（0.5％）
ベンダムスチン（トレアキシン）	間質性肺疾患（1.3％）
ボスチニブ（ボシュリフ）	間質性肺疾患（頻度不明）
ポマリドミド（ポマリスト）	間質性肺疾患（頻度不明）
ボルテゾミブ（ベルケイド）	間質性肺炎（3.1％），胸水（1.9％），急性肺水腫（0.4％），急性呼吸窮迫症候群（頻度不明）
マイトマイシン注	間質性肺炎，肺線維症（発熱，咳嗽，呼吸困難，胸部X線異常，好酸球増多を伴う）等があらわれることがある
ミトキサントロン（ノバントロン）	間質性肺炎（頻度不明）

薬剤名	添付文書での記載
ミリプラチン(ミリプラ)	間質性肺炎(頻度不明)
メトトレキサート(メソトレキセート錠)	間質性肺炎,肺線維症,胸水(頻度不明)
メトトレキサート(メソトレキセート点滴静注液)	間質性肺炎,肺線維症,胸水(いずれも頻度不明)
メトトレキサート(注射用メソトレキセート)	間質性肺炎(メトトレキサート・フルオロウラシル交代療法で0.1%未満,その他の療法では頻度不明),肺線維症,胸水(いずれの療法においても頻度不明)
メルファラン(アルケラン錠)	間質性肺炎,肺線維症があらわれることがある
メルファラン(アルケラン静注用)	間質性肺炎(0.7%),肺線維症(頻度不明)
モガリズマブ(ポテリジオ)	肺臓炎(1.3%:単,3.4%:併),間質性肺炎(頻度不明:単,10.3%:併)
ラニムスチン(サイメリン)	間質性肺炎(0.10%)
ラパチニブ(タイケルブ)	間質性肺炎(0%),肺炎等(0%)
リツキシマブ(リツキサン)	間質性肺炎(頻度不明)
リュープロレリン(リュープリン)	間質性肺炎(0.1%未満)
リュープロレリン(リュープリンSR)	間質性肺炎(0.1%未満)
ルキソリチニブ(ジャカビ)	間質性肺疾患(頻度不明)
レゴラフェニブ(スチバーガ)	間質性肺疾患(頻度不明)
レナリドミド(レブラミド)	間質性肺疾患(1.2%)
レボホリナート(NK)	間質性肺炎(頻度不明)
乾燥BCG(イムシスト)	間質性肺炎(1%)
乾燥BCG(イムノブラダー)	間質性肺炎(1%)

4 治療

間質性肺障害出現時には,重症度に応じ下記の対応が推奨されている。

● ≧80 Torr(軽症例)
- 被疑薬の中止。

● 60≦Torr<80(中等症)
- 被疑薬の中止とステロイド治療。

○ステロイド投与量:プレドニゾロン換算で0.5〜1.0 mg/kg/日を2カ月程度を目安に投与[1]。

D 薬剤性肺障害

- ＜60 Torr（酸素分圧：PaO$_2$/吸気中酸素濃度：FiO$_2$＜300）（重症）
- パルス療法およびステロイド投与。
○ ステロイド投与量：メチルプレドニゾロンによるパルス療法（500〜1,000 mg/日を3日間）を行い，その後プレドニゾロン換算で5〜1.0 mg/kg/日を投与[1]。

5 情報提供

患者への生活指導

間質性肺障害は，息切れ・呼吸困難，痰を伴わない咳嗽（乾性咳嗽），発熱など，風邪によく似た症状であるが，急速に進行し致命的になる可能性があるため，症状が出現した場合は自己判断するのではなく，速やかに医療機関を受診するように指導する。

引用文献

1) 日本呼吸器学会薬剤性肺障害の診断・手引き作成委員会・編：薬剤性肺障害の診断・治療の手引き．メディカルレビュー社，2012
2) Kudoh S, et al：Interstitial lung disease in Japanese patients with lung cancer：a cohort and nested case-control study. Am J Respir Crit Care Med, **177**：1348-1357, 2008

（飯原大稔）

2 有害事象

E アレルギー反応
インフュージョンリアクション・アナフィラキシーショック

> **アプローチのポイント**
>
> - 発生時のマニュアル,使用する薬剤,器具などを整備しておくことが重要である。
> - 薬剤を使用する患者にも情報提供し,普段と異なる症状があればすぐにスタッフを呼ぶように説明する。
> - インフュージョンリアクションもしくはアナフィラキシーショックが疑われる場合には,すぐに投与を中断し,重症度に応じて迅速に対処する。

1 定義

本項ではアレルギー反応として,「インフュージョンリアクション」と「アナフィラキシーショック」を取り扱う。

1 インフュージョンリアクション

広義には「注入に伴う反応」であり,薬剤投与中または投与開始後24時間以内に現れる症状の総称である。通常,過敏症やアレルギー症状などと類似した発熱,悪寒,悪心,頭痛,疼痛,そう痒,発疹,咳,虚脱感,血管浮腫などの症状であるが,アナフィラキシー様症状,肺障害,心障害などの重篤な副作用(低酸素血症,肺浸潤,急性呼吸促迫症候群,心筋梗塞,心室細動,心原性ショックなど)が発現することもある。

2 アナフィラキシーショック

『アナフィラキシーガイドライン2014(日本アレルギー学会)』では,アナフィラキシーとは,「アレルゲン等の侵入によ

E アレルギー反応

り，複数臓器に全身性にアレルギー症状が惹起され，生命に危機を与える過敏反応」と定義されている。アナフィラキシーショックは「アナフィラキシーに血圧低下や意識障害を伴う場合」をいう。インフュージョンリアクションの一症状として発生することもあるが，経口摂取であっても発生し，原因となる薬剤は注射剤に限らない。

2 情報収集

- 投与開始直後は慎重に観察を行う。

1 インフュージョンリアクション

● 注意すべき症状
軽症～中等症：発赤，皮疹，皮膚そう痒感，頭痛，発熱，悪寒，悪心・嘔吐など。
重症：低血圧，頻脈，徐脈，低酸素血症，血管浮腫，気管支痙攣，胸痛，呼吸困難など。

● 原因となりえる薬剤
インフュージョンリアクションはモノクローナル抗体などの生物学的製剤で発現しやすく，発現頻度は完全ヒト抗体（-umab），ヒト化抗体（-zumab），キメラ抗体（-ximab），マウス抗体（-omab）の順で高くなると考えられる。また，一部のリポソーム製剤においても発現する。

■ 表1 主な抗体製剤

リツキシマブ，ベバシズマブ，セツキシマブ，パニツムマブ，トラスツズマブ，ペルツズマブ，ラムシルマブなど

● 重症度の評価
インフュージョンリアクションに関する評価基準は定められていないため，サイトカイン放出症候群（インフュージョンリアクションと同義と理解されることがある）の評価基準を表2に示す。

表2 CTCAE ver4におけるサイトカイン放出症候群の評価基準

Grade 1	Grade 2	Grade 3	Grade 4	Grade 5
軽度の反応；点滴の中断を要さない	治療または点滴の中断が必要，ただし症状に対する治療（例：抗ヒスタミン薬，NSAIDs，麻薬性薬剤，静脈内輸液）には速やかに反応する；≦24時間の予防的投薬を要する	遷延（例：症状に対する治療および/または短時間の点滴中止に対して速やかに反応しない）；一度改善しても再発する；続発症（例：腎障害，肺浸潤）により入院を要する	生命を脅かす；陽圧呼吸または人工呼吸を要する	死亡

〔有害事象共通用語規準 v4.0 日本語訳 JCOG 版より引用〕

2 アナフィラキシー

● 診断基準

以下の3項目のうち，いずれかに該当すればアナフィラキシーと判断する。

①全身の発疹，そう痒または紅潮，また口唇・舌・口蓋垂の腫脹などのいずれかが存在し，急速（数分～数時間以内）に発現する症状で呼吸症状（呼吸困難，気道狭窄，喘鳴，低酸素血症），循環器症状（血圧低下，意識障害）の少なくとも一つを伴う。

②一般的にアレルゲンとなりうるものへの曝露の後，急速（数分～数時間以内）に，1）皮膚・粘膜症状（全身の発疹，そう痒，紅潮，浮腫），2）呼吸症状（呼吸困難，気道狭窄，喘鳴，低酸素血症），3）循環器症状（血圧低下，意識障害），4）持続する消化器症状（腹部疝痛，嘔吐）のうち2つ以上を伴う。

③当該患者におけるアレルゲンへの曝露後の急速（数分～数時間以内）な血圧低下。収縮期血圧低下の定義は，平常時血圧の70％未満又は下記。
- 生後1カ月～11カ月＜70 mmHg
- 1～10歳＜70 mmHg＋（2×年齢）
- 11歳～成人＜90 mgHg

● 原因となりえる薬剤

白金製剤（シスプラチン，カルボプラチン，オキサリプラチンなど），タキサン（パクリタキセル，ドセタキセルなど），輸血（血小板製剤，血漿製剤，赤血球製剤），造影剤，βラクタム系抗菌薬（ペニシリン系，セフェム系，カルバペネム系），ニューキノロン系抗菌薬，アスピリンなどのNSAIDs，生物製剤，ラテックスなど．

● 重症度の評価

■ 表3 アナフィラキシーショックの重症度評価

	症状	Grade 1（軽度）	Grade 2（中等度）	Grade 3（重症）
皮膚・粘膜症状	紅潮・蕁麻疹・膨疹	部分的	全身性	
	そう痒	軽いそう痒（自制内）	強いそう痒（自制外）	
	口唇・眼瞼腫脹	部分的	顔全体の腫れ	
消化器症状	口腔内，咽頭違和感	口，喉のかゆみ，違和感	咽頭痛	
	腹痛	弱い腹痛	強い腹痛（自制内）	持続する強い腹痛（自制外）
	嘔吐・下痢	嘔気，単回の嘔吐，下痢	複数回の嘔吐，下痢	繰り返す嘔吐，便失禁
呼吸症状	咳嗽，鼻水，鼻閉，くしゃみ	間欠的な咳嗽，鼻水，鼻閉，くしゃみ	継続的な咳嗽	持続する強い咳き込み，犬吠様咳嗽
	喘鳴，呼吸困難		聴診上の喘鳴，軽い息苦しさ	明らかな喘鳴，呼吸困難，チアノーゼ，呼吸停止，SpO₂≦92％，締め付けられる感覚，嗄声，嚥下困難
循環器症状	脈拍，血圧		頻脈（±15回/分），血圧軽度低下，蒼白	不整脈，血圧低下，重度徐脈，心停止
神経症状	意識状態	元気がない	眠気，軽度頭痛，恐怖感	ぐったり，不穏，失禁，意識消失

〔日本アレルギー学会：アナフィラキシーガイドライン．メディカルレビュー社，2014 より引用〕

3 推奨される予防療法

インフュージョンリアクション
- 多くの薬剤では初回に発生することが多く,特に注意が必要である。
- 投与速度を速めることは発症のリスクを高めるため,初回は時間をかけて投与することが多い(一部の薬剤では,初回の投与量が多いことも長時間になる要因の1つである)。
- 前投薬としては,副腎皮質ホルモン(デキサメタゾン)や抗ヒスタミン薬(ジフェンヒドラミン,クロルフェニラミンなど),解熱鎮痛薬(アセトアミノフェンなど)を使用することがある。
- 薬剤毎に規定されている前投薬や投与速度を遵守し,発現頻度の低下,症状の軽減を図る。

4 治療

1 インフュージョンリアクション

● Grade 1(軽症)
- 身体所見を観察しながら,投与速度を半分以下に減速して慎重に投与する。

● Grade 2(中等症)
- 投与を中断し薬剤を吸引する。
- 症状に応じて,アドレナリン,副腎皮質ホルモン剤,抗ヒスタミン薬などの投与を行う。
- 症状消失後,身体所見を観察しながら投与再開の可否を検討する。再投与を行う場合は,投与速度を減速して慎重に投与する。

● Grade 3 以上(重症)
- 後述するアナフィラキシーショックに準じて対応する。

2 アナフィラキシーショック

● 初期対応
- アナフィラキシー発症時には体位変換をきっかけに急変する

E　アレルギー反応

可能性があるため，急に座ったり立ち上がったりする動作を行わない（empty vena cava/empty ventricle syndrome）。
- 原則として仰臥位にし，下肢を挙上させる必要がある。
- 嘔吐や呼吸促（窮）迫を呈している場合は，楽な体位にし，下肢を挙上させる。
- 院内救急体制を利用して支援要請を行う。

● 初期対応の手順
- バイタルサインの確認
  ⇒循環，気道，呼吸，意識状態，皮膚，体重を評価する。
- 助けを呼ぶ
  ⇒可能なら蘇生チーム（院内）または救急隊（地域）。
- アドレナリンの筋肉注射
  ⇒ 0.01 mg/kg（最大量：成人 0.5 mg，小児 0.3 mg）を必要に応じて 5〜15 分毎に再投与する。
- 患者を仰臥位にする
  ⇒仰向けにして 30 cm 程度足を高くする。呼吸が苦しいときは少し上体を起こす。嘔吐しているときは顔を横向きにする。突然立ち上がったり座ったりした場合，数秒で急変することがある。
- 酸素投与
  ⇒必要な場合，フェイスマスクか経鼻エアウェイで高流量（6〜8 L/分）の酸素投与を行う。
- 静脈ルートの確保
  ⇒必要に応じて 0.9%（等張/生理）食塩水を 5〜10 分間に成人 5〜10 mL/kg，小児 10 mL/kg 投与する。
- 心肺蘇生
  ⇒必要に応じて胸部圧迫法で心肺蘇生を行う。
- バイタル測定
  ⇒頻回かつ定期的に患者の血圧，脈拍，呼吸状態，酸素化を評価する。

● 治療に用いる薬剤
第一選択：アドレナリンの筋肉注射。
第二選択：抗ヒスタミン薬，β_2 アドレナリン受容体刺激薬，ステロイド。

- 第一選択のアドレナリンが最優先である。
- 抗ヒスタミン薬はそう痒感などの緩和，$β_2$アドレナリン受容体刺激薬は喘鳴，息切れなどの下気道症状に有効である。
- ステロイドは作用発現に数時間を要し，二相性アナフィラキシーを予防する可能性があるが，その効果は立証されていない。

5 情報提供

1 医療スタッフへ

- アナフィラキシーショックが疑われる場合は，初期対応の手順に従い，バイタルサイン確認後に助けを呼ぶ。
- 速やかに対応できるよう表4にあげる備品・機器を準備しておく。
- 被疑薬投与からの状況などがわかれば報告する。

■ 表4 アナフィラキシーショックへの対応に必要な備品・機器

病院で準備すべき薬剤以外の医療備品
・酸素（酸素ボンベ，流量計付バルブ，延長チューブ） ・リザーバー付アンビューバッグ（容量：成人 700～1,000 mL，小児 100～700 mL） ・使い捨てフェイスマスク（乳児用，幼児用，小児用，成人用） ・経鼻エアウェイ：6・7・8・9・10 cm ・ポケットマスク，鼻カニューレ，ラリンジアルマスク ・吸引用医療機器 ・挿管用医療機器 ・静脈ルートを確保するための用具一式，輸液のための備品一式 ・心停止時，心肺蘇生に用いるバックボード，または平坦で硬質の台 ・手袋（ラテックスフリーが望ましい）
測定に必要な機器
・聴診器 ・血圧計，血圧測定用カフ(乳幼児用，小児用，成人用，肥満者用) ・時計 ・心電計および電極 ・継続的な非侵襲性の血圧および心臓モニタリング用の医療機器 ・パルオキシメーター ・除細動器

- 臨床所見と治療内容の記録用フローチャート
- アナフィラキシーの治療のための文章化された緊急時用プロトコール

2 患者への生活指導

- 薬剤投与中に患者に普段と違う症状が発現した際にはすぐ報告する。

参考文献

- 日本アレルギー学会・監：アナフィラキシーガイドライン. メディカルレビュー社，2014
- Chung CH：Managing premedications and the risk for reactions to infusional monoclonal antibody therapy. Oncologist, **13**(6)：725-732, 2008

（和田　敦）

2 有害事象

F 血管外漏出

> **アプローチのポイント**
>
> - 血管確保のためのアセスメントを行い，危険性のより少ない血管から投与する。
> - 起こりうる初期症状を患者に伝え，症状出現時にはただちに医療者へ報告するように指導する。
> - 血管外漏出時には投与を直ちに中止し，アンスラサイクリン系抗がん薬の場合はデクスラゾキサンを6時間以内に投与する。

1 定義

静脈投与した薬剤や輸液が，血管外へ浸潤あるいは血管外へ漏れ出ること。そしてこれによって周囲の軟部組織障害を起こし，発赤，腫脹，疼痛，灼熱感，びらん，水泡形成，潰瘍化，壊死などの何らかの自覚的および多角的な症状を生じることがある。

2 情報収集

1 初期症状

刺入部の灼熱感，紅斑，浮腫，違和感，点滴の滴下速度の減少，末梢静脈ライン内の血液逆流の消失。

2 危険因子

- 細く脆い血管への投与。
- 静脈の硬化を招く複数回にわたる化学療法の既往。

- 可動性のある血管(高齢者)。
- レイノー症候群,進行した糖尿病,重度の末梢血管疾患,リンパ浮腫,上大静脈症候群。
- 出血傾向,血管透過性亢進,血液凝固異常。
- 肥満(触診または可視できない血管)。
- 皮膚疾患(皮疹や乾癬)。
- 過去の抗がん薬による血管外漏出の既往。
- 患者の知覚低下(麻痺,脳血管障害の既往,鎮静,眠気,認知低下)。

3 薬剤の分類

● 壊死起因性抗がん薬(Vesicants drugs)

- 血管外へ漏れ出た場合に,水泡や潰瘍をもたらす可能性のある薬剤。
- 組織障害や組織壊死のような血管外漏出の重度の副作用が生じる場合がある。

■ 表1 壊死起因性抗がん薬

・ダウノルビシン	・ドキソルビシン	・エピルビシン
・イダルビシン	・マイトマイシンC	・アクチノマイシンD
・ビンブラスチン	・ビンクリスチン	・ビンデシン
・ビノレルビン*	・パクリタキセル	・ドセタキセル*

*炎症性抗がん薬との報告もあるが,壊死起因性抗がん薬に含めた。

● 炎症性抗がん薬(Irritants drugs)

- 注射部位やその周囲,血管に沿って痛みや炎症が生じる可能性がある薬剤。
- 多量の薬剤が血管外に漏出した場合には潰瘍をもたらす可能性がある。

■ 表2 炎症性抗がん薬

・メルファラン	・ダカルバジン	・イホスファミド
・リポゾーマルドキソルビシン	・ブレオマイシン	・ゲムシタビン
・オキサリプラチン	・カルボプラチン	・シスプラチン
・エトポシド	・イリノテカン	・ベンダムスチン

非壊死性抗がん薬（non-vesicants drugs）
- 薬剤が漏れ出たときに，組織が障害を受けたり破壊されたりすることはない（可能性は非常に低い）といわれる薬剤。
- 対象の薬剤は，壊死起因性抗がん薬および炎症性抗がん薬以外の抗がん薬である。

3 推奨される予防療法と対応

1 リスクの評価
- 患者の危険因子の有無を評価し，穿刺部位を決定する。
- 投与する薬剤が壊死起因性か炎症性か，あるいは非壊死性薬剤かを把握する。

2 血管確保
- 固定が容易な部位で，太くて柔らかく弾力のある血管（前腕，手背，手関節，肘関節の順）を選択する。
- 硬化した血管，血栓のある血管，瘢痕形成部位への穿刺は可能な限り避ける。照射部位への穿刺は避ける。
- 同一部位への 24 時間以内の再穿刺は避ける。末梢静脈ライン内の血液の逆流を確認する。
- 薬剤投与前に，5〜10 mL の生理食塩水や 5％ブドウ糖液で適切な血管確保がなされているかを確認する。
- 穿刺診固定のためのテープは透明のものを使用する。穿刺した腕を固定具（シーネ）で固定するが束縛にならないようにする。
- 血管確保が困難な場合は中心静脈ポート設置を考慮する。しかし，中心静脈ポートから投与する場合でも高度肥満患者などでは血管外漏出を起こす可能性はある。

3 状態確認
- 点滴中は 15〜30 分毎に患者に刺入部の違和感や疼痛がないかを確認し，刺入部の観察と輸液ラインの確認を行う。

4 抜針

- 抗がん薬投与終了後に生理食塩水を末梢静脈ライン内へ注入することが有用か否かについては明らかではないが，実施することで生じる害は少ない。
- 抜針後の圧迫止血の有用性は明らかではないが，圧迫止血は通常行われるべきである。

5 患者教育

- 患者と十分なコミュニケーションを取り，刺入部の違和感，疼痛，腫脹，灼熱感がある場合には，直ちに医療者に報告するように指導する。
- 体動時には血管外漏出の危険性が増すため注意を促す。
- 投与終了後も投与部位の違和感，疼痛，腫脹，灼熱感を継続して観察するように指導する。

6 血管外漏出時の対応

- 直ちに投与を中止する。
- 針から漏出液と血液を数 mL 吸引する。ただし，推奨するほどの根拠はない。
- 患部を冷罨あるいは温罨する。ただし，いずれも推奨するほどの根拠はない。

冷罨法：アンスラサイクリン系抗がん薬，マイトマイシン C，アクチノマイシン D およびタキサン系抗がん薬では 1 日 4 回，15～20 分間，漏出後 24 時間実施することが推奨されている。

温罨法：ビンカアルカロイド系抗がん薬では，1 日 4 回，15～20 分間，漏出後 24～48 時間実施する。オキサリプラチンでは冷罨法による末梢神経障害の誘発あるいは悪化を招く可能性があるので，温罨法が推奨されている。

- アンスラサイクリン系抗がん薬の血管外漏出に対しては，デクスラゾキサンを 6 時間以内に投与開始する。

デクスラゾキサンの用法用量（サビーン点滴静注用 500 mg 添付文書より）：通常，成人には，デクスラゾキサンとして，1 日 1 回，投与 1 日目および 2 日目は 1,000 mg/m^2（最大 2,000

mg),3 日目は 500 mg/m^2(最大 1,000 mg)を 1〜2 時間かけて 3 日間連続で静脈内投与する。

なお,血管外漏出後 6 時間以内に可能な限り速やかに投与を開始し,投与 2 日目および 3 日目は投与 1 日目と同時刻に投与を開始する。

中等度および高度の腎機能障害のある患者(クレアチニンクリアランス:40 mL/min 未満)では投与量を通常の半量とする。

- 患者の訴え(痛み,後遺症,治療の中断の可能性,医療者への不信感)に対しては誠意をもって早急に対応する。

4 情報提供

1 医療スタッフへ
- 投与する薬剤の血管外漏出の危険性を情報提供する。
- 血管外漏出時の対応を決めておく。
- 血管外漏出時の対応フローを決めておく。

2 患者への生活指導
- 投与する薬剤の危険性を説明し,初期症状について情報提供する。
- 合併症として血管外漏出の起こりうる可能性と必要に応じた処置を実施することについても併せて同意を取得する。

参考文献
- 日本がん看護学会・編:外来がん化学療法看護ガイドライン 1 2014 年版第 2 版.金原出版,2014

(宮本康敬)

2 有害事象

G ニューモシスチス肺炎

> **アプローチのポイント**
>
> - 抗がん薬やステロイド薬，免疫抑制薬による治療中に発熱，乾性咳嗽，呼吸困難などが出現した場合は，ニューモシスチス肺炎を鑑別すべき疾患として考慮する。
> - がん治療中に発症したニューモシスチス肺炎は進行が急速で致死的な疾患であるため，専門医への迅速なコンサルトが必要である。
> - 予防投与における第一選択薬はST合剤（スルファメトキサゾール・トリメトプリム）である。
> - ST合剤の副作用に留意する。

1 定義

ニューモシスチス肺炎は，以前は「カリニ肺炎」と呼ばれ，真菌の一種である *Pneumocystis jirovecii* によって生じる重篤な肺炎である。主に細胞性免疫不全を有する患者に発症しやすいと考えられており，抗がん薬やステロイド薬，免疫抑制薬による治療中に発熱，乾性咳嗽，呼吸困難などが出現した場合は，ニューモシスチス肺炎を鑑別すべき疾患として考慮する必要がある。

2 情報収集

- 発熱，乾性咳嗽，呼吸困難などが主な症状である。
- 確定診断は気道検体から *Pneumocystis jirovecii* を検出することである。

- 血液検査では β-D-グルカンが有用であり,感度90〜100%,特異度86〜96%と報告されている。
- 動脈血酸素分圧（PaO_2）低下やLDH高値,CRP陽性など非特異的な所見を認めることがある。
- 画像検査では胸部X線,胸部CTが用いられ,びまん性,両側性の間質性陰影を認める。

3 推奨される予防療法

- Greenら[1]は非HIV陽性者におけるニューモシスチス肺炎に対する予防薬投与の有用性について評価し,骨髄幹細胞移植後,急性リンパ性白血病,固形臓器移植後などの免疫不全症では予防薬投与を考慮すべきであるとしている。
- また,NCCNはニューモシスチス肺炎についてのアルゴリズムを示しており,①プレドニゾロン換算で20 mg/日以上のステロイド薬を4週間以上使用する患者,②急性リンパ性白血病患者,③同種造血幹細胞移植後の患者などが予防薬投与の適応としている[2]。
- 予防投与における第一選択薬はST合剤（スルファメトキサゾール・トリメトプリム）である。

処方例：
○ ST合剤（バクタ配合錠）1錠/日
　（もしくは2錠/日,週3回）

- ST合剤を使用できない場合は以下が代替薬となる。

処方例：
○ ペンタミジンイセチオン酸塩（ベナンバックス注用）
　300 mg/回,吸入4週毎
○ アトバコン（サムチレール内用懸濁液15%）10 mL
　(1,500 mg)/回,1日1回食後

4 情報提供

1 医療スタッフへ

- ST合剤の投与による過敏症,血球減少,肝障害,胃腸障害,

皮膚障害,高 K 血症,低 Na 血症などの副作用に留意する。
- がん治療中に発症したニューモシスチス肺炎は進行が急速で致死的な疾患であることを認識する。

2 患者への生活指導
- 発熱,乾性咳嗽,呼吸困難などの症状が出現,増悪した際にはすぐに報告する。
- ST 合剤の副作用の初期症状が出現した際にはすぐに報告する。

過敏症:発疹,発赤,冷汗,口唇・喉頭などの腫脹,呼吸困難,血圧低下。

血球減少:発熱,倦怠感,出血傾向,動悸,息切れ。

肝障害:倦怠感,食欲不振,そう痒感。

高 K 血症・低 Na 血症:倦怠感,息切れ,口渇,手足の痺れ。

引用文献
1) Hefziba Green, et al:Prophylaxis of Pneumocystis pneumonia in immunocompromised non-HIV-infected patients:systematic review and meta-analysis of randomized controlled trials. Mayo Clin Proc, **82**(9):1052-1059, 2007
2) National Comprehensive Cancer Network (NCCN) Clinical Practice Guidelines in Oncology. Prevention and treatment of cancer-related infections. Version 2. 2016 (http://www.nccn.org)

(玉木宏樹)

3 薬剤性以外の有害事象

A 深部静脈血栓症

> **アプローチのポイント**
> - 担がん患者では深部静脈血栓のリスクが高い。
> - 早期発見と重篤化の予防が重要で，必要に応じて薬物治療を行う。
> - 抗がん薬治療を行ううえで深部静脈血栓のコントロールは必須である。

1 定義

四肢の深部静脈に派生する静脈血栓症。欧米では発生頻度の高い下肢に発生するものを深部静脈血栓としている。

2 起こりやすい背景

- 担がん患者では，深部静脈血栓や播種性血管内凝固症候群など凝固系の亢進に起因する疾患の発生頻度が高い。要因として，外因系凝固機序の活性化があげられる。腫瘍細胞は凝固促進物質である組織因子を膜表面に露呈したり，サイトカインの誘導，リコモジュリンの発現抑制などを介して凝固系を亢進することが知られている。
- 手術や長期臥床なども誘因となり，術後の患者などはリスクが高い。危険因子として，静脈カテーテル留置，2日以上の絶対安静があげられる。
- ベバシズマブなどVEGF阻害薬では，下肢静脈血栓のリスクが上昇することが知られており，注意が必要である。

3 情報収集

- 下肢の痛みや,むくみ,色調変化を確認する。
- 血栓化静脈の触知や圧痛とともに,下肢筋の硬化が重要である。
- 症状が片側の場合に深部静脈血栓を疑う(両側性の下肢腫脹の場合は全身疾患を疑う)。
- 確定診断には静脈エコーが用いられる。静脈エコーが困難な場合には造影 CT や MRI が用いられる。
- D-ダイマーは陰性的中率が非常に高いため,除外診断に有用である。D-ダイマーが正常値では急性期を除外できるが,慢性期は除外できないため注意が必要である。
- 深部静脈血栓のリスク因子を表 1 に示す。

■ 表 1 深部静脈血栓症の危険因子

	危険因子
背景	・加齢 ・長時間座位:旅行,災害時
病態	・外傷:下肢骨折,下肢麻痺,脊椎損傷 ・悪性腫瘍 ・先天性凝固亢進:凝固抑制因子欠乏症 ・後天性凝固亢進:手術後 ・心不全 ・炎症性腸疾患,抗リン脂質抗体症候群,血管炎 ・下肢静脈瘤 ・脱水・多血症 ・肥満,妊娠・産後 ・先天性 iliac band や web,腸骨動脈による iliac compression ・静脈血栓塞栓症既往:静脈血栓症・肺血栓塞栓症
治療	・手術:整形外科,脳外科,腹部外科 ・薬剤服用:女性ホルモン,止血薬,ステロイド ・カテーテル検査・治療 ・長期臥床:重症管理,術後管理,脳血管障害

4 初期対応

- 治療の目的は,①血栓症の進展・再発の予防,②肺血栓塞栓

症の予防，③早期・晩期後遺症の軽減である。
- 急性期の治療として，抗凝固療法や血栓溶解療法，観血的治療があげられる。

1　抗凝固療法

- ヘパリンとワルファリンもしくはエドキサバンが使用される。
- ヘパリンは初回 5000 単位静注後，1,0000〜1,5000 単位を 24 時間で持続点滴して 4〜6 時間後に APTT 値を測定し，その後は 1 日 1 回測定し増減する。APTT 値は 1.5〜2.5 倍延長を目標とする。ヘパリン投与による副作用として，ヘパリン起因性血小板減少症に注意する。
- ヘパリン投与後にワルファリンを投与する場合は重複して 5 日間投与し，その後にワルファリン単剤へ変更する。ワルファリンは PTINR が 1.5〜2.5（目標 INR 2.0）になるように調節する。
- ヘパリン投与後にエドキサバンを用いる場合は，ヘパリン投与終了 4±1 時間後に投与を開始する。エドキサバンは 1 日 1 回 60 mg が基本であるが，高齢者や腎機能低下患者，併用薬などにより 30 mg に減量する必要がある。

2　血栓溶解療法

- わが国ではウロキナーゼが使用され，初回 1 日量 6 万〜24 万単位を点滴静注し，以後漸減 7 日間投与するのが一般的である。

3　カテーテル治療

- 深部静脈血栓症に対してカテーテル血栓溶解療法（catheter-directed thrombolysis：CDT）が可能である。
- 欧米に比べわが国におけるウロキナーゼの保険適用量がかなり限定されていることもあり，十分な量を直接血栓に届けることができ，フラッシュで注入することによる機械的効果も期待できることから，より有効な方法と考えられている。
- CDT の効果判定は，開始後 3 日間は臨床症状および超音波検査にて評価し，開始後 3〜7 日目に静脈造影を施行して評

価する．CDT後の血栓の進展防止および再発防止のために抗凝固療法を併用する．

4 弾性ストッキング

- 急性期以外では有用な方法であり，再発防止の目的で使用を考慮する．

5 情報提供

- 深部静脈血栓症が発生した際の症状（片側のみのむくみや色調変化，疼痛など）を患者に説明し，発生時に病院へ連絡するよう指導する．
- リスクの高い患者には弾性ストッキングや薬物療法などの予防を行うとともに，積極的な運動を勧める．
- 深部静脈血栓症の可能性がある患者に対しては，状況を確認するとともに，下肢エコーなどの検査を提案する．

参考文献

- 日本循環器学会，他：循環器病の診断と治療に関するガイドライン（2008年度合同研究班報告）肺血栓塞栓症および深部静脈血栓症の診断，治療，予防に関するガイドライン（2009年改訂版）

（和田　敦）

③ 薬剤性以外の有害事象

B 上大静脈症候群

アプローチのポイント

- 上大静脈症候群の引き起こしやすいがん種（小細胞肺がん，非小細胞肺がん，悪性リンパ腫など）[1]を覚える。
- 上記のがん種では初期症状を意識して症状をアセスメントする。
- 現時点ではコンセンサスの得られた治療ガイドラインはない。
- すべての症例に対して対症療法を行う。
- 主な治療方法はステント留置，保存的治療（対症療法），放射線療法，化学療法である。

1 定義

悪性腫瘍の静脈壁への浸潤や上大静脈内での血栓形成，大動脈瘤，そして特に前縦隔や中縦隔右側の腫瘍による圧排により上大静脈が高度に狭窄・閉塞して，頭頸部や上肢の血流障害が起こり，上半身，特に顔面〜頸部にうっ血性の腫脹を認めるものである[2]。ときには多血症やチアノーゼを合併することもある。

2 起こりやすい背景

- 上大静脈症候群の約80％は悪性腫瘍によるものと報告されている[3]。
- がんによる上大静脈症候群が最も多いのは肺がん（非小細胞肺がん＞小細胞肺がん）であり，非小細胞肺がんでは扁平上皮がんで多い。次いで非ホジキンリンパ腫などの縦隔腫瘍で

認めることが多いが，中には乳がんの胸骨傍リンパ節転移でも生じる。転移性腫瘍や胚細胞腫，胸腺腫，悪性胸膜中皮腫でも報告がある（**表1**)[1]。

■ 表1 上大静脈症候群の要因となる腫瘍と臨床的特徴

がん種	割合（%）	臨床的特長
非小細胞肺がん	50（43〜59）	喫煙歴，多くは50歳以上
小細胞肺がん	22（7〜39）	喫煙歴，多くは50歳以上
リンパ腫	12（1〜25）	胸外リンパ節腫脹，多くは65歳以上
転移性腫瘍	9（1〜15）	悪性腫瘍の既往（多くは乳がん）
胚細胞腫瘍	3（0〜6）	多くは40歳未満の男性，βヒト絨毛性ゴナドトロピンまたはαフェトプロテインの上昇がよく認められる
胸腺腫	2（0〜4）	胸腺の位置に特徴的画像所見あり
悪性胸膜中皮腫	1（0〜1）	アスベスト曝露歴
その他のがん種	1（0〜2）	

〔Wilson LD, et al：Superior vena cava syndrome with malignant causes. N Engl J Med, 356：1862-1869, 2007 より引用〕

- 肺がんでは，腫瘍の局所および隣接臓器への浸潤による特徴的な病態・症候群として，上大静脈症候群や反回神経麻痺，横隔神経麻痺，Horner症候群，Pancoast症候群などがある。
- 前縦隔（胸腺）原発大細胞型B細胞リンパ腫では，前縦隔の硬化性腫瘤のため上大静脈症候群を来すことが多い。
- 動脈は血管壁が厚いため，外部からの圧力でもつぶれにくい。一方で，静脈は血管壁が薄く，外部からの圧力で容易につぶれやすく，血管の内腔は狭窄や閉塞を来しやすい。
- 解剖学的な分類としては，肋骨角から第4胸椎下縁を結ぶラインから胸郭上口までを上縦隔といい，ここに位置する臓器としては上大静脈や腕頭静脈，上行大動脈や大動脈弓，さらには気管や食道，リンパ節がある。この部位における腫瘍として肺がんやリンパ腫，リンパ節転移が上大静脈症候群を引き起こしやすい。次に胸骨体後面から大血管心外膜前縁まで

を前縦隔といい，ここに位置する臓器としては胸腺やリンパ節がある。この部位における腫瘍として，胸腺腫，胸腺がん，縦隔胚細胞腫が上大静脈症候群を引き起こしやすい。

3 情報収集

1 上大静脈症候群の症状[1]

- 顔面浮腫（82％）や顔面紅潮（20％），頸静脈の怒張（63％），両上肢の浮腫（46％），表在静脈の拡大や頭部からの静脈血のうっ滞により頭蓋内圧が亢進して脳浮腫となることによる頭痛（9％）やめまい（6％），奇静脈が狭窄もしくは閉塞することで気管支静脈がうっ滞することによりさまざまな呼吸器症状〔さ声（17％）や咳嗽（横臥位で増悪するのが特徴。54％），呼吸困難（54％）など〕。
- 上大静脈症候群に至るまでの過程で，血流が妨げられた部位でその先への血流を確保しようとしてできたバイパス路＝側副血行路を胸部の皮下に確認できることもある（53％）。これは上肢の血流うっ滞に伴い，胸壁および胸壁の静脈へ血流が迂回しようとして皮膚の表面から拡張した静脈血管を視覚的に認めるものである。
- 上大静脈からの静脈還流の低下や腫瘤による心臓の直接圧迫により，心拍出量が不安定となり失神（10％）を伴うこともある。

2 画像所見

胸部 X 線
- 上-前縦隔陰影の拡大や腫瘤陰影を認める[2,3]。2/3 の症例で胸水を認める。

造影 CT
- 上-前縦隔に巨大な腫瘤影と上大静脈の高度狭窄・閉塞を認める。具体的には，本来は造影剤によって血管内が丸くみえる上大静脈の陰影が，腫瘤の圧迫によって途中で途絶えてみえる。

4 初期対応

1 重症度分類

- 症状の有無、治療を必要とするかしないかにより Grade 分類する（表2）。
- Grade 分類に応じて図1に示す対応を行う。

表2　CTCAE ver4 に基づく上大静脈症候群*の Grade 評価

Grade 1	Grade 2	Grade 3	Grade 4	Grade 5
症状がない；上大静脈血栓症の偶発的発見	症状がある；内科的治療を要する（例：抗凝固療法/放射線療法/化学療法）	高度の症状がある 集学的治療を要する（例；抗凝固療法/化学療法/放射線療法/ステント）	生命を脅かす；緊急の集学的治療を要する（例；血栓溶解, 血栓除去術, 手術）	死亡

*上大静脈の血流障害。顔面、首、上腕の腫脹とチアノーゼ、咳、起座呼吸、頭痛などの徴候や症状

〔有害事象共通用語規準 v4.0 日本語訳 JCOG 版より引用〕

2 検査

- 臨床症状や胸部 X 線などで上大静脈症候群を疑った場合には、胸部造影 CT 検査を行い、上大静脈の閉塞部位を同定し、圧排の評価や重要な部位（気管や脊椎）の閉塞の有無などを評価する。
- 造影剤がアレルギーや腎機能低下で使えない場合には、MRI が有用である。

3 対症療法

- すべての症例で行うべきである。
- 頭部挙上によりうっ血が軽減されることもある。
- 呼吸不全を伴う場合は酸素投与を行う。
- 腫瘍進行による痛みを伴う場合には、オピオイドなど WHO ラダーに従った鎮痛薬を使用する。ただし、ペンタゾシンは頭蓋内圧を亢進するため使用しない。

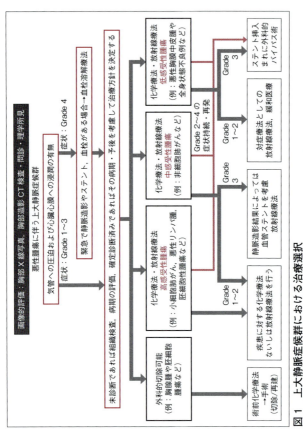

図1 上大静脈症候群における治療選択
[Yu JB, et al : Superior vena cava syndrome A proposed classification system and algorithm for management. J Thorac Oncol, 3 : 811-814, 2008 より改変]

4 治療

- うっ血症状に対する治療と原疾患への治療（外科療法，化学療法，放射線療法またはこれらの組み合わせ）が必要となる[3,4]。
- 既に腫瘍進行により PS が著しく低下している場合，既に化学療法や放射線療法が行われており，治療効果が期待できる手段がない場合には，鎮静を含めた症状緩和が主体となることもある。
- 重度であれば，緊急的にステント留置を行う。ステント留置は直接原因にアプローチする原因除去療法であり，安全面からも即効性からも行うべき治療である[5]。

● ステント留置

- 放射線療法や化学療法では，仮に治療効果があったとしても上大静脈症候群が改善するまでには週単位の時間が必要となる。
- ステント留置により上大静脈の血流は 75〜100％で 48〜72 時間以内に速やかに改善する。ただし，一時しのぎの処置にすぎないため，IVR によるステント留置後には下記の 3 つのどれかを行わなければならない。

保存的治療：ともにエビデンスはないが[4]，ステロイド（デキサメタゾン 4 mg 6 時間毎）や右房圧の減少を期待したフロセミド投与などを行う。コルチコステロイドは，抗炎症作用や腫瘍周囲の浮腫軽減作用があり，特に上大静脈症候群やがん性リンパ管症，放射線肺臓炎などの呼吸困難に有効である可能性がある。頭蓋内圧亢進症例ではグリセオールの投与も検討する。

放射線治療：2/3 以上で症状が改善する。主に非小細胞肺がんや転移性肺腫瘍に用いる[4]。

化学療法：非ホジキンリンパ腫，小細胞肺がんの 80％以上，非小細胞肺がんでは 40％の患者で症状が消失する。

- 肺がんにおいては，化学療法，放射線療法，放射線化学療法のいずれの治療であっても上大静脈症候群の改善率は変わらないとの報告もある。

5 情報提供

- 上大静脈症候群の治療として,コンセンサスの得られた治療ガイドラインは現時点では存在しない。
- がんの種類や病期,これまでの治療歴などにもよるが,一般的には上大静脈症候群を生じた場合の予後としては,6カ月程度とされており比較的短い。
- 化学療法や放射線療法の感受性が高い腫瘍(非ホジキンリンパ腫,小細胞肺,胚細胞腫)においては,上大静脈症候群を合併しても原疾患の治療を行うことで治癒の可能性がありうる。積極的に化学療法や放射線療法を行うべきである。

引用文献

1) Wilson LD, et al:Superior vena cava syndrome with malignant causes. N Engl J Med, **356**:1862-1869, 2007
2) 島田俊夫,他:上大静脈症候群.別冊日本臨牀 新領域症候群シリーズ No. 6 循環器症候群Ⅲ 第2版.日本臨牀社,pp493-497, 2008
3) 須谷保明,他:上大静脈症候群.医学のあゆみ別冊 循環器疾患 state of arts Ver. 2. 医歯薬出版,pp360-364, 2002
4) 境 雄大,他:心臓大血管におけるオンコロジー・エマージェンシーへの対応.癌と化学療法,**35**:2307-2310, 2008
5) 荒井保明,他:癌緩和医療における Interventional Rasiology (IVR).癌の臨床,**51**:213-220, 2005

参考文献

- Nguyen NP, et al:Safty and effectiveness of vascular endoprosthesis for malignant superior vena cava syndrome. Thorax, **64**:174-178, 2009

(矢野琢也)

③ 薬剤性以外の有害事象

C 脊髄圧迫

> **アプローチのポイント**
>
> - 罹患率が高く骨転移を起こしやすい，肺がん，乳がん，前立腺がんで多い。
> - 脊椎の加齢性変化による背部痛や腰痛として経過観察される危険性がある。
> - がん患者が頸部痛や背部痛，腰痛などを訴えたら，腫瘍による脊髄圧迫を鑑別すべき疾患として考慮する。
> - 腫瘍による脊髄圧迫は Oncology emergency であり，専門医への迅速なコンサルトが必要である。
> - 麻薬性鎮痛薬による疼痛緩和，デキサメタゾンによる神経症状への対症療法などを行うとともに，外科的治療，放射線治療の適応について検討する。
> - 抗がん薬への感受性が高い腫瘍については，化学療法の先行実施を考慮する。

1 定義

脊髄の圧迫性変化であり，がん領域においては，多くは脊椎転移の腫瘍増大による硬膜外からの圧迫である。疼痛，麻痺，膀胱直腸障害を生じる。早期に治療を開始しなければ回復困難となり，著しい QOL の低下と予後の悪化を来す。脊髄圧迫を来した場合の生存期間中央値は6カ月とされている[1]。

2 起こりやすい背景

- 脊髄圧迫は，がん患者の約5％に認め，その原因の多くは転

移によるものである。
- 罹患率が高く骨転移を起こしやすい，肺がん，乳がん，前立腺がんで多い。
- 部位は胸椎60%，腰椎30%，頸椎10%である。肺がんでは胸椎，腎がん，前立腺がん，消化器がんでは下位胸椎や腰椎に多くみられる。
- 他にも多発性骨髄腫，悪性リンパ腫など，脊椎に転移するさまざまな悪性腫瘍により脊髄圧迫が生じうる。

3 情報収集

- 初期症状として背部痛が最も多いが，加齢性変化による疼痛として経過観察される危険性がある。
- 頸部痛や腰痛が主訴になることもある。
- 疼痛は数週間〜数カ月かけて増悪し，その後，下肢脱力，歩行困難，膀胱直腸障害などを併発することが多い。
- 神経障害が出現した場合，回復困難となり不可逆性の脊髄麻痺に移行する可能性がある。

4 初期対応

- 脊髄圧迫の早期診断は生命予後の改善に寄与する。また，治療開始時の神経障害の程度が治療後の機能予後に最も影響するとされている。

1 診断
- MRI検査により病巣を同定する。

2 治療
- 疼痛緩和目的にて麻薬性鎮痛薬，NSAIDsを使用する。
- 多発性骨髄腫の場合，腎障害を惹起する可能性があるため，NSAIDsの使用を避ける。
- 神経因性疼痛が合併している場合には，鎮痛補助薬（プレガバリン，ガバペンチン，アミトリプチリン塩酸塩など）の併

用を検討する。
- 骨痛軽減目的にて，ビスホスホネート製剤，ヒト型抗RANKLモノクローナル抗体製剤の使用を検討する。
- 脊髄麻痺の出現後，数時間以内にステロイド薬による治療を開始する。

● 処方例[2]
○デキサメタゾンリン酸エステル（デカドロン注射液）10 mg初回静注。以後，16 mg/日を2〜4分割して静注。経口投与に変更し，症状が軽減すれば漸減。

重度の神経障害（不全麻痺・対麻痺など）
○デキサメタゾンリン酸エステル（デカドロン注射液）96 mg初回静注。以後，24 mgを6時間毎に1日4回投与3日間。その後，10日で漸減。

● その他
- 膀胱直腸障害や麻薬性鎮痛薬の使用により便秘の増悪やイレウスを起こしやすいため，緩下剤などを使用し排便コントロールに努める。
- 外科的治療の必要性について専門医へコンサルトを行う。
- 抗がん薬への感受性が高い腫瘍（悪性リンパ腫，多発性骨髄腫などへの初回治療）については，化学療法の先行実施を考慮する。
- 手術適応がない場合などでは放射線治療が標準的治療となる。
- 脊椎手術後の再増悪を予防するため，放射線照射を施行することが多い。

5 情報提供

- 軽度の頸部痛や背部痛，腰痛などでは一般用医薬品の使用や経過観察により見過ごされる可能性が高い。
- 骨転移を起こしやすいがん種や高齢者などでは症状を傾聴し，早期発見に努める。
- 腫瘍による脊髄圧迫はOncology emergencyであることを認識する。
- 膀胱直腸障害や麻薬性鎮痛薬の使用により便秘の増悪やイレ

ウスを起こしやすいため,排便コントロールに留意する。
- 患者には頸部痛や背部痛,腰痛,痺れ,歩行困難などの症状が出現,増悪した際にはすぐに報告すること,疼痛がひどくなるような姿勢や作業を避けることを指導する。

引用文献

1) Maranzano E, et al：Effectiveness of radiation therapy without surgery in metastatic spinal cord compression：final results from a prospective trial. Int J Radiat Oncol Biol Phys, **32**(4)：959-967, 1995
2) 田中 喬：脊髄圧迫(spinal cord compression). がん診療レジデントマニュアル第6版. 国立がん研究センター内科レジデント・編, 医学書院, pp415-417, 2013

(玉木宏樹)

③ 薬剤性以外の有害事象

D 播種性血管内凝固症候群

> **アプローチのポイント**
>
> - 播種性血管内凝固症候群の代表的な基礎疾患には敗血症，造血器腫瘍，固形がんが含まれ，担がん患者でのリスクは高い。
> - 血小板減少や凝固系検査異常がすべて播種性血管内凝固症候群ではない。
> - 基礎疾患の治療が最重要であるが，難しい場合も多く，状態にあわせた判断が必要である。

1 定義

播種性血管内凝固症候群（disseminated intravascular coagulation：DIC）とは，基礎疾患の存在下に，血管内の凝固系亢進により虚血性もしくは炎症性の微小循環障害が生じ，多臓器不全や消費性の凝固障害を生じる病態と定義されている。

2 起こりやすい背景

- 腫瘍細胞は凝固促進物質である組織因子の膜表面への露呈や，サイトカインの誘導，リコモジュリンの発現抑制などを介して凝固系を亢進することが知られている。
- 化学療法や放射線療法に伴う骨髄抑制時，術後など敗血症のリスクも高い。

3 情報収集

- DIC 以外に血小板低下の原因となる疾患や治療の有無,線溶系の検査値の推移,出血やショック症状,臓器障害などについて情報収集を行う。
- 線溶系の臨床検査値として,FDP と D-ダイマーが知られているが,線溶亢進型の DIC では特徴的な状況となる(FDP は <u>F</u>ibrin/fibrinogen <u>D</u>egradation <u>P</u>roducts の頭文字をとったもので,フィブリンとフィブリノゲン両方の分解産物をあわせた値であるが,D-ダイマーはフィブリン分解産物の細小単位である)。
- 一般的には FDP と D-ダイマーは同じような推移を示すが,線溶亢進型の DIC ではフィブリノゲンの分解が亢進するため,FDP と D-ダイマーの推移が乖離する(FDP/D-ダイマー比が上昇する)ことが知られており,両者の確認は有用な情報となる。ただし,D-ダイマーの上昇もみられるため,FDP を測定していない施設では D-ダイマーを確認し,FDP の測定を依頼する。

● 診断基準

- DIC の診断基準に統一されたものはなく,いくつかの基準が用いられている。わが国では日本血栓止血学会が作成した「DIC 診断基準暫定案」や日本救急医学会が作成した「急性期 DIC 診断基準」があり,国際的には国際血栓止血学会の「DIC 診断基準」が知られている。
- 急性期 DIC 診断基準は感染症や外傷などに起因する DIC を早期に発見するためのもので,造血器腫瘍や固形がんの DIC には適応しづらいため,DIC 診断基準暫定案を**表1**に示す。

■ 表1 日本血栓止血学会 DIC 診断基準暫定案

分類	基本型	造血障害型	感染症型
血小板数 ($\times 10^4/\mu L$)	12<　　　　　0点 8< ≤12　　　1点 5< ≤8　　　2点 ≤5　　　　　3点 24 時間以内 に 30％以上　+1点 の減少(※1)		12<　　　　　0点 8< ≤12　　　1点 5< ≤8　　　2点 ≤5　　　　　3点 24 時間以内 に 30％以上　+1点 の減少(※1)

D 播種性血管内凝固症候群

分類	基本型		造血障害型		感染症型	
FDP (μg/mL)	<10 10≤ <20 20≤ <40 40≤	0点 1点 2点 3点	<10 10≤ <20 20≤ <40 40≤	0点 1点 2点 3点	<10 10≤ <20 20≤ <40 40≤	0点 1点 2点 3点
フィブリノゲン (mg/dL)	150< 100< ≤150 ≤100	0点 1点 2点	150< 100< ≤150 ≤100	0点 1点 2点		
プロトロンビン 時間比	<1.25 1.25≤ <1.67 1.67≤	0点 1点 2点	<1.25 1.25≤ <1.67 1.67≤	0点 1点 2点	<1.25 1.25≤ <1.67 1.67≤	0点 1点 2点
アンチトロンビン(%)	70< ≤70	0点 1点	70< ≤70	0点 1点	70< ≤70	0点 1点
TAT, SFまたはF1+2	基準範囲上限の2倍未満 基準範囲上限の2倍以上	0点 1点	基準範囲上限の2倍未満 基準範囲上限の2倍以上	0点 1点	基準範囲上限の2倍未満 基準範囲上限の2倍以上	0点 1点
肝不全(※2)	なし あり	0点 −3点	なし あり	0点 −3点	なし あり	0点 −3点
DIC診断	6点以上		4点以上		6点以上	

注)
- (※1):血小板数>5万/μLでは経時的低下条件を満たせば加点する(血小板数≤5万では加点しない)。血小板数の最高スコアは3点までとする。
- FDPを測定していない施設(D-ダイマーのみ測定の施設)では,D-ダイマー基準値上限2倍以上への上昇があれば1点を加える。ただし,FDPも測定して結果到着後に再評価することを原則とする。
- プロトロンビン時間比:ISIが1.0に近ければ,INRでもよい(ただしDICの診断にPT-INRの使用が推奨されるというエビデンスはない)。
- トロンビン-アンチトロンビン複合体(TAT),可溶性フィブリン(SF),プロトロンビンフラグメント1+2(F1+2):採血困難例やルート採血などでは偽高値で上昇することがあるため,FDPやD-ダイマーの上昇度に比較して,TATやSFが著増している場合は再検する。即日の結果が間に合わない場合でも確認する。
- 手術直後はDICの有無とは関係なく,TAT,SF,FDP,D-ダイマーの上昇,ATの低下などDIC類似のマーカー変動がみられるため,慎重に判断する。
- (※2)肝不全:ウイルス性,自己免疫性,薬物性,循環障害などが原因となり「正常肝ないし肝機能が正常と考えられる肝に肝障害が生じ,初発症状出現から8週以内に,高度の肝機能障害に基づいてプロトロンビン時間活性が40%以下ないしはINR値1.5以上を示すもの」(急性肝不全)および慢性肝不全「肝硬変のChild-Pugh分類BまたはC(7点以上)」が相当する。
- DICが強く疑われるが本診断基準を満たさない症例であっても,医師の判断による抗凝固療法を妨げるものではないが,繰り返しての評価を必要とする。

〔日本血栓止血学会DIC診断基準作成委員会:日本血栓止血学会DIC診断基準暫定案. 血栓止血誌, 25(5), 2014, p639より引用〕

第3章 副作用・有害事象へのアプローチ

● 鑑別すべき疾患と病態

- 血小板減少や FDP 上昇などは他の疾患においても生じるため,表2に示すような疾患との鑑別が必要となる。ただし,DIC を合併していることもあるため注意が必要である。

■ 表2 鑑別すべき代表的疾患・病態

<u>血小板数低下</u>
1. 血小板破壊や凝集の亢進
    - 血栓性微小血管障害症(TMA):血栓性血小板減少性紫斑病(TTP),溶血性尿毒症症候群(HUS),HELLP 症候群,造血幹細胞移植後 TMA
    - ヘパリン起因性血小板減少症(HIT)
    - 特発性血小板減少性紫斑病(ITP),全身性エリテマトーデス(SLE),抗リン脂質抗体症候群(APS)
    - 体外循環 など
2. 骨髄抑制/骨髄不全をきたす病態
    - 造血器悪性腫瘍(急性白血病,慢性骨髄性白血病の急性転化,骨髄異形成症候群,多発性骨髄腫,悪性リンパ腫の骨髄浸潤など)
    - 血球貪食症候群
    - 固形癌(骨髄浸潤あり)
    - 骨髄抑制を伴う化学療法あるいは放射線療法中
    - 薬物に伴う骨髄抑制
    - 一部のウイルス感染症
    - 造血器悪性腫瘍以外の一部の血液疾患(再生不良性貧血,発作性夜間血色素尿症,巨赤芽球性貧血など)
3. 肝不全,肝硬変,脾機能亢進症
4. 敗血症
5. Bernard-Soulier 症候群,MYH9 異常症(May-Hegglin 異常症など),Wiskott-Aldrich 症候群
6. 希釈
    - 大量出血
    - 大量輸血,大量輸液
    - 妊娠性血小板減少症 など
7. 偽性血小板減少症

<u>FDP 上昇</u>
1. 血栓症:深部静脈血栓症,肺塞栓症など
2. 大量胸水,大量腹水
3. 大血腫
4. 線溶療法

フィブリノゲン低下
1. 先天性無フィブリノゲン血症，先天性低フィブリノゲン血症，フィブリノゲン異常症
2. 肝不全，低栄養状態
3. 薬物性：L-アスパラギナーゼ，副腎皮質ステロイド，線溶療法
4. 偽低下：抗トロンビン作用のある薬剤（ダビガトランなど）投与時

プロトロンビン時間延長
1. ビタミンK欠乏症，ワルファリン内服
2. 肝不全，低栄養状態
3. 外因系凝固因子の欠乏症またはインヒビター
4. 新規経口抗凝固薬内服
5. 偽延長：採血量不十分，抗凝固剤混入

アンチトロンビン活性低下
1. 肝不全，低栄養状態
2. 炎症による血管外漏出（敗血症など）
3. 顆粒球エラスターゼによる分解（敗血症など）
4. 先天性アンチトロンビン欠乏症
5. 薬物性：L-アスパラギナーゼなど

TAT，SFまたはF1+2上昇
1. 血栓症：深部静脈血栓症，肺塞栓症など
2. 心房細動の一部

注）ただし，上記疾患にDICを合併することもある。
〔日本血栓止血学会DIC診断基準作成委員会：日本血栓止血学会DIC診断基準暫定案．血栓止血誌，25(5)，p638，2014より引用〕

● 診断アルゴリズム
- DIC以外にも血小板数減少の要因がある場合には，「造血器障害型」の基準を用いる。
- 感染症などの炎症性疾患では，DICであってもフィブリノゲンは低下せず，むしろ上昇することがあるため，「感染症型」の基準を用いる（図1）。

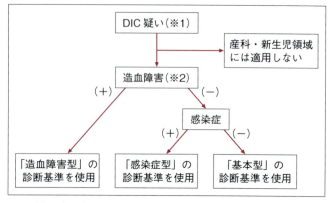

- DIC疑い（※1）：DICの基礎疾患を有する場合，説明の付かない血小板数減少・フィブリノゲン低下・FDP上昇などの検査値異常がある場合，静脈血栓塞栓症などの血栓性疾患がある場合など．
- 造血障害（※2）：骨髄抑制・骨髄不全・末梢循環における血小板破壊や凝集など，DIC以外にも血小板数低下の原因が存在すると判断される場合に（＋）と判断．寛解状態の造血器腫瘍は（－）と判断．
- 基礎病態を特定できない（または複数ある）あるいは「造血障害」「感染症」のいずれにも相当しない場合は基本型を使用する．例えば，固形癌に感染症を合併し基礎病態が特定できない場合には「基本型」を用いる．
- 肝不全では3点減じる（表1の注を参照）．

図1　DIC診断基準適用のアルゴリズム
〔日本血栓止血学会DIC診断基準作成委員会：日本血栓止血学会DIC診断基準暫定案．血栓止血誌，25(5)，p637，2014より引用〕

4 初期対応

- 原則として基礎疾患の治療が重要である．それ以外の治療については，症状によって対処が異なる（図2）．
- ただし，基礎疾患のコントロールが難しい患者などには漫然とした治療は行うべきではない．

1 無症候型

- 線溶均衡型にあたる．顕著な臨床所見はないが，検査成績がDICの病態を示す．
- リコンビナントヒトトロンボモジュリン（rhTM）や低分子ヘパリン（LMWH），メシル酸ガベキサート（GM），メシル

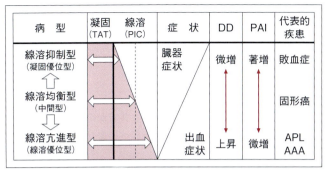

TAT：トロンビン-アンチトロンビン複合体，PIC：プラスミン-α_2プラスミンインヒビター複合体，DD：D-dimer，PAI：プラスミノゲンアクチベーターインヒビター，APL：急性前骨髄球性白血病，AAA：腹部大動脈瘤

図2 線溶能によるDICの病型分類
〔日本血栓止血学会学術標準化委員会DIC部会：科学的根拠に基づいた感染症に伴うDIC治療のエキスパートコンセンサス．血栓止血誌，20(1)，p83，2009より引用〕

酸ナファモスタット（NM），アンチトロンビン（AT），ダナパロイドナトリウム（DM）などの使用が考えられる。
- ただし，終末期やPS不良例など予後の限られる患者に対して漫然と治療を行うべきではない。

2　出血型
- 線溶亢進型にあたる。軽度出血の場合はrhTMの使用が考えられるが，顕著な出血がある場合はヘパリンやDMは禁忌である。
- DICにおける出血の原因として，消費性の凝固障害以外に二次線溶の亢進が考えられるため，マイルドな抗凝固作用と抗線溶作用を有するGM, NMが推奨される。
- また，輸血基準に適合すれば濃厚血小板や新鮮凍結血漿の使用も考慮される。

3　臓器障害型
- 線溶抑制型にあたる。毛細血管漏出症候群やショックを含みほとんどが救急，外科領域のDICに相当する。

- ATの使用が推奨される．ただし，悪性腫瘍患者での有用性に関するデータは乏しく，非常に高額でもあり適応は慎重に判断する．

5 情報提供

- 検査値や病態に関する情報の収集と共有が重要である．
- 出血傾向を認める場合は患者，家族へ出血リスクを避けるよう指導する必要がある．
- 基礎疾患の状況も併せて考える必要があり，治療コストやリスクについて医療従事者間の情報共有が重要である．

参考文献
- 日本血栓止血学会学術標準化委員会DIC部会：科学的根拠に基づいた感染症に伴うDIC治療のエキスパートコンセンサス．血栓止血誌，**20**(1)：77-113, 2009
- 日本血栓止血学会DIC診断基準作成委員会：日本血栓止血学会DIC診断基準暫定案．血栓止血誌，**25**(5)：629-646, 2014
- 日本血栓止血学会学術標準化委員会DIC部会ガイドライン作成委員会：科学的根拠に基づいた感染症に伴うDIC治療のエキスパートコンセンサスの追補．血栓止血誌，**25**(1)：123-125, 2014

（和田　敦）

③ 薬剤性以外の有害事象

E イレウス（腸閉塞）

> **アプローチのポイント**
>
> - 適切な問診と理学所見の確認によって薬剤師でも十分に発見可能である。
> - 排便・排ガスの停止，腹部膨満，嘔吐の3徴候を確認すれば，腹部X線検査を提案するべきである。
> - 成因は，腸管の機械的閉塞あるいは運動障害のいずれかに大別される。
> - 疼痛の有無と程度，腸蠕動音，吐物の確認は，病態の鑑別に重要である。

1 定義

何らかの原因により腸内容が肛門側へ通過しない病態。わが国では"イレウス"と"腸閉塞"が混同して用いられるが，海外では，機械的イレウスを腸閉塞（intestinal obstruction/bowel obstruction），イレウス（ileus）は機能的イレウスを指して区別している。

■ 表1 イレウスの分類と病態

分類	病態
機械的イレウス	腸管の閉塞や狭窄によって腸内容の通過が妨げられる病態
単純性イレウス	腸管の血行障害がなく腸内容の通過障害だけが起きる
絞扼性イレウス	腸管の通過障害と腸間膜の圧迫による血行障害を合併する
機能的イレウス	腸管の運動機能障害により腸内容が停滞する病態
麻痺性イレウス	腸管の麻痺によって腸内容が停滞する
痙攣性イレウス	腸管の痙攣によって腸内容が停滞する

2 起こりやすい背景

1 単純性イレウス
- 婦人科がんや胃がんの腹腔および骨盤内播種病変による腸管癒着や浸潤に伴う腸管狭窄，大腸がんによる腸管閉塞，胃がんや膵がんの浸潤による十二指腸浸潤狭窄，副作用などによる強度な便秘。

2 絞扼性イレウス
- 腹部術後の腸管癒着や，播種病変による腸管癒着で起こりやすく，単純性イレウスによる腸管浮腫の進行で血行障害が生じた場合にも起こる。
- 小腸で起こることが主で，大腸ではほとんど起こらない。

3 麻痺性イレウス
- オピオイドや，腹部手術時の抗コリン薬投与による腸管麻痺。

4 痙攣性イレウス
- がん患者ではほとんど認めない。

3 情報収集

1 患者の訴え
- お腹が張って苦しい。
- 何日間も便が出ない。
- 水みたいな便しか出ない。
- 日に何度も嘔吐をする。
- 嘔吐をすると症状が落ち着く。
- 刺し込むような腹痛がある。

2 臨床症状
- 腸内容の停滞によって，腹部膨満となる。
- 排便・排ガスが停止し，曖気が増加する。
- 単純性イレウスでは，閉塞部より近位（口側）の腸管拡張に

E イレウス（腸閉塞）

よって，腸管漿膜面の痛みと蠕動亢進による間欠的な疝痛発作が起こる。絞扼性イレウスでは，激痛が持続する。
- 腸液の胃への逆流に伴い嘔気が発生し，胃容積を超える腸液の流入で嘔吐が発生する。小腸上部の閉塞では胆汁様（茶褐色〜緑色）吐物，小腸下部や大腸の閉塞では便汁様（便臭を伴う黄土色）の吐物となる。
- 腸液貯留や嘔吐による水分喪失で脱水と電解質異常を呈する。
- 絞扼性イレウスでは，腸管壊死に伴い発熱し，穿孔や破裂を起こすと腹膜刺激症状や腹水を生じ，急性腹膜炎に進展するとショックを起こす。
- いずれの臨床症状も大腸閉塞のほうが小腸閉塞よりも軽い。特に，大腸閉塞では症状が進行しないと嘔吐が起きない。大腸閉塞では大きな腹鳴を伴う腹部膨満と，排便を伴わない下腹部痙攣が特徴的である。

3 視診
- 閉塞部より口側腸管に腸液，ガスが貯留するため，腹部の膨隆が認められる。

4 聴診
- 心窩部に聴診器を当て腹部を揺すると貯留した腸液による振水音が聴取される。
- 機能的イレウスでは，腸雑音が聴取されない。
- 単純性イレウスでは，腸蠕動音が亢進していることが特徴的で，短い周期の金属音が聴取される。
- 絞扼性イレウスでは，初期に亢進した腸蠕動音が聴取されるが，腹膜炎に進展すると消失する。

5 打診
- 腸液の貯留が進むと打診によって濁音を呈し，ガスの貯留によって鼓音を呈する。

6 触診
- 単純性イレウスは，腹部の圧痛はあまり認めない。

- 絞扼性イレウスは，強度の圧痛と局所の反跳痛や筋性防御などの腹膜刺激症状を伴う。

7　特徴的な検査値

- 腸内容の停滞と嘔吐による体液の喪失によって，電解質異常と脱水所見を呈する。
- 機械的イレウス，特に絞扼性イレウスでは白血球増加とCRP，乳酸脱水素酵素の上昇を認める。
- 仰臥位腹部X線検査で拡張した腸管像が確認でき，立位腹部X線検査では腸に鏡面像が確認されることが多い。

4　初期対応

- 入院のうえで絶飲食として，脱水と電解質異常を補正する程度の点滴静注を開始する。過剰な補液は体液過剰や嘔吐を助長するので注意する。
- 十二指腸より遠位の機械的イレウスであれば，腸管内減圧を目的として，消化管分泌抑制および消化管運動抑制作用を有するサンドスタチン300 μg/日と，腸管浮腫改善効果を期待してデキサメタゾン8 mg/日を開始する。
- 機械的イレウスによる蠕動痛の改善には，臭化ブチルスコポラミン10〜20 mg/回を静注する。
- 絞扼性イレウスであれば，抗生物質の投与を開始し，ほとんどの場合は絞扼の解除と壊死腸管の切除目的で緊急手術となる。
- 麻痺性イレウスでは，オピオイドや抗コリン薬などを中止しても症状改善なければ，減圧チューブを挿入する。減圧後に腸管運動促進薬（メトクロプラミドなど）の開始を検討する。

5　情報提供

- フィジカルアセスメントでイレウスが疑われれば，医師へ所見を報告し，腹部X線検査を提案する。
- 単純性イレウスであれば，患者に苦痛を強いる減圧チューブ

の挿入のほかにも，安全性と有効性の高いサンドスタチンとデキサメタゾンの併用療法が選択できる旨を案内する。
- 麻痺性イレウスであれば，腸管麻痺を起こしている被疑薬を報告する。

参考文献
- 金澤一郎，他・編：今日の診断指針 第7版．医学書院，2015

（今村牧夫）

3 薬剤性以外の有害事象

F 消化管穿孔

> **アプローチのポイント**
> - 突然の腹部の激痛の症状とともに筋性防御・反跳痛といった特徴的な臨床所見を伴う。
> - X線撮影検査もしくはCT検査にて診断に至る。
> - 治療は原則的には外科的治療が行われる。
> - 術後の患者だけでなく，化学療法中の患者にも起こりうる有害事象であり，特に血管新生阻害作用を持つ抗がん薬を併用した化学療法の場合は注意が必要である。

1 定義

消化管に何らかの原因で穴の開いた状態を消化管穿孔という。食道，胃，十二指腸のものを上部消化管穿孔といい，小腸，大腸のものを下部消化管穿孔と分類できる。

2 起こりやすい背景

- 胃がん，大腸がん，腸閉塞。

3 情報収集

1 患者の訴え
- 突然の腹部の激痛，発熱，嘔吐，悪寒，戦慄，排便の停止。

2 臨床所見
- 腹膜刺激症状〔①筋性防御，②反跳痛（図1）〕，腸雑音低下。

3 特徴的な検査値

- CRP 上昇，WBC 上昇，体温上昇。

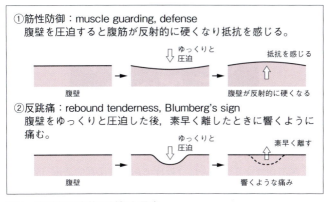

図1 腹膜刺激症状の種類と見方
〔安達洋祐・編：実践臨床外科．金原出版，2005 を参考に作成〕

4 初期対応

- 立位単純 X 線検査，もしくは腹部 CT 検査を行い，遊離ガスを認めた場合は，消化管穿孔の診断となる（図2・3）。

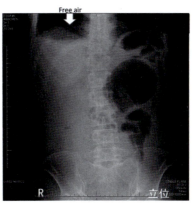

図2 立位単純 X 線像

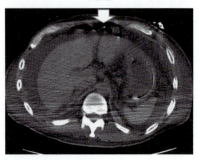

図3 腹部CT像

- 上部消化管穿孔の場合は，軽度であれば保存的治療（胃管挿入，胃酸抑制薬，抗菌薬）を行い，重度の場合は外科的治療（腹腔鏡手術）を行う。下部消化管穿孔の場合は，原則的に外科的治療（開腹手術）が行われる。

5 情報提供

- 胃がんや大腸がんの患者は，消化管穿孔のリスクが高い。術後はイレウス，縫合不全および術後疼痛に対するNSAIDsの使用から消化管穿孔を伴う場合があるため，注意が必要である。
- 近年では血管新生阻害作用を持つ抗がん薬を併用した化学療法が，大腸がんをはじめとしたさまざまながん種で行われている。しかし，血管新生阻害作用を持つ抗がん薬では消化管穿孔の報告があり，なかには死亡する例もあることから注意が必要である（表1）。
- 化学療法施行中の患者においても普段から，急な腹痛や発熱といった消化管穿孔による腹膜炎が疑われる症状がみられた場合にはすぐに来院するよう指導することが必要である。

F 消化管穿孔

■ 表1　血管新生阻害作用を持つ抗がん薬における消化管穿孔の発現頻度

分類	一般名	発現率（％）
VEGF に対する抗体薬	ベバシズマブ	0.9
	ラムシルマブ	0.8〜1.2
血管新生阻害薬・多標的阻害薬	ソラフェニブ	0.1〜1.0 未満
	スニチニブ	0.2
	アキシチニブ	頻度不明
	パゾパニブ	頻度不明
	レゴラフェニブ	頻度不明
	レンバチニブ	頻度不明
	バンデタニブ	1 未満
mTOR 阻害薬	テムシロリムス	1〜5 未満
	エベロリムス	報告なし

参考文献

- 安達洋祐・編：実践臨床外科．金原出版，2005

（藤井宏典，飯原大稔）

3 薬剤性以外の有害事象

G 意識障害

アプローチのポイント

- 意識障害の原因は頭蓋内病変と，頭蓋外病変および病態に大別されるが，がん患者では後者が原因となりやすい。
- 発熱，脱水，電解質異常や糖代謝異常，肝および腎障害の有無や程度を確認し，薬剤性も検討する。
- がんの診断や治療経過でのストレスで心因性疾患を合併している可能性を念頭に置く。
- 意識障害に加えて，頭痛，悪心，徐脈などの脳圧亢進症状，片麻痺や失語など局所神経徴候を認めれば，直ちに医師へ報告する。

1 定義

外部からの刺激に対する反応が低下または失われた状態。

2 起こりやすい背景

- がん患者における意識障害は，下記のさまざまな事象が要因となって引き起こされる。

発熱：腫瘍熱，感染，脱水。

脱水：悪液質，悪心・嘔吐，下痢，腸閉塞による腸液貯留，腹水や胸水などによる体液喪失。

高 Ca 血症：進行がんの合併症としての腫瘍随伴体液性高 Ca 血症，骨転移や多発性骨髄腫に随伴する局所性骨溶解性高 Ca 血症。

低 Ca 血症：ビスホスホネート製剤，腎機能障害。

高 Mg 血症：腎不全患者に対する酸化 Mg の漫然投与。
低 Mg 血症：悪液質，嘔吐，セツキシマブ，シスプラチン。
低 Na 血症：嘔吐や下痢，腸閉塞による腸液貯留，腹水や胸水などによる体液喪失，抗利尿ホルモン不適合分泌症候群，急性腎不全や心不全に伴う体液増加。
高血糖：悪液質による代謝異常，ステロイド，オランザピン，クエチアピン，mTOR 阻害薬。
低血糖：食欲不振，悪心・嘔吐，肝細胞がん，糖尿病治療。
肝障害：肝細胞がん，転移性肝腫瘍，薬剤性肝障害，閉塞性黄疸。
腎障害：NSAIDs，プラチナ製剤，腫瘍による尿路閉塞。
薬剤性：抗精神病薬，抗うつ薬，抗痙攣薬，抗ヒスタミン薬。
頭蓋内疾患：脳梗塞，（転移性）脳腫瘍。
せん妄：脱水，高 Ca 血症，オピオイド，ベンゾジアゼピン系薬，抗コリン薬，ステロイド。
適応障害：強いストレス（がんの診断や再発の告知，新たな苦痛症状の出現，best supportive care の提案など）。
うつ病：身体および医学的要因（疼痛，進行・再発がん，身体機能の低下など），薬剤性要因（インターフェロン，ステロイドなど），心理および精神医学的要因（神経症の性格傾向，悲観的なコーピング，うつ病の既往，アルコール依存など），社会的要因（乏しい社会資源など），若年，独居。

3 情報収集

1 患者の訴え

- 患者本人が意識障害を自覚することはないので，訴えは聴取されない。

2 臨床症状

- 意識清明度の低下により，傾眠～昏睡を呈する。
- 意識内容の変化によるせん妄症状（異常行動，妄想や再発覚，支離滅裂な会話，精神運動興奮/低下など）。

3 特徴的な検査値

- 意識レベルを評価する指標として JCS(Japan Coma Scale)が救急医療現場で利用されているが,元来,頭蓋内病変の意識障害を評価するために作られたので,がん患者に生じる意識障害の評価に適したツールではない(表1)。
- 意識障害を診断する検査値ではないが,意識障害を生じる事象に関連する検査項目を表2に示す。

■ 表1 Japan Coma Scale(JCS)

Ⅲ. 刺激をしても覚醒しない状態(3桁の点数で表現) (deep coma, coma, semicoma)	
300	痛み刺激にまったく反応しない
200	痛み刺激で少し手足を動かしたり顔をしかめる
100	痛み刺激に対し,払いのけるような動作をする
Ⅱ. 刺激すると覚醒する状態(2桁の点数で表現)	
30	痛み刺激を加えつつ呼びかけを繰り返すと辛うじて開眼する
20	大きな声または体を揺さぶることにより開眼する
10	普通の呼びかけで容易に開眼する
Ⅰ. 刺激しないでも覚醒している状態(1桁の点数で表現)	
3	自分の名前,生年月日がいえない
2	見当識障害がある
1	意識清明とはいえない

■ 表2 意識障害の原因になりうる事象に関連する基準検査値

事象	検査項目	基準範囲
高/低 Ca 血症	血清 Ca 値	8.8〜10.1 mg/dL
高/低 Mg 血症	血清 Mg 値	1.8〜2.5 mg/dL
低 Na 血症	血清 Na 値	138〜145 mmol/L
肝性脳症	血中アンモニア値	30〜80 μg/dL
高/低血糖	血糖値	73〜109 mg/dL
脱水	尿比重	1.010〜1.030

4 初期対応

- 頭痛，悪心，徐脈などの脳圧亢進症状，片麻痺や失語など局所神経徴候を伴えば，直ちに神経学的検査を追加し，適切な治療を開始する。
- 血液・尿検査結果を確認し，フィジカルアセスメントの結果を加味して確認すべき検査項目があれば追加する。
- 服用歴から被疑薬を抽出する。
- 低血糖を認めたら，直ちにブドウ糖 10 g を投与し，15 分後に改善なければ再投与する。
- 著しい高血糖を認めたら，直ちに生理食塩水を 1 L/hr で急速静注を開始する。
- その他の検体検査に異常があれば，適宜入院のうえで原因治療や対症療法を開始する。
- 検体検査で異常がなければ，頭部 CT や MRI など神経学的検査を追加する。
- 神経学的異常がなければ，被疑薬を中止する。
- 被疑薬を中止しても改善しなければ，心因性疾患を疑い，対症療法を検討する。

5 情報提供

- フィジカルアセスメントで意識障害を認めたら，医師へ所見を報告し，追加検査の実施を提案する。
- 低血糖であれば，直ちにブドウ糖 10 g を服用させ，医師に報告する。
- 面談中に JCS 2 桁以上の意識障害を認めれば，周囲のスタッフに応援を要請し，併せてハリーコールを要請する。

参考文献
- 日本脳卒中学会脳卒中ガイドライン委員会・編：脳卒中治療ガイドライン 2015. 協和企画，2015

（今村牧夫）

③ 薬剤性以外の有害事象

H 適応障害

アプローチのポイント

- 適応障害はがん患者に最も多くみられるストレス反応性の精神疾患で，治療や看護が必要である。
- 見過ごされると大うつ病に移行する危険性もある。
- がん患者における適応障害や大うつ病を併せたうつ状態は，自殺の最大の原因となりうる。さらにはQOLを低下させ，入院期間が延長したり，身体症状が増悪する要因ともなり家族の精神的負担もさらに増加する。
- 抗不安薬は高ぶっている感情や過剰な不安感を和らげる効果があることを説明し，適正に使用すれば安全であることを伝える。
- 適応障害の危険因子は①心理的側面，②身体的側面，③社会的側面，④その他（若年など）である。
- 適応障害の治療は①精神療法，②環境調製，③薬物療法である

1 定義

ある特定の状況や出来事が，その人にとってとても辛く耐えがたく感じられ，そのために気分が落ち込んだり，行動面に症状が現れるもの。適応障害とうつ病との境界を図1に示す。

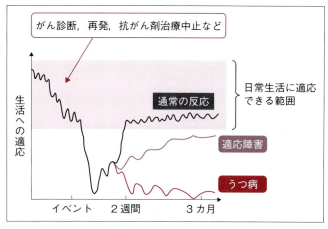

図1 悪い知らせに対する心理反応
〔上村恵一, 他・編：がん患者の精神症状はこう診る 向精神薬はこう使う.
じほう, p32, 2015 より引用〕

2 起こりやすい背景

- 悪い知らせを伝えられたあと（がんの告知を受けた, 再発・転移の告知を受けた）。
- がんが進行して新たな身体症状が出現したとき。
- 積極的治療の中止の確認を求められたとき。
- 治療による副作用が強いとき。
- 痛みが強いとき。
- 経済的に苦しいとき。
- ソーシャル・サポートが少ないとき。
- 若年である場合。

3 情報収集

- 適応障害の診断基準を**表1**に示す。

表1 DSM-IV-TRにおける診断基準

> A：はっきりと確認できるストレス因子に反応して、そのストレス因子の始まりから3カ月以内に、情緒面または行動面の症状の出現
> B：これらの症状や行動が臨床的に著しく、それは以下のどちらかによって裏付けられている
>   1. そのストレス因子に曝露された時に予測されるものをはるかに超えた苦痛
>   2. 社会的または職業的機能の著しい障害
> C：ストレス関連性障害は他の特定の精神障害の基準を満たしていないし、既に存在している精神症状または人格障害の単なる悪化でもない
> D：症状は死別反応を示すものではない
> E：そのストレス因子（またはその結果）がひとたび終結すると、症状がその後さらに6カ月以上持続することはない

- ストレス反応性であるため、不安や抑うつなどの有無を調べる。
- ストレスを感じてから、2週間を超えても仕事や家事が手につかない、眠れないなどが続いていないか。
- 併用薬や肝・腎機能も確認する。

4　初期対応

- 米国がんセンターでの調査によると、入院・外来を問わず終末期を除く全病期のがん患者が病名告知を受けた後には、47％の患者が何らかの精神医学的診断基準を満たしている。その内訳は適応障害が32％、大うつ病が6％、せん妄が4％であった。
- 適応障害は大うつ病や不安障害などのはっきりした精神疾患の中間にあり、精神科的なアプローチが必要な状態である。メディカルスタッフにできることは、精神科の医師への橋渡しをすることである。

5　情報提供

- ストレス因子やそれを助長している危険因子を最小限にする。

- 家族や周囲からのサポートが最大限となるようにスタッフで工夫する。
- 薬物治療が始まれば，眠気やふらつきといった有害事象の出現がないかを観察する。
- 向精神薬に対して抵抗を示す患者もいる。

参考文献
- 上村恵一，他・編：がん患者の精神症状はこう診る　向精神薬はこう使う．じほう，2015
- 小川朝生，他・編：これだけは知っておきたいがん医療における心のケア．創造出版，2010

（矢野琢也）

3 薬剤性以外の有害事象

I うつ病

アプローチのポイント

- ネガティブな発言があればわかりやすいが，なかなか自身の弱みをみせられない患者も多い。
- 根治を望めるがん種や病期もあるが，多くは「死」に直結してカウントダウンすることもできず，その最期が不明瞭であるため，不安の中に立ち尽くすしかない患者も多い。
- 患者に「同調」するのではなく「共感」を示し，相手の感情にあわせて自分の感情が動かないようにする。
- 化学療法の副作用や緩和について聴取するだけではなく，うつ病の初期症状をみつけることが重要である。
- 抗不安薬は高ぶっている感情や過剰な不安感を和らげる効果があることを説明し，適正に使用すれば安全であることを伝える。

1 定義

何かのきっかけにより抑うつ状態となり，日常生活に支障を来す状況となっても2週間程度の経過で改善することが多い。しかし，その後もその状態が継続している場合はうつ病を疑う。うつ病とまではいかないが支障がある場合には適応障害と捉えることができる（3章3H図1参照）。

2 起こりやすい背景

- がんの告知を受けたあと。
- 再発・転移の告知を受けたあと。
- 静かな夜など，自己に意識が向きやすいとき。
- 治療への不安があるときや治療による副作用が出現したとき。
- 今後への不安や死への恐怖が生じたとき。
- 残された家族のことを考えたとき。

3 情報収集

- うつ病診断基準を参照し該当項目をチェックする。ただし，がん患者の場合には，うつ病診断基準を満たさなくても，情緒面，行動面の症状が出現して，臨床的に日常生活における支障が生じている場合には適応障害と判定される。
- 食欲・睡眠について聴取すると自然とうつ症状が得られる場合がある。また，趣味への意識やテレビ・新聞・本などへの興味の低下，考えがまとまりにくくなった，なども症状としてとらえることができる。
- 「夜，眠れていますか？」と聞くだけでうつ症状を発見できることがある。
- 「もうどうなってもいい」，「死にたい」といった訴えがあり，「これはうつ病だ」と気づいたときには，患者は既に長く辛い時間を過ごしている。
- 併用薬や肝・腎機能を確認する。

4 初期対応

- 抗がん薬治療を受ける段階において，多くの患者はある程度は受け入れているが，整理できない感情が出現してくる。無意識に症状が出てしまう場合には，その対応策を考えることが必要となる。
- 内服薬の追加に際しては，現状を知ったうえで，今後への影響があるため服用が必要であることを患者に理解してもらう。

- 抗うつ薬は服用開始から3〜4週間で効果が出始めるが，副作用は早期から出現しうるため，あらかじめ説明しておく必要がある。主には消化器症状であるが，「吐き気」と説明すると患者が拒絶することもあるため，「胃が重たい感じがすることがありますが1週間ほどで慣れてきます」といった柔らかい言葉を用いて説明する。

5 情報提供

- あらかじめ「精神的につらくなる方もいらっしゃいます。そんなときにも相談してください」，「何か気になることや不安なことがあれば連絡してください」と伝え，共に立ち向かってくれる医療者の存在を知ってもらうことが重要となる。
- 意識して出てしまう症状については，本人の訴えを聞き，表現すること（傾聴・共感・承認）で和らぐこともある。

参考文献
- 上村恵一，他・編：がん患者の精神症状はこう診る 向精神薬はこう使う．じほう，2015
- 小川朝生，他・編：これだけは知っておきたいがん医療における心のケア．創造出版，2010

（矢野琢也）

③ 薬剤性以外の有害事象

J せん妄

アプローチのポイント

- せん妄症状（不眠や興奮，幻覚など）は，患者だけでなく家族や医療スタッフにも負担と苦痛を強いるが，「寝ぼけている」と放置されていることも多い。
- せん妄は患者にとって苦痛であるが，患者から医療スタッフへの苦しいという訴えはないために「苦しんでいない」と誤解されていることが多い。
- 終末期であっても，約50％の患者は回復するため，常にせん妄の有無を意識して，その重症度を評価し，現在の治療の目標と歩調をあわせて対応する。

1 定義

特殊な意識障害であって，脳の器質的な脆弱性のうえに，感染や脱水，薬物などの身体負荷が加わるため，脳の活動が破綻した状態をいう。一般総合病院では，入院患者の20〜30％に認められ，がんの進行，終末期になるにつれてその頻度は上昇する。特に予後が1週間をきる状況では，おおよそ85％がせん妄状態を呈する[1]。

2 起こりやすい背景

準備因子：高齢，認知症の既往，脳血管障害の既往。
誘発因子：聴力障害，視力障害，24時間の持続点滴，便秘，排尿障害，疼痛，呼吸困難感。

直接原因：脱水，高Ca血症，低Na血症，脳転移，がん性髄膜炎，低血糖，肝性脳症，ビタミンB_{12}欠乏，貧血，低酸素血症，薬物（オピオイド，ベンゾジアゼピン系薬剤，ステロイド，抗ヒスタミン薬など）。

3 情報収集

- せん妄の診断基準を**表1**に示す。

■ 表1　DSM-Ⅳにおける診断基準

> A：注意を集中し，維持し，転導する能力の低下を伴う意識の障害（すなわち環境認識における清明度の低下）
> B：認知の変化（記憶欠損，失見当識，言語の障害など），または既に先行し，確定され，または進行中の認知症ではうまく説明されていない知覚障害の出現
> C：その障害は短時間のうちに出現し（通常数時間から数日），1日のうちで変動する傾向がある
> - 幻覚や妄想そして興奮といった症状から，気分の変動や一見なにか不安があるようにそわそわしていたりと多彩な精神症状をもたらす。
> - 症状
>   ①意識障害の症状（注意力の障害，睡眠覚醒リズムの障害，昼夜逆転，夜間不眠）
>   ②気分の障害（気分が変動しやすい，恐れ，怒りやすい，多幸感，場にそぐわない）
>   ③思考の障害（妄想や幻覚，幻視）
>   ④行動の障害（自己点滴抜去などの問題行動）

- 低活動型せん妄は昼夜ともに反応が乏しく，自発性も低下しているため，うつ病と間違えやすい。声をかけて見当識をたずねることで，時間や場所がわからない場合にはせん妄と判断が可能である。
- 併用薬や肝・腎機能も確認する。

4 初期対応

- がん患者におけるせん妄への対応としては，可逆的な原因を

- 確実に同定して，対処することである。回復の可能性が高い原因を見落とさないこと。
- オピオイドによるせん妄では，脱水による代謝遅延により代謝産物の蓄積を生じていることが多く，水分補給を忘れずに行う。
- 薬物療法は抗精神病薬単独が基本であるが，多くの場合は抗精神病薬の併用が必要となる。ベンゾジアゼピン系抗不安薬，睡眠導入薬の単独使用はせん妄を悪化させるため避ける。
- 身体抑制は，それ自体が患者や患者家族の負担となるため，やむを得ない場合以外には安易に拘束しないことが重要である。

5 情報提供

- せん妄とその原因，治療について詳しく説明し，治療への同意を得る。精神病や認知症になったわけではないことを説明して家族の不安をとる。
- 家族が疲弊していないかを確認し，家族にも苦労をねぎらったり，休息を勧めたりする。
- そばに親しい人がいるだけでも患者は安心することを伝え，幻覚や妄想にむりにあわせたり否定したりしなくてもよいことを説明しておく。
- 臨床の現場では，せん妄を患者の性格によるものやストレス性の精神症状と誤解していることがある。せん妄はあくまでも身体因子によって生じている脳機能障害であって身体的な治療が必要な病態であることを理解させる。
- 次の5つのような治療やケアの結果を評価することが重要である。①原因の同定とその治療は達成できたか，②薬物療法は適切に行われているか，③環境調整は適切に行われているか，④主治医やスタッフへの支援は適切か，⑤家族支援や家族教育は行われているか。

引用文献

1) Massie MJ, et al：Delirium in terminally ill cancer patients. Am J Psychiatry, **140**：1048-1050, 1983

参考文献

- 上村恵一, 他・編：がん患者の精神症状はこう診る 向精神薬はこう使う. じほう, 2015
- 小川朝生, 他・編：これだけは知っておきたいがん医療における心のケア. 創造出版, 2010

(矢野琢也)

③ 薬剤性以外の有害事象

K 不眠

> **アプローチのポイント**
>
> - 不眠治療としてすぐに睡眠薬に頼らない。
> - 安易な睡眠薬の使用は，耐性や依存そして副作用へとつながる。
> - 非ベンゾジアゼピン系睡眠薬は，長期連用しても耐性や中止時の反跳性不眠がほとんどなく，筋弛緩作用などの副作用が少ないとされる。

1 定義

不眠症は障害（症候群）であり，他の疾患と合併することも多い。不眠は誰もが遭遇する症状であるため，DSM-Vにおける慢性不眠の診断基準では入眠困難，中途覚醒，早朝覚醒など不眠症状が週に3日以上，3ヵ月以上とその頻度と持続期間が定められ，さらに疲労感や注意力の低下など機能障害を伴っていることが必要とされる。

2 起こりやすい背景

- がんの告知を受けたあとや再発・転移の告知を受けたあとなど不安があるとき。
- 化学療法当日（ステロイド投与中など）。
- 精神疾患（不安障害，うつ病，双極性感情障害，統合失調症など）。
- レストレスレッグ症候群など。

3 情報収集

- 不眠のタイプ（入眠困難，睡眠維持障害，早朝覚醒）。
- 不眠の評価（入院後に不眠が悪化した場合などはその原因）。
- 既往歴や合併症（身体・神経疾患，精神疾患）。
- 睡眠薬の選択とその投与量。
- 年齢，併用薬や肝・腎機能も確認する。

4 初期対応

- 不眠治療としてすぐに睡眠薬に頼らない。基本的な対応は，不眠に対する生活習慣の見直しや認知行動療法などの非薬物療法である。ただし，この非薬物療法は長期にわたって取り組むことが必要となる。
- 不眠にかかわる生活習慣の見直しや環境を整備する（睡眠と覚醒のサイクル，就寝時間と起床時間，昼寝や運動，いびき，不安感，カフェイン，アルコール）。
- 睡眠薬は作用機序や薬物動態から選択されるべきであるが，使い慣れた睡眠薬が使われることが多い。安易な睡眠薬の使用は，耐性や依存そして副作用へとつながる。
- 多くて2剤の睡眠薬を使用しても不眠のコントロールが困難である場合や，せん妄や精神疾患に伴う不眠が考慮される場合には，専門家である精神科へのコンサルトが勧められる。
- 非ベンゾジアゼピン系睡眠薬では，ゾルピデムはa_1への選択性が高く催眠作用に効果的に作用する。ゾピクロンやエスゾピクロンはa_1以外のa_2およびa_3にも選択性があり，抗不安作用を持つとされる。

5 情報提供

- 睡眠覚醒リズムを前進するためには，ロゼレムは少量で寝る前よりも数時間早目に服用したほうが効果的という報告がある。
- 不眠があると外出や散歩などをしたがらないという悪循環に

陥るが，家族に折を見て散歩や外出などに誘ってもらうことは不眠の改善につながる。
- 不眠にかかわる生活習慣・環境の見直しを図るよう患者に指導する（**表1**）。

■ **表1　不眠を解消する生活・環境の改善ポイント**

- コーヒーなどカフェイン摂取を制限する（午後は飲まないなど）
- 就寝前には激しい運動を控える
- 昼寝を避ける（中途覚醒がある場合など）
- 寝床から見える位置に時計を置かない
- 休日にも寝貯めをせず，規則的に起床する
- 快適な寝床を整える

参考文献
- 上村恵一，他・編：がん患者の精神症状はこう診る　向精神薬はこう使う．じほう，2015
- 小川朝生，他・編：これだけは知っておきたいがん医療における心のケア．創造出版，2010

（矢野琢也）

③ 薬剤性以外の有害事象

L B型肝炎ウイルス再活性化

> **アプローチのポイント**
> - 全例にスクリーニングを行う
> - B型肝炎ウイルスキャリアおよび既感染者には，核酸アナログを化学療法前より投与開始する。
> - 定期的なB型肝炎ウイルス-DNA検査を実施し，再活性化の有無を確認する。

1 定義

B型肝炎ウイルス（hepatitis B virus：HBV）感染患者において，免疫抑制・化学療法によりHBVが再増殖することをHBV再活性化と称する。HBV再活性化は，キャリアからの再活性化と既往感染者（HBs抗原陰性，かつHBc抗体またはHBs抗体陽性）からの再活性化に分類される。既往感染者からの再活性化による肝炎は，「de novo B型肝炎」と称される。de novo B型肝炎は劇症化しやすく，劇症化すると死亡する確率が極めて高い。

2 起こりやすい背景

- 化学療法を行ったときのHBV再活性化のリスク因子は，化学療法前のHBV-DNA量（real time PCRにおける検出の有無），ステロイドの使用，悪性リンパ腫または乳がんである。

■ 表1 添付文書にB型肝炎ウイルス再燃の注意喚起のある抗がん薬

- アレムツズマブ
- シロリムス
- テムシロリムス
- ベンダムスチン塩酸塩
- モガムリズマブ
- パノビノスタット乳酸塩
- エベロリムス
- テガフール・ギメラシル・オテラシルカリウム配合剤
- テモゾロミド
- ボルテミゾブ
- リツキシマブ
- イブルチニブ
- オファツムマブ
- フルダラビンリン酸エステル
- メトトレキサート
- ルキソリチニブ

3 情報収集

- B型肝炎の既往の確認。
- 臨床症状はほとんどないが、重症例では倦怠感。

● 特徴的な検査値

HBV DNA定量：抗ウイルス療法の効果判定、肝炎再燃・再活性化症例の早期予測、さらには潜在性HBV感染の検出が可能。

HBs抗原：現在のHBV感染を評価可能。

HBs抗体：HBV感染の既往、HBVワクチン接種後。

HBe抗原：HBV感染、陽性であれば感染性が強いことを示す。

HBe抗体：HBV感染、陽性であれば感染性が弱いことを示す。

HBc抗体：HBV感染、評価可能、HBVワクチン接種後は陰性。

4 初期対応（図1）

1 スクリーニング

- HBV再燃の可能性のある薬剤を含む化学療法実施患者では、全例HBs抗原を測定してのスクリーニングを行う。

HBs抗原陽性の場合：HBe抗原、HBe抗体、HBV DNA量を測定する。

HBs抗原陰性の場合：HBc抗体、HBs抗体を測定する。HBc抗体またはHBs抗体陽性であれば、既往感染者と診断する。

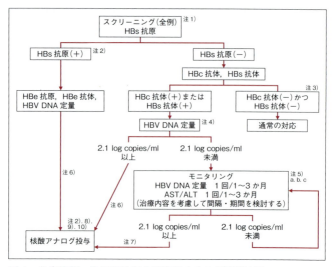

図1 免疫抑制・化学療法により発症するB型肝炎対策

補足：血液悪性疾患に対する強力な化学療法中あるいは終了後に，HBs抗原陽性あるいはHBs抗原陰性例の一部にHBV再活性化によりB型肝炎が発症し，その中には劇症化する症例があり，注意が必要である。また，血液悪性疾患または固形癌に対する通常の化学療法およびリウマチ性疾患・膠原病などの自己免疫疾患に対する免疫抑制療法においてもHBV再活性化のリスクを考慮して対応する必要がある。通常の化学療法および免疫抑制療法においては，HBV再活性化，肝炎の発症，劇症化の頻度は明らかでなく，ガイドラインに関するエビデンスは十分ではない。また，核酸アナログ投与による劇症化予防効果を完全に保証するものではない。

注1) 免疫抑制・化学療法前に，HBVキャリアおよび既往感染者をスクリーニングする。まずHBs抗原を測定して，HBVキャリアかどうか確認する。HBs抗原陰性の場合には，HBc抗体およびHBs抗体を測定して，既往感染者かどうか確認する。HBs抗原・HBc抗体およびHBs抗体の測定は，高感度の測定法を用いて検査することが望ましい。また，HBs抗体単独陽性（HBs抗原陰性かつHBc抗体陰性）例においても，HBV再活性化は報告されており，ワクチン接種歴が明らかである場合を除き，ガイドラインに従った対応が望ましい。

注2) HBs抗原陽性例は肝臓専門医にコンサルトすること。全ての症例で核酸アナログ投与にあたっては肝臓専門医にコンサルトするのが望ましい。

注3) 初回化学療法開始時にHBc抗体，HBs抗体未測定の再治療例および既に免疫抑制療法が開始されている例では，抗体価が低下している場合があり，HBV DNA定量検査などによる精査が望ましい。

注4) 既往感染者の場合は，リアルタイムPCR法によりHBV DNAをスクリーニングする。

注5) a. リツキシマブ・ステロイド，フルダラビンを用いる化学療法および造血幹細胞移植例は，既往感染者からのHBV再活性化の高リスクであり，注意が必要である。治療中および治療終了後少なくとも12か月の間，HBV

DNAを月1回モニタリングする。造血幹細胞移植例は，移植後長期間のモニタリングが必要である。

b. 通常の化学療法および免疫作用を有する分子標的薬を併用する場合においても頻度は少ないながら，HBV再活性化のリスクがある。HBV DNA量のモニタリングは1〜3か月ごとを目安とし，治療内容を考慮して間隔および期間を検討する。血液悪性疾患においては慎重な対応が望ましい。

c. 副腎皮質ステロイド，免疫抑制薬，免疫抑制作用あるいは免疫修飾作用を有する分子標的治療薬による免疫抑制療法においても，HBV再活性化のリスクがある。免疫抑制療法では，治療開始後および治療内容の変更後少なくとも6か月間は，月1回のHBV DNA量のモニタリングが望ましい。6か月後以降は，治療内容を考慮して間隔および期間を検討する。

注6) 免疫抑制・化学療法を開始する前，できるだけ早期に投与を開始するのが望ましい。ただし，ウイルス量が多いHBs抗原陽性例においては，核酸アナログ予防投与中であっても劇症肝炎による死亡例が報告されており，免疫抑制・化学療法を開始する前にウイルス量を低下させておくことが望ましい。

注7) 免疫抑制・化学療法中あるいは治療終了後に，HBV-DNAが2.1 log copies/ml以上になった時点で直ちに投与を開始する。免疫抑制・化学療法中の場合，免疫抑制薬や免疫抑制作用のある抗腫瘍薬は直ちに投与を中止せず，対応を肝臓専門医と相談するのが望ましい。

注8) 核酸アナログはエンテカビルの使用を推奨する。

注9) 下記の条件を満たす場合には核酸アナログ投与の終了を検討してよい。スクリーニング時にHBs抗原陽性例ではB型慢性肝炎における核酸アナログ投与終了基準を満たす場合。スクリーニング時にHBc抗体陽性またはHBs抗体陽性例では，(1)この化学療法終了後，少なくとも12か月間は投与を継続すること。(2)この継続期間中にALT（GPT）が正常化していること。(但しHBV以外にALT異常の原因がある場合は除く)(3)この継続期間中にHBV DNAが持続陰性化していること。

注10) 核酸アナログ投与終了後少なくとも12か月間は，HBV DNAモニタリングを含めて厳重に経過観察する。経過観察方法は各核酸アナログの使用上の注意に基づく。経過観察中にHBV DNAが2.1 log copies/ml以上になった時点で直ちに投与を再開する。

〔厚生労働省「難治性の肝・胆道疾患に関する調査研究班」・「肝硬変を含めたウイルス性肝疾患の治療の標準化に関する研究班」：免疫抑制・化学療法により発症するB型肝炎対策ガイドライン．2011より引用〕

2　HBVキャリアおよび既感染者への対応

- HBVキャリアおよび既感染者では，再活性化予防のために核酸アナログを投与する。

● 投与開始時期
- 化学療法1週間前より開始。

● 使用薬剤
- エンテカビルが推奨される。

○エンテカビル　1回0.5 mgを1日1回,空腹時に経口投与（腎機能に応じて投与間隔を変更する）。
○ラミブジン　1回100 mgを1日1回,経口投与。
○テノホビル　1回300 mgを1日1回,経口投与（腎機能に応じて投与間隔を変更する）。

3 モニタリング

- リツキシマブ・ステロイド,フルダラビンを用いる化学療法および造血幹細胞移植例は,治療中および治療終了後少なくとも12カ月の間,HBV-DNAを月1回モニタリングする。
- 通常の化学療法を実施する患者では,化学療法中あるいは化学療法終了後12カ月の間は,HBV-DNAを1〜3カ月毎にモニタリングする。

4 核酸アナログ中止基準

- スクリーニング時にHBs抗原陽性例では,表2に示すB型慢性肝炎における核酸アナログ投与終了基準を満たす場合に中止可能である。肝臓内科にコンサルトすることが望ましい。
- 核酸アナログ投与終了後少なくとも12カ月間は,HBV-DNAモニタリングを含めて厳重に経過観察する。経過観察方法は各核酸アナログの使用上の注意に基づく。
- 経過観察中にHBV DNAが2.1 log copies/mL以上になった時点で直ちに投与を再開する。

■ 表2　核酸アナログ治療中止の基準

患者背景における必要条件	核酸アナログ治療における必要条件
・核酸アナログ中止後には肝炎再燃が高頻度にみられ,ときに重症化する危険性があることを主治医,患者共に十分理解している ・中止後の経過観察が可能であり,再燃しても適切な対処が可能である ・肝線維化が軽度で肝予備能が良好であり,肝炎が再燃した場合でも重症化しにくい症例である	・核酸アナログ薬投与開始後2年以上経過 ・中止時,血中HBV-DNA（リアルタイムPCR法）が検出感度以下 ・中止時,血中HBe抗原が陰性

- スクリーニング時に HBc 抗体陽性または HBs 抗体陽性例では，以下の基準を満たせば中止可能である。
  ①免疫抑制・化学療法終了後，少なくとも 12 カ月間は投与を継続すること。
  ②この継続期間中に ALT（GPT）が正常化していること（ただし，HBV 以外に ALT 異常の原因がある場合は除く）。
  ③この継続期間中に HBV-DNA が持続陰性化していること。

5 情報提供

1 医療スタッフへ

- 定期的な HBV-DNA 検査の必要性を説明し，実施する。
- 核酸アナログ投与終了後も 12 カ月間は HBV-DNA を定期的に検査し，活性化したら直ちに核酸アナログの投与を再開する。

2 患者への生活指導

- 核酸アナログの継続服用の重要性を説明する。
- エンテカビルは食後服用で AUC が低下するので，空腹時に服用するように指導する。

参考文献
- 日本肝臓学会・編：B 型肝炎治療ガイドライン（第 2.2 版）．2016

（宮本康敬）

4 がんの進行に伴う症状

A 悪液質

> **アプローチのポイント**
>
> - 「前悪液質」，「悪液質」，「不可逆的悪液質」の3段階が提唱されている。
> - 早期のサポートにより悪液質の進行を遅らせることを目的とする。
> - 不可逆的悪液質では治療方針の変更を。

1 定義

European Palliative Care Research Collaborative (EPCRC) が2011年に発行したガイドラインでは，「がん悪液質とは，従来の栄養サポートで改善することは困難で，進行性の機能障害をもたらし（脂肪組織の減少の有無にかかわらず）著しい筋組織の減少を特徴とする複合的な代謝障害症候群である。病態生理学的には，経口摂取の減少と代謝異常による負の蛋白，エネルギーバランスを特徴とする」と定義されている。

2 起こりやすい背景

- 悪液質の正確な発生機序はまだ不明な点が多いが，腫瘍から放出される蛋白分解誘導酵素（proteolysis-inducing factor：PIF）や，脂肪動員因子（lipid mobilizing factor：LMF），腫瘍への免疫応答で誘導される TNF-α，IL-1β，IL-6などの関与が示唆されている。

3 情報収集

- 悪液質の表現型はさまざまであるが，図1を参考に情報収集を行う。

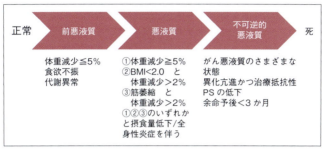

図1 悪液質の病期
〔Fearon K, et al：Definition and classification of cancer cachexia: an international consensus. Lancet, 12(5)：489-495, 2011 より改変〕

- 悪液質は前悪液質（pre cachexia），悪液質（cachexia），不可逆的悪液質（refractory cachexia）の3段階の病期が提唱されており，不可逆的悪液質は栄養投与に反応しない段階と提起されている。体重減少や栄養摂取の状態，PSや予後予測などから症例がどの病期にあるかを把握することは重要である。
- 経口摂取の可否や，栄養補給の状況とその方法，栄養食品の使用状況といった栄養摂取に関する情報や，運動習慣や各種検査値，薬歴などを確認する。
- 食欲低下時には，その原因（化学療法や便秘，原疾患による影響など）についても確認し，必要に応じて対処法を検討する。
- 悪液質は，サルコペニアおよび食欲不振，炎症反応を含んだ複合的な病態と理解されている。サルコペニアは骨格筋量の減少と筋力または運動機能の低下を伴う症状と定義されており，一般的には加齢に伴うものと理解されるが（原発性サルコペニア），悪液質は悪性腫瘍の関連する二次性サルコペニアと考えられている。

4 初期対応

- まずは,経口摂取が可能であれば食事や栄養補助食品などを用いて経口で,経口摂取が不能な場合は,経腸や経静脈投与にて栄養補給を行う。
- 経口摂取可能な場合には食欲不振の改善効果を期待してコルチコステロイドやメトクロプラミドといった薬剤の使用や,エイコサペンタエン酸(EPA)や分岐鎖アミノ酸(BCAA),L-カルニチン,CoQ10などといった栄養素の補給を検討する。
- 運動療法や栄養指導なども有用である。
- ただし,不可逆的悪液質では積極的な栄養投与を行っても有効利用されないことにとどまらず,代謝上の負担となり有害となることがあるため,積極的な栄養投与は控えることが推奨されている。さらに,終末期では種々の代謝異常を生じており,輸液を行うことで浮腫,胸水,腹水,気道粘膜の増加を招くことが少なくないため,患者や家族の意向を踏まえたうえで,慎重な対応が必要である。

5 情報提供

1 医療スタッフへ

- 食欲や経口摂取の可否,食事や栄養補給の状況,体重減少,使用可能な栄養食品や医薬品について検討し医師や看護師,その他の医療スタッフへ情報提供を行う。
- 運動療法や栄養療法については,理学療法士や栄養士,看護師などと協力し適切な指導を導入する。

2 患者への生活指導

- 患者や家族には状況に応じた栄養や水分摂取について情報提供を行うとともに,可能であれば,軽度の運動の導入や食事,栄養食品などについて情報提供し,生活習慣や栄養摂取の改善に取り組む。
- 不可逆的悪液質では,積極的な栄養補給や水分補給が負担になることなどを他の職種と協力し患者や家族に情報提供する。

参考文献

- 東口髙志:9がん悪液質の概念と最近の動向.終末期がん患者の輸液療法に関するガイドライン2013年版,日本緩和医療学会緩和医療ガイドライン委員会・編,金原出版,pp46-52, 2013

(和田　敦)

4 がんの進行に伴う症状

B 胸水

アプローチのポイント

- 胸水による自覚症状で最も多く認められるのは呼吸困難で，半数以上に認められる。
- 呼吸困難があり胸水を疑えば，非侵襲的検査である聴診や打診，胸写を行う。
- 胸水による症状がある場合には，胸腔穿刺もしくは胸腔ドレナージを行う。患者の状況によっては，胸膜癒着も検討される。
- 胸水はそれ自体が予後不良因子の1つである[1]。
- 胸腔ドレナージは，比較的予後の長い患者に考慮されることが多い。
- 胸膜癒着においては，安価で奏効率も高いタルクが標準治療となっている。
- 小細胞肺がんやリンパ腫などでは，化学療法により胸水が減少して制御可能な場合もある。

1 定義

　胸膜腔には通常10～20 mLの胸膜液が存在している。この胸膜液には，呼吸による胸膜間の摩擦を減らす働きがある。通常は胸膜腔に胸膜液が不必要な量は貯留しないように排出されているが，胸膜液の産生が胸膜液の排出を上回ったときに胸水が貯留する。片側のみの胸水貯留を認めることが多いが，ときには両側に認めることもある。

　悪性胸水は呼吸困難の原因として頻度が高いものであり，剥離した悪性細胞が含まれる胸水のことをいう。がん患者の10

B 胸水

〜50％に認められ[2,3]，進行がんでは治癒困難であることが多い。

2 起こりやすい背景

- 胸水の原因としては，がん性胸膜炎によるものが多いが，がん患者であればすべてが悪性胸水というわけでもない。
- がん性胸膜炎以外にも，うっ血性心不全や感染症，肺塞栓症，肝硬変，ネフローゼ症候群などによるものもある。

3 情報収集

1 臨床症状

- 胸水貯留の初期段階は症状に乏しいことも多い。
- 次第に圧迫感や鈍痛といった胸部不快感や乾性咳嗽，起坐呼吸や呼吸困難，咳や深呼吸により増強するさまざまな種類の痛みといったものが出現してくる。呼吸による痛みは，初期に強く，胸水貯留の進行に伴い軽減することがあるため要注意である。
- 胸水で最も多く認められる自覚症状は呼吸困難であり，半数以上に認められる。横になると呼吸困難が強くなるといった症状を訴えられることが多い。
- 呼吸困難感や呼吸機能そのものはゆっくりと症状が進行する場合には，代償機構なども働くことから軽度であることが多い。一方で，血性胸水のように急速に胸水貯留が進行した場合には，呼吸困難の症状は急激に強く出現する。

2 検査

● 聴診
- 胸水が少量のときには胸膜摩擦音が聴取され，胸水が増加してくると呼吸音が弱くなったり聞こえなくなる。

● 打診
- 背部の骨以外の部位および側胸部に濁音または無共鳴な打診音が聴かれた場合には胸水や肺の硬化，もしくは無気肺の存在が示唆される。

● 立位の胸部 X 線撮影

- 少量胸水であれば横隔膜が挙上してみえる肺下胸水や肺底部胸水を認める。胸水量が多くなってくると横隔膜陰影が平低化してくる。胸水が 200 mL 以上になってくると肋骨横隔膜角が鈍化する。さらに大量の胸水となってくると，気管が健側肺側へ偏位してくる。

● CT

- 背部の胸壁に沿って三日月形の胸水貯留が認められる。

● 胸水の分類

- 胸水はその性状から漏出性胸水と滲出性胸水の 2 つに分類され，外観から下記の 4 種類に分類される。

血胸：悪性腫瘍や結核，肺塞栓，自然気胸，外傷などで認められ，胸腔内に貯留している液体のヘマトクリット値が末梢血のヘマトクリット値の 50% を超える状態と定義される。

膿胸：感染症により胸膜表面が化膿して胸腔内に膿性浸出液が貯留したもの。画像だけでは診断できず，胸水穿刺を行う。基本的に全例で胸水ドレナージを行う。

乳び胸：胸菅やリンパ菅の破裂や閉塞，胸膜腫瘍などによりトリグリセリド優位の乳び液が胸膜腔に貯留した状態。

偽乳び胸：結核性胸膜炎のような慢性的な炎症により，コレステロール優位の乳状の胸水が貯留した状態。

● 漏出性胸水と滲出性胸水の見分け方

以下の 3 項目のうち 1 つ以上満たす場合：滲出性胸水。
以下の 3 項目のうち 1 つも満たさない場合：漏出性胸水。
それ以外：Light 分類では定義なし。

①胸水総蛋白/血清総蛋白＞0.5
②胸水 LDH/血清 LDH＞0.6
③胸水 LDH＞血清 LDH の基準値上限の 2/3（おおよそ 160 IU/L）

4 初期対応

- 胸水の原因，がんの種類，胸水の貯留速度，症状の有無，PS，化学療法の感受性などにより異なるため，まずこれら

の情報を整理する。
- 小細胞肺がんや非ホジキンリンパ腫などのように化学療法に対する感受性が高い腫瘍では，化学療法を優先すべきである。一方で化学療法による感受性の低い腫瘍では，局所療法を行うことになる。
- 胸水による呼吸困難がある場合には，胸水穿刺での排液によって症状は軽快するが，一時的なものでありすぐに再貯留する。

1 　胸腔穿刺

- 穿刺部位をエコーで確認した後に，胸壁から経皮的に注射針やカニューレを挿入して胸水を 1～1.5 L を上限として排液する方法。
- 禁忌は抗凝固療法中の患者や出血傾向，胸水が少量の場合，人工呼吸器装着中など。予後が 1 カ月以内の場合は，いずれ再貯留するため推奨はされない。

2 　胸腔ドレナージ

- 胸腔内に胸腔チューブを留置して，持続的に胸水を排液する方法。比較的予後の長い患者に考慮すべきである。

3 　胸膜癒着術

- 薬剤により胸膜に炎症を起こし，臓側胸膜と壁側胸膜間を癒着させることで胸水の再貯留を抑える方法。胸水の原因である悪性腫瘍が放射線療法や化学療法に反応しない，症状の原因は胸水である，胸水をコントロールすることで QOL が改善する，予後が 2～3 カ月以上ある，肺が十分に拡張する，といった場合に検討する[4]。
- 胸膜癒着剤としては，抗悪性腫瘍溶連菌製剤であるピシバニールがわが国では主流であった。ときには抗がん薬（ドキソルビシンやプラチナ製剤，古典的にはブレオマイシン）も使われており，塩酸ミノサイクリンなども使用される。海外では安価で奏効率も高いため，ケイ酸塩と水酸化 Mg が主成分であるタルクが標準治療となっており，わが国でも 2013

年11月に承認されている。胸腔穿刺や胸膜癒着術が困難な被包化した胸水には,ウロキナーゼを胸腔内に注入することで胸腔穿刺や胸膜癒着術が奏効することが報告されている[5]。

4 胸腔カテーテル留置

- 胸腔にカテーテルを留置し,皮下トンネルを通じて排液する方法。

5 情報提供

- 悪性胸水と診断された場合の予後として,生存期間中央値は3〜12カ月とされており[6,7],乳がんを除く悪性胸水では生存期間中央値は6カ月と報告されている[8]。
- 悪性胸水患者の予後と相関のある因子として,KPS(カルノフスキー指標)30%以下では1.1カ月,70%以上では13.2カ月と報告されている[9]。
- 患者の日常動作を支援する。具体的には,締め付けない衣服にして,呼吸がしやすい体位(側臥位であれば胸水が貯留している側を下にする)や肺のうっ血を回避する目的で枕やクッションを利用して起坐位など楽な体位の指導を行う。
- 便秘によって横隔膜が押し上げられると呼吸困難につながってしまうため,排便コントロールにも注意する。
- 基本的には胸腔ドレナージによる痛みは少ないが,体動時に痛みが生じる場合には,チューブの固定などを工夫してみる。

引用文献

1) Ryu JS, et al:Prognostic impact of minimal pleural effusion in non-small-cell lung cancer. J Clin Oncol, **32**(9):960-967, 2014
2) Kvale PA, et al:Palliative care in lung cancer:ACCP evidence-based clinical practice guidelines (2nd edition). Chest, **132**(3 Suppl):368S-403S, 2007
3) Kwong KF, et al:malignant effusions of the pleura and the pericardium. Cancer (9th ed), DeVita VT, et al・eds,

Lippincott Williams & Wilkins, pp2205-2213, 2011
4) Heffner JE, et al：Recent advances in the diagnosis and management of malignant pleural effusions. Mayo Clin Proc, **83**(2)：235-250, 2008
5) Gilkesonh RC, et al：Using urokinase to treat malignant pleural effusions. Am J Roentgenol, **173**(3)：781-783, 1999
6) Watson AC：Urgent syndromes at the end of life. Textbook of Palliative Nursing（2nd ed），Ferrell BR, et al・eds, Oxford University Press, pp443-465, 2006
7) Chan K, et al：Palliative medicine in malignant respiratory diseases. Oxford Textbook of Palliative Medicine（4th ed），Hanks G, et al・eds, 2011
8) Ruckdeschel JC：Management of malignant pleural effusions. Semin Oncol, **22**(2 Suppl 3)：58-63, 1995
9) Burrows CM, et al：Predicting survival in patients with recurrent symptomatic malignant pleural effusions：an assessment of the prognostic values of physiologic, morphologic, and quality of life measures of extent of disease. Chest, **117**(1)：73-78, 2000

（矢野琢也）

4 がんの進行に伴う症状

C 悪性腹水

> **アプローチのポイント**
>
> - 卵巣がん，子宮体がん，胃がん，大腸がん，膵がんでは悪性腹水を認めやすい。
> - 腹部膨満や腹部膨満感，急激な体重増加，尿量減少が生じれば腹水出現を疑う。
> - 少量の腹水であれば腹部エコー検査が第一選択となるが，1.5L程度の中等量の腹水貯留があれば，腹部膨隆の観察，打診による濁音の聴取で確認できる。
> - 腹水治療計画を立てるために腹水検査を行い，血清―腹水アルブミン濃度勾配を決定する。
> - 一般的に悪性腹水の存在は予後不良であるが，化学療法が奏効する初発卵巣がんなどでは長期予後も望める。

1 定義

　合意が得られた定義はないが，日本緩和医療学会では，「悪性腫瘍の影響によって生じた腹腔内の異常な液体貯留」と定義しており，米国国立がん研究所では，「がん細胞を含んだ液体が腹腔内に貯留した病態」と定義している。

2 起こりやすい背景

- 卵巣がん，子宮体がん，胃がん，大腸がん，膵がん，乳がんで悪性腹水を生じる原疾患の80％を占める。
- がん性腹膜炎，広範囲の肝転移，腫瘍による静脈系・リンパ系の閉塞，悪液質などによる血漿膠質浸透圧の低下などが要因となる。

3 情報収集

1 臨床症状
- 少量の腹水貯留は臨床症状に乏しい。
- 腹痛や腹部膨満感,胃圧迫に伴う早期満腹感,横隔膜圧迫に伴う呼吸困難感,低栄養に伴う倦怠感,消化管圧迫に伴う食欲不振や悪心・嘔吐など多彩な苦痛症状が生じる。
- おおむね 1.5 L 以上の腹水が貯留すると,仰臥位で側腹部膨隆が観察される。

2 検査
- 低アルブミン血症,低 Na 血症が観察されやすい。
- がん性腹膜炎による腹水では,WBC や CRP の上昇が確認される。
- 腹部エコー検査,CT で腹水の状態を確認できる。
- 腹腔試験穿刺による腹水検査で最終的に悪性と非悪性に大別される。悪性腹水は混濁した浸出液で,がん性腹膜炎であれば血性,リンパ節転移やリンパ腫であれば乳び性を示す。非悪性腹水は透明な漿液性の漏出液である場合が多い。

3 初期対応

- フィジカルアセスメントによって腹水の存在が確認されれば,腹水の貯留開始時期,症状の有無を聴取し,貯留速度や PS に及ぼす影響を評価する。
- 腹水の原因となりうる因子を検索し,腹腔試験穿刺によって腹水の悪性度や原因の鑑別を行う。
- 腹水中アルブミン濃度測定によって,血清-腹水アルブミン濃度勾配(serum-ascites albumin gradient:SAAG)を決定する。SAAG は門脈圧と直接相関しており,SAAG 高値の場合は,レニン-アンジオテンシン-アルドステロン系が活性化されている。

SAAG = 血清アルブミン(g/dL)- 腹水中アルブミン(g/dL)

- SAAG≧1.1 g/dLの患者では少なからず門脈圧亢進による腹水が生じており，SAAG＜1.1 g/dLの患者では門脈圧亢進は起こっていない。これらの正診率は97％であり，広範な肝転移のある患者の門脈圧亢進に伴う腹水であれば，塩分制限と利尿薬への反応が期待できる。ただし，ネフローゼ症候群に限り，SAAG＜1.1 g/dLであっても利尿薬や塩分制限が有効である。
- 塩分制限は，Na 88 mmol/日または2 g/日（塩化Naとして5 g/日）に設定するが，食事の質が低下するので患者の満足度を確認しながら行う。
- 利尿薬は，抗アルドステロン作用を持つスピロノラクトン100 mg/日が第一選択であるが，効果不良であればループ利尿薬のフロセミドを併用する。フロセミドはスピロノラクトン100 mgに対して40 mgの割合で併用するのが基本である。浮腫のある患者では，浮腫が急激な血漿量低下を緩衝するので，約1 L/日の利尿を目標とする。浮腫のない患者では，容易に血管内脱水を呈するので尿量を500 mL/日程度とするのが安全である。

○スピロノラクトン100〜400 mg/日（第一選択）

○フロセミド40〜160 mg/日（スピロノラクトンと併用）

- がん性腹膜炎による血性腹水や乳び性腹水では，基本的に門脈圧亢進は存在せず，腹水は全身体液量との平衡状態にないので，塩分制限や利尿薬は有効ではない。適応を誤ると，血管内脱水による低血圧や疲労を生じる。
- 利尿薬に反応せず，強い腹部膨満感を訴える患者には，治療的腹腔穿刺が唯一有効な症状緩和方法である。過去の報告からは，1回穿刺腹水量が5 L以下であれば比較的安全であることが示されている。腹水の大量排液では，血漿蛋白喪失が助長されるため，血圧低下や以降の腹水貯留の加速を招くが，アルブミン投与はコンセンサスが得られていない。
- 腹水濾過濃縮再静注法（cell-free and concentrated ascites reinfusion therapy：CART）は，穿刺採取した大量の腹水から，細菌やがん細胞を取り除き，濃縮したアルブミンなど有用な蛋白成分を点滴再静注する方法であり，苦痛軽減効果

だけではなく，血漿浸透圧の上昇や腹水貯留間隔の延長も期待される。
- 頻回の腹水穿刺が適当でない患者では，ドレナージカテーテル留置や腹腔静脈シャントの造設が検討できるが，閉塞や感染などの合併症に注意が必要である。
- 卵巣がんやリンパ腫など化学療法への反応性のよい患者の悪性腹水では，全身化学療法が症状緩和に有効である可能性が高く，予後延長をもたらす場合があるので，PS が良好であれば検討すべきである。
- 過剰な輸液は腹水を悪化させるので，腹水による苦痛がある患者に輸液を行う場合は 1 L/日以下とする。

4 情報提供

1 医療スタッフへ
- フィジカルアセスメントで腹水が疑われれば所見を報告し，腹部エコーおよび腹腔試験穿刺を提案する。
- 腹水検査結果から SAAG を評価して，利尿薬治療の反応性と具体的な処方を情報提供する。
- 大量腹水穿刺の際には，CART が有効である旨を情報提供する。

2 患者への生活指導
- 腹水貯留状況を把握するために，毎日体重測定するよう指導する。
- 利尿薬服用中または腹腔穿刺後の患者には低血圧に注意を促す。
- 腹腔穿刺後に穿刺部の腫脹や疼痛，発熱があれば報告するよう指導する。

参考文献
- 日本緩和医療学会緩和医療ガイドライン作成委員会編：がん患者の消化器症状の緩和に関するガイドライン 2011 年版．金原出版，2011

第3章　副作用・有害事象へのアプローチ

- 日本緩和医療学会緩和医療ガイドライン作成委員会編：終末期がん患者の輸液療法に関するガイドライン2013年版，金原出版，2013
- 後藤郁男，他・監訳：婦人科がんの緩和ケア．医学書院，2011
- 恒藤　暁：系統緩和医療学講座身体症状のマネジメント．最新医学社，2013

（今村牧夫）

4 がんの進行に伴う症状

D 呼吸困難

> **アプローチのポイント**
> - 呼吸困難の原因を検索する。
> - がん性リンパ管症であれば，コルチコステロイド，オピオイドなどを使用する。
> - 薬剤性心不全であれば，原因薬剤を中止し，アンスラサイクリン系薬剤の総投与量を確認する。

1 定義

呼吸時の不快な感覚と定義される。

2 起こりやすい背景

1 局所（肺・心臓）における原因

● **がん性リンパ管症**
- がん細胞がリンパ管に入り，リンパ管が詰まってしまう結果，呼吸困難感や痛みなどさまざまな症状を来す状態。一般に肺に起きることを指す場合が多い。

● **肺転移**
- 腫瘍が肺に転移し，肺実質の障害を来す状態。

● **腫瘍による無気肺**
- 気管支あるいは細気管支が腫瘍によって閉塞し，閉塞部位の先にある肺の空気が消失し，肺がつぶれてしまう状態。

● **胸水**
⇒ 3 章 4B 参照。

第3章 副作用・有害事象へのアプローチ

- ● **肺血栓塞栓症**
  - 肺動脈が血栓により閉塞し，肺組織への血流が途絶え，肺が壊死する可能性がある状態。
- ● **気道狭窄**
  - 腫瘍の増大により気道周囲から気道を圧迫し，内腔で増大することで気道が狭窄する状態。
- ● **上大静脈症候群**
  - ⇒3章 3B 参照。

2 がん治療に関連した原因

- ● **肺障害**
  - 放射線治療やブレオマイシン，チロシンキナーゼ阻害薬により肺臓炎を来し，呼吸困難を訴える頃がある。放射線治療によるものは照射野に，薬剤性は両側性の場合が多い。
- ● **薬剤性心不全**
  - アンスラサイクリン系薬剤や抗HER2薬により心不全を来すことがある。心不全により肺静脈圧上昇を来し，その結果，肺での胸水の吸収が低下し，肺うっ血が高度になり，リンパ液が胸膜腔へ漏出した状態。心不全による胸水は，両側性の場合が多い。

3 全身状態による原因

- ● **貧血**
  - ⇒3章 4E 参照。

3 情報収集

1 臨床症状

- 息切れ（労作時，安静時），呼吸がしづらい，息が詰まる感じ，空気を吸い込めない感じ。
- 増悪因子（不安，痛み，体動，食事，排尿，排便，夜間など）。
- 軽快因子（安静，体位，酸素投与，付添，肺理学療法など）。
- 呼吸困難が原因での睡眠障害。
- 呼吸困難が原因での歩行の可否。

- 症状の進行が急速かあるいか緩徐か？
- 既往歴（COPD の有無）。
- 低酸素血症〔酸素分圧（PaO_2）60 mmHg 以下〕。
- チアノーゼ（皮膚や粘膜が青紫色になる）。

2 検査

● 経皮的動脈血酸素飽和度（SpO_2）
- 95％以上で正常，80％以下でチアノーゼ症状が出現する。

● PaO_2
- 90〜100 mmHg が正常。SpO_2 が 90％まで低下すると，PaO_2 は 60 mmHg 程度まで低下している。

● 量的評価方法
- Numerical Rating Scale（NRS）や Visual Analogue Scale（VAS）などがある。実施可能対象者が広く，経時的推移を測定するのに適している。

● 質的評価方法
- わが国で開発されたがん患者の呼吸困難調査票である Cancer Dyspnea Scale（CDS）がある。調査に必要な時間はおよそ2分程度と簡便で，実施可能対象者が広い[1]。

4 初期対応[2]

1 SpO_2 の低下
- SpO_2 が低下しているようであれば，酸素投与を実施することで，症状が緩和する可能性がある。

2 がん性リンパ管症
- コルチコステロイドやオピオイドの使用を考慮する。不安が強い場合は抗不安薬の併用も考慮する。

● オピオイド
- モルヒネの全身投与は呼吸困難感を改善できる可能性がある。オキシコドン，フェンタニルは呼吸困難の改善目的では使用しない。

○モルヒネ

オピオイドが開始されていない患者：10〜20 mg/日で経口投与開始。または，呼吸困難時に 5〜10 mg を単回経口投与。

オピオイドが鎮痛目的で既に投与されている患者：25％増量。

オピオイドが開始されていない患者：5〜10 mg で持続投与開始。または，呼吸困難時に 2〜3 mg を単回皮下注投与。

○コデイン 1 回 10〜20 mg，4〜6 時間毎に経口投与。

- 120 mg まで増量したらモルヒネ 20 mg へ変更。

● コルチコステロイド

- がん性リンパ管症，上大静脈症候群，気管狭窄，気管支攣縮，化学療法・放射線療法による肺障害の場合は，コルチコステロイドを投与することで呼吸困難感が改善する可能性がある。

○ベタメタゾン 0.5〜8 mg/日，適宜増減。
○デキサメタゾン 0.5〜8 mg/日，適宜増減。

● ベンゾジアゼピン系薬剤

- 不安を合併し呼吸困難を訴える患者や，モルヒネでは呼吸困難が十分に緩和されない患者では，ベンゾジアゼピンを投与してもよい。しかし，副作用に眠気があるので，注意が必要である。

○ジアゼパム 1 回 2〜5 mg，1 日 2〜4 回，経口投与。
○アルプラゾラム 1 回 0.2〜0.4 mg，1 日 3 回，経口投与。
○ロラゼパム 1 回 0.5〜1.5 mg，1 日 1〜3 回，経口投与。
○エチゾラム 1 回 0.5〜1.5 mg，1 日 1〜3 回，経口投与。
○ミダゾラム（持続静注）2.5 mg/日から開始し，眠気が許容できる範囲で 5 mg/日まで増量可能。

3　肺転移

- 抗がん薬治療を検討する。ただし，肺障害を来す薬剤の使用は慎重に検討する。
- 放射線治療を検討する。放射線肺臓炎に留意し，放射線肺臓炎を来した場合にはコルチコステロイドを使用する。

4　胸水

⇒ 3 章 4B 参照。

5　薬剤性心不全

- 抗悪性腫瘍薬による心不全の場合は，原因薬剤を中止する。
- アンスラサイクリン系薬剤は総投与量を確認する。上限量を超えると，心不全の発生頻度が上昇する。アンスラサイクリン系薬剤による心不全は不可逆的なので，上限量を超えないようにする。
- その他に抗HER2薬剤も心不全を来す可能性があるが可逆的であり，再度投与する場合は左室駆出率（LVEF）を確認する。LVEFは55％以上が望ましい（HERA試験[3]では55％以上，CLEOPATARA試験[4]では，50％以上のLVEFが適格基準であった）。

■ 表1　アンスラサイクリン系薬剤の総投与量の上限

アンスラサイクリン系薬剤	総投与量の上限量	換算比*
ドキソルビシン	500 mg/m^2	1
エピルビシン	900 mg/m^2	0.5
アムルビシン	上限量の記載なし。他のアンスラサイクリン系薬剤の総投与量が上限量に達している場合は，投与禁忌	
ピラルビシン	950 mg/m^2。他のアンスラサイクリン系薬剤の既治療例，心臓部あるいは縦隔に放射線療法を受けた患者では700 mg/m^2	0.5
イダルビシン	120 mg/m^2	0.25
ミトキサントロン	160 mg/m^2。アンスラサイクリン系薬剤の既治療例では100 mg/m^2	
ダウノルビシン	25 mg/kg	
アクラルビシン	600 mg/m^2	

*換算比：対ドキソルビシン

5　情報提供

- 呼吸困難の原因や対応について医師，薬剤師，看護師で共有する。

- 酸素吸入をしながらの移動に支障がないようにする。
- 酸素吸入中の口腔内の乾燥に留意する。

引用文献

1) Tanaka K, et al : Development and validation of the Cancer Dyspnoea Scale : a multidimensional, brief, self-rating scale. Br J Cancer, **82**(4) : 800-805, 2000
2) 緩和医療ガイドライン作成委員会・編：がん患者の呼吸器症状の緩和に関するガイドライン．金原出版，2011.
3) Goldhirsch A, et al : 2 years versus 1 year of adjuvant trastuzumab for HER2-positive breast cancer (HERA) : an open-label, randomised controlled trial. Lancet, **382**(9897) : 1021-1028, 2013
4) Baselga J, et al : Pertuzumab plus trastuzumab plus docetaxel for metastatic breast cancer. N Engl J Med : **366**(2) : 109-119, 2012

〔宮本康敬〕

4 がんの進行に伴う症状

E 貧血

> **アプローチのポイント**
>
> - 平均赤血球容積と網赤血球を確認する。
> - 血清鉄,総鉄結合能,血清フェリチン,ビタミン B_{12},葉酸,甲状腺機能,エリスロポエチン,ヘモグロビンを確認する。
> - がん細胞の骨髄への浸潤の有無を確認する。
> - 出血の有無(腫瘍部からの出血など)を確認する。
> - 食事摂取状況など栄養状態を確認する。
> - 腎機能障害の有無を確認する。

1 定義

貧血とは,血液中の赤血球数(RBC),またはヘモグロビン(Hb)値の低下を来した状態である。貧血は,Hb が成人男子では 13 g/dL 未満,成人女子や小児では 12 g/dL 未満,妊婦や幼児では 11 g/dL 未満に低下した状態と WHO 基準で定義されている。

2 起こりやすい背景

- 食生活での鉄不足
  ⇒赤血球の原料となる鉄分のほか,蛋白質やビタミン B_{12},葉酸などが不足している。
- 胃切除
  ⇒鉄がうまく吸収できない。
- 継続的な出血

⇒過多月経や子宮筋腫のほか，胃潰瘍や十二指腸潰瘍，胃がんや大腸がんなど消化器系の疾患を有している。
- 腎機能が低下している慢性腎臓病患者
⇒赤血球の生産量が低下している。
- 腫瘍の骨髄浸潤による赤血球産生の低下
⇒血液細胞が減少する。
- 赤血球が破壊されている。

3 情報収集

1 臨床症状

- 貧血の症状には，易疲労感，労作時の息切れ，めまい，顔面蒼白，動悸，頻脈，集中力低下，頭痛，浮腫，狭心症発作，間歇性跛行などがある。
- 軽度の貧血でも急激に進行する場合は自覚症状や所見は著しくなる。一方，高度の貧血でも長期間にかけて進行する場合は自覚症状に乏しくなる。

赤血球量の減少による症状：顔面蒼白，浮腫，ふらつき。

酸素不足による症状：頭痛，めまい，倦怠感，狭心症，筋肉のこわばり。

代償機序による症状：動悸，息切れ。

2 検査

- 貧血の鑑別には，平均赤血球容積（mean corpuscular volume：MCV）と網赤血球（Ret）を確認する。

小球性貧血（MCV＜80 fL）：鉄欠乏性貧血，二次性貧血（悪性腫瘍，感染，膠原病，肝疾患，腎疾患，内分泌疾患，低栄養，妊娠など），サラセミア，鉄芽球性貧血。

正球性貧血（MCV 80〜100 fL）：出血性貧血，溶血性貧血，骨髄低形成(再生不良性貧血，赤芽球癆)，二次性貧血，白血病，骨髄異形成症候群（myelodysplastic syndromes：MDS），多発性骨髄腫。

大球性貧血（MCV＞100 fL）：巨赤芽球性貧血〔ビタミンB_{12}欠乏（悪性貧血，胃切除後），葉酸欠乏〕，肝疾患，甲状腺機

能低下症，網赤血球増加（急性出血，溶血性貧血），白血病，MDS，抗悪性腫瘍薬使用，アルコール多飲。
- 貧血の原因の鑑別は，貧血自体の評価と合併症の評価を適切に行うことが重要である。
- 赤血球指数の1つである平均赤血球容積（MCV）と網赤血球指数（RI）は貧血の評価に有用である。
- 血液中のエリスロポエチンは貧血や赤血球増加症などの鑑別診断に用いられる。
- 合併症の評価としては，血清鉄，フェリチン，ビタミンB_{12}，葉酸などの測定，消化管出血の検索（便潜血反応，消化管内視鏡検査），腎機能障害の評価，溶血の評価などを行う。

● **貧血の鑑別（図1〜4）**
- 総鉄結合能（total iron binding capacity：TIBC），乳酸脱水素酵素（lactic dehydrogenation enzyme：LDH），MDS

※ Cooms 試験：赤血球表面に結合しうる抗赤血球抗体の有無を調べる試験。溶血が疑われる場合（網状赤血球増加，間接ビリルビン高値，LDH の上昇，ハプトグロビンの低下）に行う検査。

● **重症度の評価**
- 赤血球減少，特にヘモグロビン減少の程度は，有害事象共通用語規準（NCI-CTCAE）の規準に従い評価する（表1）。

■ 表1　CTCA ver4 に基づく貧血の Grade 評価

Grade 1	Grade 2	Grade 3	Grade 4	Grade 5
ヘモグロビン（Hgb）が＜LLN-10.0 g/dL ＜LLN-6.2 mmol/L ＜LLN-100 g/L	Hgb＜10.0-8.0 g/dL ＜6.2-4.9 mmol/L ＜100-80 g/L	Hgb＜8.0-6.5 g/dL ＜4.9-4.0 mmol/L ＜80-65 g/L 輸血を要する	生命を脅かす結果；緊急処置を要する	死亡

〔有害事象共通用語規準 v4.0 日本語訳 JCOG 版より引用〕

4　初期対応

- 貧血の症状が強い場合は輸血や薬剤が必要になる場合がある。まずは，貧血の原因を明らかにし，鉄欠乏，ビタミンB_{12}欠乏，葉酸欠乏，自己免疫性溶血性貧血など輸血以外の

第3章 副作用・有害事象へのアプローチ

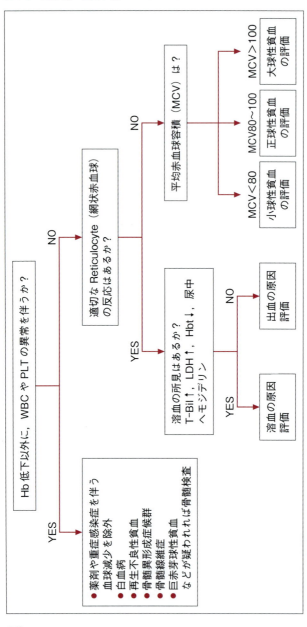

図1 貧血の鑑別方法

E 貧血

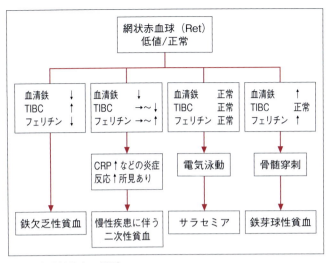

図2 小球性貧血の鑑別

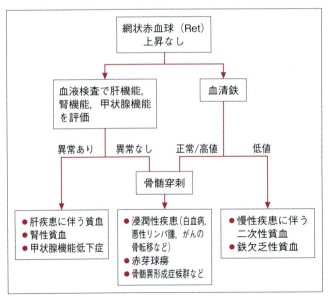

図3 正球性貧血の鑑別

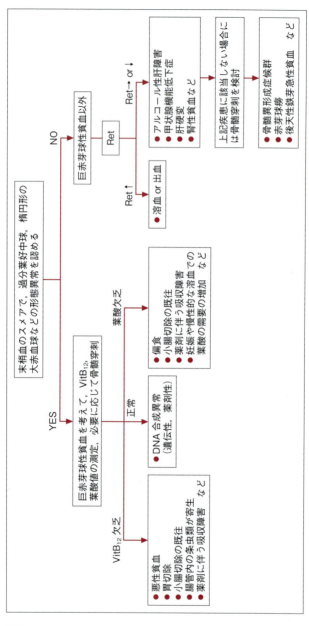

図4 大球性貧血の鑑別

方法によって治療が可能である疾患に対しては原則として赤血球濃厚液の輸血を行わないとされている。

- 以下に，厚生労働省「血液製剤の使用指針」の赤血球濃厚液の適正使用について示す。

1 赤血球濃厚液の輸血

● 慢性貧血に対する適応（主として内科的適応）

血液疾患に伴う貧血：高度の貧血の場合には，一般に 1〜2 単位/日の輸血量とする。一度に大量の輸血は行わない。慢性貧血の場合には Hb 値 7 g/dL が輸血を行う 1 つの目安とされているが，貧血の進行度，罹患期間等により必要量が異なり，一律に決めることは困難である（Hb 値を 10 g/dL 以上にする必要はない）。

慢性出血性貧血：消化管や泌尿生殖器からの，少量長期的な出血による高度の貧血は原則として輸血は行わない。日常生活に支障を来す循環器系の臨床症状（労作時の動悸・息切れ，浮腫など）がある場合には，2 単位の輸血を行い，臨床所見の改善の程度を観察する。全身状態が良好な場合は，Hb 値 6 g/dL 以下が 1 つの目安となる。

● 赤血球濃厚液投与の予測上昇 Hb 値の計算

- 赤血球濃厚液投与後の予測上昇 Hb 値は，以下の式で予測できる。

$$予測上昇 Hb 値 (g/dL) = \frac{投与 Hb (g)}{循環血液量 (dL)}$$

■循環血液量：70 mL/kg
■循環血液量 (dL) ＝体重 (kg)×70 mL/kg/100 mL
■赤血球濃厚液 (RCC-LR) －1 (単位) の Hb 量は＝26.5 g/本（日赤資料より）

例）体重 50 kg の成人（循環血液量 35 dL）に赤血球濃厚液を 2 単位輸血する場合，予測上昇 Hb 値は約 1.5 g/dL 上昇することになる。

2 鉄欠乏性貧血に対する鉄剤の処方

- 鉄剤の投与によって HGB，MCV，血清鉄が正常化し，貧血

症状が改善しても，鉄剤の投与は中止せず，貯蔵鉄が正常化（フェリチン＞25 ng/mL）するまで，通常3カ月以上は鉄剤を続ける。

● **小球性貧血（鉄欠乏性貧血）の場合**
○クエン酸第一鉄ナトリウム（フェロミア）2錠分2の処方を検討する。

● **消化器症状の副作用が強い場合**
○溶性ピロリン酸第二鉄（インクレミン）10 mL 分2あるいはフェロミア顆粒25〜50 mg 分1（通常量の半分以下の用量）への変更を考慮する。

● **経口投与が難しい場合**
○含糖酸化鉄（フェジン）40 mg を10％ブドウ糖液20 mLで希釈して2分以上で静注するなど，静注製剤を検討する。

3 ビタミンB_{12}欠乏・葉酸欠乏による貧血に対するビタミンB_{12}，葉酸の処方

● **ビタミンB_{12}欠乏性貧血の場合**
○メコバラミン（メチコバール注射液）500 μg，1A 筋注あるいはメチコバール錠500 μg，3錠分3の投与を検討する。
・胃切除後であれば，ビタミンB_{12}をまずは筋注で行い，その後内服に切り替えて投与する。

● **葉酸欠乏の場合**
○葉酸（フォリアミン）5 mg，3錠分3の処方を検討する。

5 情報提供

患者への生活指導
● **日常生活について**
・めまいや立ちくらみがある場合は，体をゆっくり動かすなど，急に動き始めないことを勧める。
・歩行する場合は動悸や息切れ起こらない程度にゆっくり歩き，疲れた場合には十分な休憩をとるなど無理をしないように指導する。
・仕事，車の運転，買い物，食事の準備などは，体調に無理の

ない程度に行うよう指導する。可能であれば家族にも協力してもらう説明する。

● **食事について**
- 食事から必要な栄養素を摂れるよう，バランスよく食べることを勧める。
- 毎日の食事でなるべく蛋白質を多く含む食品（卵，肉類，魚介類，牛乳・乳製品，大豆および大豆製品など）を摂るよう指導する。
- 正常な赤血球をつくるために必要なビタミン B_{12} を多く含む食品（牛・豚・鶏のレバー，さんま・にしん・いわし・さばなどの魚類，かき・あさり・しじみなどの貝類，卵黄，チーズなど）を摂るよう勧める。
- 食品中の鉄や蛋白質など，血液の材料になる栄養素が効果的に利用されるために，よく噛んで食べるよう指導する。

参考文献
- NCCN Clinical Practice Guidelines in Oncology（NCCN Guidelines）Cancer-and Chemotherapy Induced Anemia Version 2.2015（http://www.nccn.org/professionals/physician_gls/pdf/anemia.pdf）
- 厚生労働省：血液製剤の使用指針．平成17年9月（平成19年7月一部改正）
- 福岡市医師会ホームページ：貧血の概念と考え方—．臨床と検査—病態へのアプローチ VOL. 38
- 西﨑祐史：貧血をみたら Reticulocyte と MCV に注目する！．レジデント，**2**(6)：104-105, 2009

（石原正志，飯原大稔）

索　引

索　引

和　文

●あ
悪液質 ················· 328, 329
悪性リンパ腫 ············ 63, 242
アシクロビル ················ 199
アズノールうがい液 ············ 199
アスパラギン酸アミノ基転移酵素
 ································· 71
アトバコン ··················· 270
アナフィラキシーショック ····· 256
アミトリプチリン塩酸塩 ········ 211
アムビゾーム ················· 238
アムホテリシンBリポソーム製剤
 ································ 238
アラニンアミノ基転移酵素 ······· 71
アルカリホスファターゼ ········· 73
アルブミン ···················· 78
アルプラゾラム ··············· 346
アロプリノール ··············· 244
アンスラサイクリン系薬剤 ····· 347

●い
胃がん ························ 43
　―（画像） ················· 114
意識障害 ····················· 304
胃生検組織診断分類 ············· 44
遺伝子変異 ···················· 36
遺伝性乳がん卵巣がん ··········· 53
イトラコナゾール ········ 232, 238
イトリゾール ················· 238
　―内用液 ··················· 232
イマチニブ ··················· 145
イミペネム・シラスタチン ····· 235
イレウス ················ 183, 295
　―（画像） ················· 125
インクレミン ················· 356
インフュージョンリアクション
 ································ 256

●う
うつ病 ······················· 312
ウレパールクリーム ············ 192

●え
腋窩リンパ節（画像） ·········· 120
壊死起因性抗がん薬 ············ 265
エストロゲン受容体 ············· 40
エチゾラム ··················· 346
エドキサバン ················· 274
炎症性抗がん薬 ··············· 265
エンテカビル ················· 326

●お
嘔吐 ························· 166
オーグメンチン配合錠 ········· 235
オープンクエスチョン ·········· 11
オキサリプラチン ············· 208
悪心 ························· 166
オピオイド ··················· 345
オメガシン ··················· 235
オランザピン ················· 179
温罨法 ······················· 267

●か
核医学検査 ···················· 98
核グレード ···················· 40
核酸アナログ ················· 325
　―中止基準 ················· 326
カスポファンギン ············· 238
家庭血圧 ····················· 216
可溶性IL-2受容体 ·············· 64
カリウム ······················ 80
顆粒球コロニー刺激因子 ······· 226
カルシウム ···················· 83
カルベニン ··················· 235
カルボプラチン ··············· 208
肝がん（画像） ··············· 109
肝機能障害 ··················· 140

カンサイダス	238
間質性肺炎（画像）	123
間質性肺障害	248
―危険因子	250
がん性胸膜炎	333
―（画像）	122
がん性腹膜炎（画像）	122
がん性リンパ管症	343
含糖酸化鉄	356

●き

機械的イレウス	295
キシロカイン液	199
気道狭窄	344
偽乳び胸	334
機能的イレウス	295
急性白血病	242
胸腔カテーテル留置	336
胸腔穿刺	335
胸腔ドレナージ	335
胸水	332
胸膜液	332
胸膜腔	332
胸膜癒着術	335
筋性防御	300

●く

クエン酸第一鉄ナトリウム	356
クッシング症候群	215
クライオセラピー	199
クラビット錠	231, 235
クラブラン酸・アモキシシリン	235
クリアランス	131
―変動要因	135
グリセリン液	199
クレアチニン	85
クレアチンキナーゼ	76
クローズドクエスチョン	13
クロール	80

●け

経口クリアランスの変動要因	137

軽度催吐性リスク抗がん薬	175
頸部リンパ節（画像）	118
痙攣性イレウス	296
血管外漏出	264
血胸	334
結合形薬物	130
血漿中薬物遊離形分率	133
血小板減少	223
血小板輸血	223
血清-腹水アルブミン濃度勾配	339
下痢	185
倦怠感	31
原発性アルドステロン症	215

●こ

降圧目標	216
好塩基球	68
膠芽腫（画像）	101
抗凝固療法	274
口腔内カンジダ症	198
高血圧	214
好酸球	68
甲状腺機能異常	215
好中球	68
―減少	222
―核の左方移動	69
高度催吐性リスク抗がん薬	174
口内炎	196
絞扼性イレウス	296
高齢者	141
呼吸困難	343
骨シンチ	98
骨髄抑制	220
骨転移（画像）	117
骨盤内リンパ節（画像）	121
コデイン	346
コミュニケーションスキル	10
コルチコステロイド	346
コンピュータ断層撮影	96

●さ

細菌性肺炎（画像）	124

索引

最小度催吐性抗がん薬 ……… 175
催吐性リスク分類 …………… 170
サインバルタカプセル ……… 211
サムチレール内用懸濁液 …… 270
サルコペニア ………………… 329

●し
ジアゼパム …………………… 346
ジーラスタ皮下注 …………… 231
磁気共鳴画像 ………………… 97
子宮頸がん（画像）…………… 116
視診 …………………………… 16
シスプラチン ………………… 207
ジフルカンカプセル ………… 232
ジフルプレドナート ………… 193
ジプレキサ錠 ………………… 179
シプロキサン錠 ……… 231，235
シプロフロキサシン ……231，235
縦隔リンパ節（画像）………… 120
腫瘍崩壊症候群 ……………… 240
腫瘍マーカー ………………… 89
消化管穿孔 …………………… 300
　―（画像）………………… 126
小球性貧血 …………………… 350
上大静脈症候群 ……………… 276
触診 …………………………… 17
食欲不振 ……………………… 177
腎がん ………………………… 55
　―（画像）………………… 111
腎機能障害 …………………… 140
心筋血流シンチ ……………… 98
診察室血圧 …………………… 216
診察前面談 …………………… 3
滲出性胸水 …………………… 334
浸潤径 ………………………… 41
深部静脈血栓症 ……………… 272
心不全 ………………………… 141

●す
膵がん ………………………… 49
　―（画像）………………… 107
随時血糖 ……………………… 88
水腎・水尿管（画像）………… 127

頭痛 …………………………… 214
ステロイド外用剤 ……… 193，204
ステント留置 ………………… 281
スルファメトキサゾール・トリメトプリム ……………………… 270

●せ
正球性貧血 …………………… 350
脊髄圧迫 ……………………… 283
赤沈 …………………………… 65
赤血球減少 …………………… 222
赤血球濃厚液 ………………… 355
　―投与の予測上昇 HB 値の計算 ……………………………… 355
セフェピム …………………… 235
セフタジジム ………………… 235
前悪液質 ……………………… 329
全血算 ………………………… 67
全血中薬物濃度/血漿中薬物濃度比 ……………………………… 134
全身状態 ……………………… 28
せん妄 ………………………… 315
線溶系 ………………………… 288
前立腺がん …………………… 59
前立腺特異抗原 ……………… 59

●そ
造影 CT ……………………… 96
臓器クリアランスの変動要因 … 135
早期性下痢 …………………… 185
総ビリルビン ………………… 77
ゾシン ………………………… 235

●た
大球性貧血 …………………… 350
代謝異常 ……………………… 182
大腸がん ……………………… 46
ダイナミック CT …………… 96
打診 …………………………… 17
タゾバクタム・ピペラシリン … 235
脱水 …………………………… 182
多発性骨髄腫 ………………… 241
単球 …………………………… 68

単純 CT ・・・・・・・・・・・・・・・・・・・ 96
単純 X 線写真 ・・・・・・・・・・・・・・ 97
単純性イレウス ・・・・・・・・・・・ 296
断端 ・・・・・・・・・・・・・・・・・・・・・・・ 41

● ち
チエナム ・・・・・・・・・・・・・・・・・ 235
遅発性下痢 ・・・・・・・・・・・・・・・ 185
中等度催吐性リスク抗がん薬 ・・・ 174
聴診 ・・・・・・・・・・・・・・・・・・・・・・・ 17
腸閉塞 ・・・・・・・・・・・・・・・・・・・ 295
直腸がん（画像）・・・・・・・・・・ 115

● て
手足症候群 ・・・・・・・・・・・・・・・ 190
デカドロン錠 ・・・・・・・・・・・・・ 179
デカドロン注射液 ・・・・・・・・・ 285
適応障害 ・・・・・・・・・・・・・・・・・ 308
デキサメタゾン ・・・・・・・ 179，346
デキサメタゾンリン酸エステル
　・・・・・・・・・・・・・・・・・・・・・・・・ 285
鉄 ・・・・・・・・・・・・・・・・・・・・・・・・ 84
テノホビル ・・・・・・・・・・・・・・・ 326
デュロキセチン塩酸塩 ・・・・・ 211
転移性脳腫瘍（画像）・・・・・・ 103
電解質 ・・・・・・・・・・・・・・・・・・・・ 64

● と
疼痛 ・・・・・・・・・・・・・・・・・・・・・・ 28
特定薬剤治療管理料（TDM）対
　象薬物 ・・・・・・・・・・・・・・・・・ 145
トリグリセリド ・・・・・・・・・・・・ 85
トリプタノール錠 ・・・・・・・・・ 211
ドリペネム ・・・・・・・・・・・・・・・ 235

● な・に
ナトリウム ・・・・・・・・・・・・・・・・ 78
乳がん ・・・・・・・・・・・・・・・・・・・・ 39
　―（画像）・・・・・・・・・・・・・・ 106
乳酸脱水素酵素 ・・・・・・・・ 64，74
乳び胸 ・・・・・・・・・・・・・・・・・・・ 334
ニューモシスチス肺炎 ・・・・・ 269
尿一般 ・・・・・・・・・・・・・・・・・・・・ 93

尿酸 ・・・・・・・・・・・・・・・・・・ 64，87
尿素窒素 ・・・・・・・・・・・・・・・・・・ 86
尿素配合剤 ・・・・・・・・・・・・・・・ 192
尿中未変化体薬物排泄率 ・・・・・・ 132
尿沈渣 ・・・・・・・・・・・・・・・・・・・・ 94

● の
膿胸 ・・・・・・・・・・・・・・・・・・・・・ 334
脳血流シンチ ・・・・・・・・・・・・・・ 99
脳腫瘍（画像）・・・・・・・・・・・・ 101

● は
バイオアベイラビリティ ・・・・・・ 130
肺がん ・・・・・・・・・・・・・・・・・・・・ 33
　―（画像）・・・・・・・・・・・・・・ 104
敗血症 ・・・・・・・・・・・・・・・・・・・ 287
肺血栓塞栓症 ・・・・・・・・・ 273，344
肺血流シンチ ・・・・・・・・・・・・・・ 99
肺障害 ・・・・・・・・・・・・・・・・・・・ 344
バイタルサイン ・・・・・・・・・・・・ 18
肺転移 ・・・・・・・・・・・・・・・・・・・ 343
パクリタキセル ・・・・・・・・・・・ 207
播種性血管内凝固症候群
　・・・・・・・・・・・・・・・・ 224，272，287
白血球減少 ・・・・・・・・・・・・・・・ 222
白血球分画 ・・・・・・・・・・・・・・・・ 67
発熱 ・・・・・・・・・・・・・・・・・・・・・・ 30
発熱性好中球減少症
　・・・・・・・・・・・・・・・・ 220，222，226
パニペネム・ベタミプロン ・・・・ 235
バラシクロビル ・・・・・・・・・・・ 199
反跳痛 ・・・・・・・・・・・・・・・・・・・ 300

● ひ
ビアペネム ・・・・・・・・・・・・・・・ 235
非壊死性抗がん薬 ・・・・・・・・・ 266
ビタミン B_{12} ・・・・・・・・・・・・・ 356
ピドキサール錠 ・・・・・・・・・・・ 193
皮膚障害 ・・・・・・・・・・・・・・・・・ 201
　―発現の経過 ・・・・・・・・・・・ 202
非ホジキンリンパ腫の臨床分類
　・・・・・・・・・・・・・・・・・・・・・・・・・ 66
肥満 ・・・・・・・・・・・・・・・・・・・・・ 141

ピリドキサールリン酸エステル水
　和物 ················· 193
ヒルドイドソフト軟膏 ········· 193
ビンカアルカロイド製剤 ······· 207
貧血 ························ 349
　―鑑別 ···················· 351

●ふ
フィジカルアセスメント ······· 16
フィニバックス ··············· 235
フェジン ····················· 356
フェブキソスタット ··········· 244
フェロミア顆粒 ··············· 356
フェロミア錠 ················· 356
フォリアミン ················· 356
不可逆の悪液質 ··············· 329
腹水 ························ 338
腹水濾過濃縮再静注法 ········· 340
腹部リンパ節（画像） ········· 121
腹膜播種（画像） ············· 122
不眠 ························ 319
フルコナゾール ··············· 232
プレガバリン ················· 210
フローサイトメトリー ········· 65
プロゲステロン受容体 ········· 40
分布容積 ····················· 131
　―変動要因 ················ 134

●へ
ペグフィルグラスチム ········· 231
ベタメタゾン ················· 346
ベナンバックス注用 ··········· 270
ヘパリン ····················· 274
　―類似物質 ················ 193
ヘモグロビン ················· 64
ヘルペス性口内炎 ············· 198
ベンゾジアゼピン系薬剤 ······· 346
ペンタミジンイセチオン酸 ····· 270
便秘 ························ 181

●ほ
放射性同位元素 ··············· 98
ボルテゾミブ ················· 208

●ま
マイザー軟膏 ················· 193
マキシピーム ················· 235
マグネシウム ················· 82
末梢神経障害 ················· 206
麻痺性イレウス ··············· 296
慢性白血病 ··················· 241

●み
ミコナゾール ················· 199
ミダゾラム ··················· 346
ミルタザピン ················· 179

●む・め
無気肺 ······················ 343
メコバラミン ················· 356
メチコバール錠 ··············· 356
メチコバール注射液 ··········· 356
メトトレキサート ············· 145
めまい ······················ 214
メロペネム ··················· 235
メロペン ····················· 235
免疫染色 ····················· 34

●も
網赤血球数 ··················· 70
モダシン ····················· 235
モノクローナル抗体 ··········· 257
モルヒネ ····················· 346

●や
薬剤師外来 ··················· 3
薬剤性心不全 ················· 344
薬剤性肺障害 ················· 247

●ゆ
遊離形薬物 ··················· 130
　―濃度 ···················· 130
　―濃度の変動要因 ·········· 138

●よ
葉酸 ……………………………… 356
溶性ピロリン酸第二鉄 ………… 356
陽電子放出断層撮影法 ………… 99
予期性悪心・嘔吐 ……………… 175

●ら
ラスブリカーゼ ………………… 245
ラミブジン ……………………… 326
卵巣がん ………………………… 51

●り
リフレックス錠 ………………… 179
リリカカプセル ………………… 210
臨床薬物動態 …………………… 130
リンパ球 ………………………… 68

●れ
冷罨法 …………………………… 267
レボフロキサシン ………… 231, 235

●ろ
漏出性胸水 ……………………… 334
ロペラミド大量療法 …………… 187
ロラゼパム ……………………… 346

●わ
ワルファリン …………………… 274

欧　文

●A
AFP ……………………………… 3
Alb ……………………………… 8
ALP ……………………………… 73
ALT ……………………………… 71
AST ……………………………… 71

●B
B/P比 …………………………… 134
BCA225 ………………………… 40
Blumの分類 …………………… 192
BUN ……………………………… 86
B型肝炎ウイルス再活性化 …… 322

●C
Ca ………………………………… 83
CA125 ……………………… 3, 52, 91
CA15-3 ………………………… 40
CA19-9 ……………… 43, 46, 49, 91
CEA ………… 34, 40, 43, 46, 49, 91
CK ………………………………… 76
Cl ………………………………… 80
Cre ……………………………… 85
CRP ……………………………… 92
CT ………………………………… 96
CYFRA ………………………… 34
CYGRA21-1 …………………… 34
C反応性蛋白 …………………… 92

●D
de novo B型肝炎 ……………… 322
disseminated intravascular
　coagulation (DIC) …… 224, 287
DUPAN-2 ……………………… 49
D-ダイマー ………………… 273, 288

●F
FDP ……………………………… 288
Fe ………………………………… 84
febrile neutropenia (FN)
　………………………… 222, 226
Finger-Tip-Unit (FTU) ……… 205
fuB ……………………………… 133

●G
Gleason score …………………… 61
Grade分類定義 ………………… 15
granulocyte-colony stimulating
　factor (G-CSF) …………… 226

●H
hand-foot syndrome (HFS) … 190
HBc抗体 ………………………… 323
HBe抗原 ………………………… 323
HBe抗体 ………………………… 323

索 引

HBs 抗原 ……………………… 323
HBs 抗体 ……………………… 323
HBV DNA 定量 ………………… 323
HER2 …………………………… 41
hereditary breast and ovarian cancer（HBOC）……………… 53

● J・K

Japan Coma Scale（JCS）……… 306
K ……………………………… 80
Ki-67 ………………………… 41
KL-6 ………………………… 91

● L・M

LDH …………………… 64, 74
Mg …………………………… 82
MRI …………………………… 97
MSKCC のリスク分類 ………… 57

● N

Na …………………………… 78
NCC-ST-439 ………………… 40
NSE ………………………… 34

● P

performance status（PS）……… 14
PET-CT ……………………… 99
ProGRP ………………… 34, 92
prostate specific antigen（PSA）
………………………… 59, 91
PS …………………………… 28

● R

RAS（KRAS/NRAS）遺伝子変異
………………………………… 47
RECIST ガイドライン
…………………… 25, 26, 27
RI …………………………… 98

● S

serum-ascites albmin gradient（SAAG）……………………… 339
Span-1 ……………………… 49
ST 合剤 ……………………… 270

● T

T-Bil ………………………… 77
TG …………………………… 85
tumor lysis syndrome（TSL）
………………………………… 240
　―リスク分類 ……………… 241

● U・X

UA …………………………… 87
UGT1A1 遺伝子変異 …………… 47
XP …………………………… 97

その他

2 型糖尿病 …………………… 49
β_2 マイクログロブリン ………… 64
β-D-グルカン ………………… 270
γ-GTP ……………………… 75
γ-グルタミルトランスペプチダーゼ ……………………… 75

外来治療をサポートする
がん薬物療法マネジメントブック

定価　本体3,800円（税別）

平成28年9月30日　発　行

監　修	南　博信　平井　みどり
発行人	武田　正一郎
発行所	株式会社　じ ほ う

101-8421　東京都千代田区猿楽町1-5-15（猿楽町SSビル）
電話　編集　03-3233-6361　販売　03-3233-6333
振替　00190-0-900481
＜大阪支局＞
541-0044　大阪市中央区伏見町2-1-1（三井住友銀行高麗橋ビル）
電話　06-6231-7061

©2016　　　　　　　　　　　　　　　組版・印刷　三美印刷(株)
Printed in Japan

本書の複写にかかる複製，上映，譲渡，公衆送信（送信可能化を含む）の各権利は
株式会社じほうが管理の委託を受けています。

JCOPY ＜(社)出版者著作権管理機構　委託出版物＞
本書の無断複製は著作権法上での例外を除き禁じられています。
複製される場合は，そのつど事前に，(社)出版者著作権管理機構（電話　03-3513-6969，
FAX 03-3513-6979，e-mail：info@jcopy.or.jp）の許諾を得てください。

万一落丁，乱丁の場合は，お取替えいたします。
ISBN 978-4-8407-4897-1